N. Konietzko · H. Teschler · L. Freitag (Hrsg.):
Schlafapnoe

Springer-Verlag Berlin Heidelberg GmbH

N. Konietzko · H. Teschler · L. Freitag (Hrsg.)

Schlafapnoe

2., vollständig überarbeitete Auflage

Mit 53 Abbildungen und 7 Tabellen

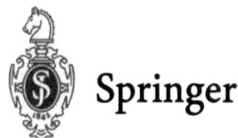

Prof. Dr. Nikolaus Konietzko
Priv.-Doz. Dr. Helmut Teschler
Ruhrlandklinik
Abteilung Pneumologie
Universitätsklinik
Tüschener Weg 40
D-45239 Essen

Dr. Lutz Freitag
Lungenklinik Hemer
D-58675 Hemer

ISBN 978-3-540-60266-8

Die Deutsche Bibliothek-CIP-Einheitsaufnahme

Schlafapnoe : mit 15 Tabellen / Nikolaus Konietzko ... (Hrsg.). –
2., vollst. überarb. Aufl. – Berlin ; Heidelberg ; New York ; Barcelona ;
Budapest ; Hongkong ; London ; Mailand ; Paris ; Santa Clara ;
Singapur ; Tokio : Springer 1998
   ISBN 978-3-540-60266-8   ISBN 978-3-642-58815-0 (eBook)
DOI 10.1007/978-3-642-58815-0

Dieses Werk ist urheberrechtlich geschützt. Die dadurch begründeten Rechte, insbesondere die der Übersetzung, des Nachdrucks, des Vortrags, der Entnahme von Abbildungen und Tabellen, der Funksendung, der Mikroverfilmung oder der Vervielfältigung auf anderen Wegen und der Speicherung in Datenverarbeitungsanlagen, bleiben auch bei nur auszugsweiser Verwertung, vorbehalten. Eine Vervielfältigung des Werkes oder von Teilen dieses Werkes ist auch im Einzelfall nur in den Grenzen der gesetzlichen Bestimmungen des Urheberrechtsgesetzes der Bundesrepublik Deutschland vom 9. September 1965 in der jeweils geltenden Fassung zulässig. Sie ist grundsätzlich vergütungspflichtig. Zuwiderhandlungen unterliegen den Strafbestimmungen des Urheberrechtsgesetzes.

© Springer-Verlag Berlin Heidelberg 1998

Die Wiedergabe von Gebrauchsnamen, Handelsnamen, Warenbezeichnungen usw. in diesem Werk berechtigt auch ohne besondere Kennzeichnung nicht zu der Annahme, daß solche Namen im Sinne der Warenzeichen- und Markenschutz-Gesetzgebung als frei zu betrachten wären und daher von jedermann benutzt werden dürften.

Produkthaftung: Für Angaben über Dosierungsanweisungen und Applikationsformen kann vom Verlag keine Gewähr übernommen werden. Derartige Angaben müssen vom jeweiligen Anwender im Einzelfall anhand anderer Literaturstellen auf ihre Richtigkeit überprüft werden.

Herstellung: Dora Oelschläger, Heidelberg
Umschlaggestaltung: de'blik, Konzept & Gestaltung, Berlin
Satz: Fotosatz-Service Köhler OHG, Würzburg
SPIN: 10736027   23/3012 - 5 4 3 2 1 - Gedruckt auf säurefreiem Papier

Vorwort

Die erste Auflage dieses Büchleins war binnen kurzer Zeit vergriffen. Da die Nachfrage anhielt, entschlossen sich Herausgeber und Verlag zur Neuauflage. Die rasante Entwicklung der Schlafmedizin in den letzten Jahren machte jedoch eine komplette Neufassung des Werkes erforderlich, eine einfache Überarbeitung konnte dem Anspruch auf aktuelle und möglichst komplette Darstellung der Schlafapnoe nicht gerecht werden. Gleichzeitig sollte das Werk nach Vorstellung der Herausgeber die kurze und konzise, auf praktische Anwendung zugeschnittene Darstellung der 1. Auflage beibehalten und ihren Umfang nicht überschreiten.

Diese Vorgabe wurde formal nicht ganz eingehalten. Daß dem qualitativen Anspruch Genüge getan wurde, glauben die Herausgeber fest; letztlich muß dies aber der Leser entscheiden.

Besonderer Dank gebührt den Autoren, die allesamt renommierte internationale Experten in ihrem Fachbereich sind und sich engagiert und bereitwillig, mit wissenschaftlichem Tiefgang und Disziplin ihrem Thema gestellt haben.

Dank gebührt auch dem Springer-Verlag, insbesondere Frau Brigitte FINGER-HUTH (Redaktion Medizin) und Herrn Dr. W. WIEGERS. Beide haben mit großer Geduld und lektoraler Sorgfalt das Werden dieses Büchleins begleitet. Möge es sich bei der täglichen Arbeit als nützlich erweisen.

Essen, im Januar 1998   N. KONIETZKO
                                                                H. TESCHLER
                                                                L. FREITAG

Inhaltsverzeichnis

1 Physiologie des Schlafes und Systematik der Schlafstörungen
P. Clarenbach 1

2 Pathophysiologie der obstruktiven Schlafapnoe
H. Teschler, T. E. Wessendorf und N. Konietzko 13

3 Diagnostik der Schlafapnoe
N. Konietzko, H. Teschler und H. Steveling 37

4 Differentialdiagnose der Schlafapnoe
J. Blanke und M. Gastpar 55

5 Technische Aspekte der Diagnostik schlafbezogener Atemstörungen
L. Freitag 65

6 Ambulante Überwachung der Schlafapnoe
T. E. Wessendorf und H. Teschler 89

7 Pneumologische Aspekte der Schlafapnoe
K.-H. Rühle 101

8 Kardiovaskuläres Risiko bei schlafbezogenen Atemstörungen
T. Podszus und J. H. Peter 117

9 Atmungsregulationsstörungen beim Kind
T. Schäfer und M. E. Schläfke 129

10 HNO-ärztliche Aspekte bei der Diagnostik und Therapie
der obstruktiven Schlafapnoe
W. Pirsig und H. Lenders 143

11 Konservative Therapie der Schlafapnoe
H. Teschler, T. E. Wessendorf und N. Konietzko 169

12 Operative Therapie obstruktiver schlafbezogener Atemstörungen
W. Hochban 205

Anhang 217
A: Glossar 219
B: Fragebogen für Patienten zur Diagnose des Schlafapnoesyndroms . . 226

Sachverzeichnis 229

Autorenverzeichnis

Dr. J. Blanke
Klinik für Allgemeine Psychiatrie
Rheinische Landes- und
Hochschulklinik
Postfach 10 30 43
45030 Essen

Prof. Dr. P. Clarenbach
Neurologische Klinik
Ev. Johannes-Krankenhaus
Schildescher Straße 99
33611 Bielefeld

Dr. L. Freitag
Lungenklinik Hemer
58675 Hemer

Prof. Dr. M. Gastpar
Klinik für Allgemeine Psychiatrie
Rheinische Landes- u. Hochschulklinik
Postfach 10 30 43
45030 Esssen

Priv.-Doz. Dr. med. W. Hochban
Philipps-Universität Marburg
Klinik für Mund-, Kiefer-,
Gesichtschirurgie
Georg-Voigt-Straße 3
35033 Marburg

Prof. Dr. N. Konietzko
Ruhrlandklinik
Abteilung Pneumologie
Universitätsklinik
Tüschener Weg 40
45239 Essen

Dr. med. H. Lenders
Sektion Rhinologie
und Rhonchopathien
Universitäts-Klinik
und Poliklinik für HNO
Prittwitzstraße 43
89075 Ulm

Prof. Dr. med. J. H. Peter
Poliklinik
Zentrum für Innere Medizin
der Philipps-Universität
Baldingerstraße
35043 Marburg

Prof. Dr. W. Pirsig
Universitätsklinikum und Poliklinik
für Hals-Nasen-Ohren-Heilkunde
Universität Ulm
Prittwitzstraße 43
89070 Ulm

Priv.-Doz. Dr. T. Podszus
Klinikum
der Philipps-Universität Marburg
Zentrum für Innere Medizin
Baldingerstraße
35033 Marburg

Prof. Dr. med. K.-H. Rühle
Wittgensteiner Kliniken
„Amrock" GmbH
Klinik für Pneumologie
Amrocker Weg 60
58091 Hagen

Dr. med. T. SCHÄFER
Abteilung für Angewandte Physiologie
Ruhr-Universität Bochum
Universitätsstraße 150
44780 Bochum

Frau Prof. Dr. med. M. E. SCHLÄFKE
Abteilung für Angewandte Physiologie
Ruhr-Universität
Universitätsstraße 150
44801 Bochum

Dr. H. STEVELING
Ruhrlandklinik
Abteilung Pneumologie
Universitätsklinik
Tüschener Weg 40
45239 Essen

Priv.-Doz. Dr. H. TESCHLER
Ruhrlandklinik
Abteilung Pneumologie
Universitätsklinik
Tüschener Weg 40
45239 Essen

Dr. med. T. E. WESSENDORF
Ruhrlandklinik
Abteilung Pneumologie
Universitätsklinik
Tüschener Weg 40
45239 Essen

1 Physiologie des Schlafes und Systematik der Schlafstörungen

P. CLARENBACH

Daß der Schlaf nicht homogen ist, zeigt die Analyse einer Polysomnographie in Epochen von meist 30 s, bei der als Minimalprogramm fortlaufend EEG (z.B. C4 A1), horizontale Augenbewegungen und das Oberflächen-EMG des M. submentalis registriert werden.

Aus dem Wachzustand mit typischem α-Rhythmus entsteht unter Auflösung des α-Rhythmus mit niederamplitudigem und gemischt frequentem EEG samt Vertexzacken unter Begleitung von langsamen horizontalen Pendeldeviationen der Augen das *Schlafstadium 1*. Dessen EEG-Frequenz verlangsamt sich schließlich, die Augen stehen still, der Muskeltonus nimmt ab, es treten κ-Komplexe und Spindeln auf, wir sprechen vom *Stadium 2*.

Eine weitere Verlangsamung der EEG-Frequenz und Abnahme des Muskeltonus leitet über zum *Stadium 3*, wo wir innerhalb einer Epoche mehr als 20% aber weniger als 50% δ-Wellen erwarten.

Lassen sich mehr als 50% δ-Wellen pro Epoche nachweisen, liegt das *Stadium 4* vor. Schließlich kommt es unvermittelt zu einer Amplitudenverminderung des EEG bei rascheren und gemischten Frequenzen, es treten Sägezahnwellen auf, der Muskeltonus verschwindet fast völlig, das EMG zeigt stattdessen phasische „twitches", das EOG zeigt rasche horizontale Augenbewegungen, das typische Bild des *REM-Schlafes*.

Mit dem Ende des ersten REM-Schlafs, d.h. nach ca. 90-120 min Schlaf insgesamt, ist auch der erste *Schlafzyklus* beendet.

Dieser Zyklus wiederholt sich nun bis zum Morgen 4- bis 6mal, wobei die Tiefschlafstadien 3 und 4 nur in den ersten beiden Zyklen nachweisbar sind, wo die REM-Phasen noch kurz und v.a. zu Beginn noch ohne allzu dichte rasche Augenbewegungen sind, während die REM-Schlafphasen mit fortschreitender Nacht länger werden.

Die Auswertung einer Polysomnographie umfaßt die numerische Angabe von Gesamtliegezeit sowie Latenzen, absoluten Dauern und relativen Anteilen der einzelnen Stadien am Gesamtschlaf, aber auch die Darstellung der Aufeinanderfolge der Stadien durch ein sog. Hypnogramm (s. Tabelle 1 und Abb. 1).

Zur Beschreibung des normalen Schlafes gehört neben der Wiedergabe von EKG, Atemfluß und Atemanstrengung („flow" und „effort") sowie Sauerstoffsättigung des arteriellen Blutes durch Oxymetrie u.a. auch die Analyse schlafabhängiger Hormonfreisetzung, nämlich der Anstieg der HGH-Plasmaspiegel im ersten Nachtdrittel (Quabbe et al. 1966), der Anstieg der Kortisol-

Tabelle 1. Altersabhängigkeit der Kenngrößen des Schlafes am Beispiel eines 25 und 80 Jahre alten Menschen. Es handelt sich um Mittelwerte (±). (Nach Angaben von Williams et al. 1974)

Kenngröße		25jährige (±)	80jährige (±)	
Gesamtzeit im Bett (TIB)		445	500	[min]
Gesamtschlafzeit (SPT)		430	460	[min]
Schlaflatenz (SLT)		14	23	[min]
Schlafeffizienz (SPT/TIB)		96	79	[%]
Aufwachepisoden		2	8	(n)
Durchlaufene Non-REM-Stadien		38	48	(n)
Zahl der REM-Stadien		4	4	(n)
Wachzeit, % SPT		1	14	[%]
Non-REM, % SPT	– Stadium 1	4	8	[%]
	– Stadium 2	49	54	[%]
	– Stadium 3	6	4	[%]
	– Stadium 4	14	2	[%]
REM, % SPT		26	18	[%]

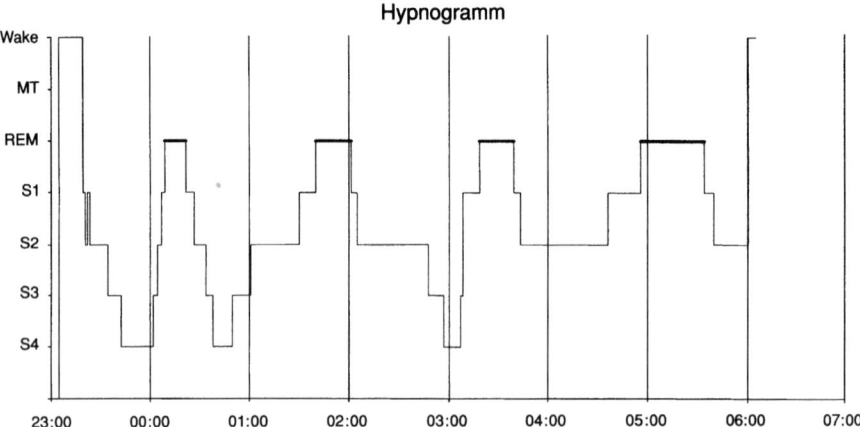

Abb. 1. Normale Schlafarchitektur eines 20jährigen Mannes. Der Wechsel von Non-REM- und REM-Schlafzyklen im Abstand von 90–120 min ist gut sichtbar

spiegel gegen 4 Uhr am Morgen und der Anstieg der Prolaktinspiegel im zweiten Nachtdrittel (Sassin et al. 1972). Parker et al. (1981) klärten die Frage, inwieweit diese hypothalmisch-hypophysären Aktivitäten eine direkte Folge des Schlafes oder Ausdruck zirkadianer Rhythmen überhaupt sind: sie postulierten ein Kontinuum der Schlafabhängigkeit von der maximal schlafabhängigen HGH-Freisetzung bis zur weitgehend schlafunabhängigen zirkadianbedingten Supprimierung von Kortisol in der Nacht und Freisetzung am frühen Morgen.

Zur Geschichte der klinischen Schlafforschung

Nach ersten Beobachtungen über unterschiedliche Weckschwellen während des Schlafes, die z.B. durch Fechner 1860 veröffentlicht wurden, und ersten Experimenten des Physiologen Nathaniel Kleitman (1938) in Chicago war es die Einführung der Elektroenzephalographie zwischen 1929 und 1934 durch Hans Berger in Jena, die die moderne Schlafforschung einleitete.

1937 beschrieben Loomis et al. anhand nächtlicher EEG-Aufzeichnungen bei Probanden unterschiedliche *Schlaftiefen*. In den Jahren 1953 und 1955 beschrieben Aserinsky u. Kleitmann den REM-Schlaf, den Schlaf mit raschen Augenbewegungen also, und 1957 fiel Demet u. Kleitman die periodische Struktur des Nachtschlafes mit Non-REM-REM-Zyklen auf.

Rechtschaffen u. Kales schlugen 1968 eine Methode der *Schlafstadienauswertung* vor, die auf der kontinuierlichen Registrierung von EEG, horizontalen Augenbewegungen und Oberflächen EMG des M. submentalis beruhte und die Stadien Wach, 1 bis 4 und REM-Schlaf sowie die sog. „movement-time" unterschied.

Von da an waren Polysomnographien und ihre Auswertung weltweit standardisiert und ihre Vergleichbarkeit bzw. universelle Auswertbarkeit garantiert, auch wenn immer wieder der Ruf nach anderen differenzierteren Auswertekriterien laut wurde: die Regeln von Rechtschaffen u. Kales (1968) sind jedoch nicht richtig oder falsch, sondern eine Konvention, der man sich anschließt oder sie ablehnt, um sie dann durch eine andere Konvention zu ersetzen, die wiederum nicht richtig oder falsch wäre, sondern nur eine andere Konvention.

Die klinische Schlafforschung datiert zurück bis 1880, als Gélineau bereits eine Erkrankung mit unwiderstehlichem Einschlafen und rasch aufeinanderfolgende Schlafepisoden kurzer Dauer beschrieb und sie Narkolepsie nannte.

Eine neue Dimension gewann die klinische Schlafforschung 1965 durch die gleichzeitige Beschreibung des Pickwick-Syndroms durch Jung u. Kuhlo (Freiburg i.Br.) sowie Gastaut et al. (1965), als Ausdruck einer gestörten nächtlichen Atmung. Zunehmend rückten danach die schlafbezogenen Atemstörungen in den Mittelpunkt der klinischen Schlafforschung, v.a. als Sullivan et al. 1981 bzw. 1984 die nasale CPAP-Therapie des obstruktiven Schlafapnoesyndrom beschrieben und einführten.

Die Internationale Klassifikation der Schlafstörungen (ASDA 1990) ersetzte mit ihren mehr als 80 Einzeldiagnosen in den Gruppierungen intrinsische und extrinsische Dyssomnien, Parasomnien und symptomatische Schlafstörungen die Klassifikation von 1979, die u.a. noch Insomnien, Hypersomnien und Parasomnien unterschied, und ist bis heute – neben DSM-IIIR und ICD 9/10 – die in den Schlafzentren übliche Einteilung der Schlafstörungen.

Der deutsche Anteil an der Schlafmedizin ist mit Hans Berger (1929–1934) sowie Jung u. Kuhlo (1965) schon erwähnt, die erste Schlafambulanz eröffneten Rüther u. Lund 1974 in München, ihr folgten rasch weitere klinisch orientierte Schlafzentren in Freiburg, Treysa und Mannheim mit neurologisch-psychiatrischem Schwerpunkt, und internistisch-pneumologische Zentren in

Marburg, Norderney und Essen, die sich v. a. den kardiorespiratorischen Störungen im Schlaf widmeten und viel Überzeugungsarbeit leisteten, bis die deutsche Ärzteschaft die schlafbezogenen Atemstörungen zu akzeptieren lernte.

Die Deutsche Gesellschaft für Schlafforschung und Schlafmedizin (DGSM), früher Arbeitskreis Klinischer Schlafzentren (AKS), hat zu folgenden Themen Empfehlungen und Richtlinien vorgelegt:

- Diagnostik und Therapie des Schlafapnoesyndroms (Peter et al. 1991),
- Empfehlungen zur ambulanten Diagnostik der Schlafapnoe (Peter et al. 1992),
- Durchführung und Auswertung polygraphischer Ableitungen (Penzel et al. 1993) und
- Diagnostik und Therapie der Insomnie (Clarenbach et al. 1995).

Geschichte der experimentellen Schlafforschung

Die Frage, ob der Schlaf als Ganzes, d.h. unabhängig von seiner dualen Natur, Ausdruck der

- Abwesenheit tonisch aktivierender Impulse oder
- Anwesenheit schlafinduzierender Impulse ist,

wurde von Bremer 1937 in 2 klassischen Experimenten untersucht.

Encéphale isolé: Eine Durchtrennung der Medulla oblongata auf der Höhe von C1 läßt, soweit durch Okulomotorik und EEG beurteilbar, den Schlaf-Wach-Zyklus der Katze unverändert.

Akutes Cerveau isolé: Durchtrennung des Hirnstamms auf Mittelhirnebene kaudal der Okulomotoriuskerne bei erhaltenen olfaktorischen und optischen Afferenzen und okulomotorischen Efferenzen führt bei der Katze zu einem Koma, d.h. einem Zustand, in dem weder Wachsein noch physiologischer Schlaf möglich sind.

Es wurde daraus geschlossen, daß ein tonischer Einfluß kaudal der Mittelhirntranssektion, aber kranial des ersten spinalen Segments zur Aufrechterhaltung des Schlaf-Wach-Zyklusses notwendig ist. Elektrische Stimulation in der Formatio reticularis dieses Bereichs (Moruzzi u. Magoun 1949) führte zum EEG-Muster des Wachseins.

Mediale Mittelhirnläsionen mit Unterbrechung weiter Teile der Formatio reticularis unter Aussparung der aszendierenden Bahnen führten zu einer EEG-Synchronisierung; dagegen zeigten ausgedehnte laterale Läsionen, die die Formatio reticularis aussparten, jedoch die medialen aszendierenden Bahnen zerstörten, einen intakten Schlaf-Wach-Zyklus (Lindsly et al. 1949). Es wurde daraus geschlossen, daß das Syndrom des akuten Cerveau isolé Ausdruck einer Unterbrechung tonischer Impulse aus der Formatio reticularis sei. Die Hypothese von Moruzzi u. Magoun einer tonisch aktivierenden Funktion der Formatio reticularis war damit bestätigt.

Hinweise für ein Schlafzentrum des Hirnstammes ergaben Befunde von Jouvet u. Renault (1966), die nach subtotaler Destruktion des Raphesystems von der oberen Medulla bis zur Grenze zwischen Pons und Mesenzephalon eine 3 bis 4 Tage anhaltende komplette Schlaflosigkeit zeigten. Zwar kehrte der Schlaf in diesen Katzen später wieder, war jedoch weiterhin reduziert. Im Unterschied zu Moruzzi u. Magoun sieht Jouvet (1972) die Schlaf- und Wachheit-regulierenden Zentren allein im unteren Hirnstamm: „Unter Berücksichtigung des persistierenden Schlaf-Wach-Verhaltens in der chronisch mesenzephalen Katze oder Ratte rechtfertigen weder die sekundäre Hyposomnie nach Läsion des basalen Frontalhirns noch das vorübergehende lethargische Syndrom nach Läsion des hinteren Hypothalamus die Hypothese, daß die Strukturen, die direkt und ausschlaggebend verantwortlich sind für Schlaf und Wachheit, im Dienzephalon liegen" (Jouvet 1972).

Mit dem aktivierenden retikulären System und den synchronisierenden Raphekernen waren somit Zentren im Hirnstamm gefunden, die die Ergebnisse der Cerveau-isolé-Präparationen erklären konnten. Es gab jedoch eine Reihe vielfach bestätigter Befunde, die Schlaf- und Wachzentren *oberhalb* der Mittelhirnebene nachwiesen.

So berichtete Hess 1927 vor der Deutschen Physiologischen Gesellschaft über die Anregung eines Schlafzustandes bei Katzen durch niederfrequente Stimulation eines Bereiches lateral der Massa intermedia und des Thalamus, der voll reversibel war. Überraschend war, „daß der künstlich angeregte Schlafzustand die Reizung erheblich, u. U. mehrere Stunden überdauert, sofern das Tier nicht gestört wird", sowie eine lange Latenz des Schlafbeginns von mehreren Sekunden bis zu wenigen Minuten. Die Umkehrung dieser Experimente, nämlich umschriebene oder totale Läsion des Thalamus, schien jedoch die Hess'schen Ergebnisse zu widerlegen. Es ließ sich keine signifikante Änderung der Verteilung zwischen Wachheit und Schlaf nachweisen (Naquet et al. 1965; Angeleri et al. 1969). Daß dennoch auch oberhalb des Mittelhirns Schlaf- und/oder Wachzentren existieren müssen, ergaben die Befunde der *chronischen* Cerveau-isolé-Präparation, die den Schluß zuließen, daß im isolierten Zerebrum – soweit nach Verhalten, Okulomotorik und EEG beurteilbar – ein genuiner Wachzustand aufrecht erhalten werden kann, auch wenn die Transsektion im Mittelhirn kaudal des 3. Hirnnerven erfolgt. Hierzu paßten die anatomisch-klinischen Beobachtungen von v. Economo (1926) bei Fällen mit Schlafkrankheit, wo das zentrale Höhlengrau und der Hypothalamus betroffen waren.

Ingram et al. berichteten 1936, daß Läsionen zwischen den Corpora mamillaria und dem III. Hirnnerven, die den kaudalen Hypothalamus und den oberen Teil des mesenzephalen Tegmentum involvierten, einen somnolenten oder lethargischen Zustand bei Katzen induzierten. Nach Nauta (1946) ließ sich im rostralen Hypothalamus ein schlafinduzierendes, im posterioren Hypothalamus ein wachheitinduzierendes Zentrum annehmen.

Aus den bisher dargestellten Befunden zog Moruzzi (1972) den Schluß, daß die Rhythmizität des Schlaf-Wach-Wechsels im Hypothalamus entsteht, und daß reziproke Verbindungen zwischen beiden Zentren und das Äquilibrium zwischen aktivierenden und deaktivierenden Einflüssen aus dem Hirnstamm den Schlaf-Wach-Wechsel möglich machen.

Ein weiteres zerebrales schlafinduzierendes Zentrum beschrieben Sterman u. Clemente (1962): einseitige niederfrequente Stimulation der lateralen Area praeoptica und des naheliegenden Broca-Bandes induzierten sofort bilaterale EEG-Synchronisierung, die so lange wie die elektrische Stimulation anhielt. Umgekehrt führten umschriebene Läsionen in diesem Bereich zu Insomnie (McGinty u. Sterman 1968). Schließlich konnte Bremer (1970) nachweisen, daß Stimulation des basalen Frontalhirns das aktivierende retikuläre System inhibiert.

Es sind somit 3 Systeme genannt, die für das Einsetzen des Schlafes verantwortlich sind oder zumindest dazu beitragen:

- die Area praeoptica,
- der untere Hirnstamm und
- die Mittellinienkerne des Thalamus.

Während Thalamektomie den natürlichen Schlaf ungestört läßt, ist die umschriebene Läsion der beiden anderen Gebiete mit deutlicher Insomnie verbunden.

Die Transsektions-, Läsions- und Stimulationsexperimente können daher wie folgt zusammengefaßt werden.

- Das aszendierende retikuläre System und eine Gruppe von Neuronen des hinteren Hypothalamus üben eine tonisch-aktivierende Wirkung aus, sie sind wahrscheinlich mit der Aufrechterhaltung der Wachheit verbunden.
- Der untere Hirnstamm und das basale Frontalhirn mit dem anterioren Hypothalamus enthalten Strukturen mit entgegengesetzter Funktion, die einen tonisch deaktivierenden Einfluß ausüben und letztlich zu Schlaf führen (Moruzzi 1972).

So wie am Anfang der „trockenen Physiologie" die Suche nach dem *Schlafzentrum* stand, so stand jene nach dem *Schlafstoff* am Anfang der neurochemischen Schlafforschung.

1910 zeigten Legendre u. Piéron, wie mit dem Liquor cerebrospinalis schlafentzogener Hunde bei normalen Tieren nach Injektion in die Zisterna magna ein Schlaf von 2–6 h induziert werden konnte. Dieser „hypnotoxische Faktor" war nicht dialysierbar und thermolabil. In den 60er Jahren wurden auf der Suche nach dem „Schlafstoff" im Blut zahlreiche Untersuchungen mit gekreuzter Blutzirkulation bei Katzen und Kaninchen durchgeführt. Dabei wurde beim Spendertier entweder im thalamischen Schlafzentrum oder im retikulären System des Mittelhirns, dem aktivierenden Zentrum, gereizt und beim Empfängertier die entsprechende Reaktion beobachtet. Derselbe Ansatz, allerdings ohne Stimulation, sondern mit Schlafentzug beim Spendertier konnte jedoch beim Empfänger keinen Schlaf induzieren (Ringle u. Herndon 1968). Es ist außerdem bekannt, daß siamesische Zwillinge, deren Blutkreislauf verbunden ist, unabhängig voneinander schlafen (Webb 1978).

Das Konzept Jouvets (1972) geht davon aus, daß serotonerge Perikarien im rostralen Raphesystem des Mittelhirns das Einschlafen und den Tiefschlaf auslösen, während kaudale Raphekerngebiete das Eintreten des REM-Schlafs bahnen sollen. Das Kerngebiet der Raphe ist über Kollaterale mit dem noradrenalinreichen Locus coeruleus verbunden, der seinerseits den REM-Schlaf aufrecht erhalten soll. Nervenendigungen dieser Kerngebiete finden sich in der Formatio reticularis des Mittelhirns, im vorderen Hypothalamus und in der Area praeoptica. Nach Jouvet (1972) kann Schlaflosigkeit Ausdruck sowohl einer Läsion serotonerger Raphekerne sein, als auch Ausdruck einer Aktivierung der Formatio reticularis, umgekehrt Hypersomnie ein Ausdruck eines Übergewichts serotonerger Einflüsse aus dem Raphesystem oder eine Läsion katecholaminerger Neurone des aktivierenden retikulären Systems.

Weitere Kandidaten für den Schlafstoff sind:

- das „delta sleep inducing peptide" (Monnier et al. 1977),
- Faktor S, ein Muramylpeptid (Krueger et al. 1982),
- Prostaglandin D_2 (Ueno et al. 1983),
- Entzündungsmediatoren wie Interleukin I (Krueger u. Majde 1990).

Schlaf-Wach-Regulation

Das Zwei-Prozess-Modell der Schlafregulation, das Borbély (1982) vorschlug und Daan et al. (1984) ergänzten, verzichtet zwar auf die Benennung von Transmittern, Modulatoren und strukturellen Zentren, ist jedoch als Hypothese, die es zu verifizieren oder zu falsifizieren galt, bis heute eine Herausforderung für die experimentelle Schlafforschung. Das Modell besagt, daß die zeitliche Organisation des Schlafs durch die Interaktion eines homöostatischen Faktors S und eines ihn begrenzenden zirkadianen Faktors C reguliert wird.

Ausgangspunkt dieser Hypothese sind die folgenden Beobachtungen:

- die Tiefschlafphasen 3 und 4 erscheinen rasch nach der Wachperiode,
  - ihre Dauer ist der der Wachzeit proportional,
  - ihr Anteil am Schlaf nimmt mit der Dauer der Schlafperiode progressiv ab,
  - ihre EEG-Leistungsdichte („power") im δ-Frequenzband fällt im Verlauf eines Nachtschlafes exponentiell ab,
- Schläfrigkeit bzw. Einschlafneigung haben zirkadiane Schwankungen, d.h. mindestens ein Maximum und ein Minimum während 24 h.

Dem exponentiellen Abfall der δ-Power im Lauf einer Nacht entspricht der exponentielle Abfall des Faktors S, dessen Beginn und Ende durch den oberen und unteren Schnittpunkt mit dem sinusförmigen Verlauf des Faktor C gegeben ist (Abb. 2).

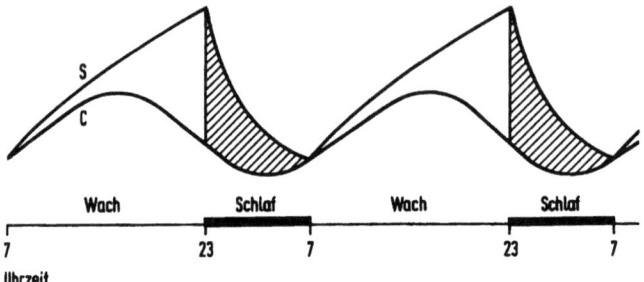

Abb. 2. Zweiphasenmodell der Schlafregulation (Einzelheiten s. Text). (Nach Borbely 1982)

Die interne Regulation des Wechsels von Non-REM- und REM-Schlaf haben neben Jouvet v.a. Hobson u. McCarley (1977) erforscht. Einzelzellableitungen bei der Katze zeigten eine reziproke Interaktion exzitierender cholinerger Riesenzellen der Brückenhaube mit inhibierenden noradrenergen Zellen des pontinen Locus coeruleus und serotonergen Zellen der Raphekerne.

- Mit Eintreten des Non-REM-Schlafs ist die Aktivität der aminergen REM-off-Neurone hoch, was die cholinergen REM-on-Neurone hemmt,
- mit Nachlassen der Aktivität der aminergen Neurone nimmt die der cholinergen Neurone zu, und die typischen Zeichen des REM-Schlafes, z.B. die pontogenikulookzipitalen (PGO-)Wellen treten auf,
- mit der Aktivitätszunahme cholinerger Neurone kommt es schließlich auch wieder zu einer Aktivitätszunahme aminerger REM-off-Neurone, die ihrerseits die cholinergen REM-on-Neurone hemmen.

Ergebnis dieser reziproken Interaktion ist ein 90- bis 120minütiger Wechsel von Non-REM und REM-Schlaf, der sich im basalen Ruhe-Aktivitäts-Zyklus am Tage wiederfindet.

Schlafstörungen

Die internationale Klassifikation der Schlafstörungen (ASDA 1990) unterscheidet Dyssomnien intrinsischen und extrinsischen Typs, Schlafstörungen bei Rhythmusstörungen, Parasomnien, symptomatische Schlafstörungen bei psychiatrischen, neurologischen und internistischen Erkrankungen und eine Gruppe sog. vorgeschlagener Störungen.

Die beiden großen Gruppen machen die intrinsischen und extrinsischen Dyssomnien aus. Versteht man unter den letzteren exogene Störungen wie die reaktive Insomnie, die umgebungsbedingte Insomnie, die Höheninsomnie oder die Schlafstörungen bei Einnahme von Hypnotika oder Stimulanzien, finden sich in der Gruppe der intrinsischen Dyssomnien (s. unten) die wichtigsten quantitativen und qualitativen Störungen von Nachtschlaf und Tageswachheit.

Intrinsische Dyssomnien:
- Psychophysiologische Insomnie,
- Schlafwahrnehmungsstörung,
- Idiopathische Insomnie,
- Narkolepsie,
- Rezidivierende Hypersomnie,
- Idiopathische Hypersomnie,
- Posttraumatische Hypersomnie,
- Obstruktives Schlafapnoesyndrom,
- Zentrales Schlafapnoesyndrom,
- Zentrale alveoläre Hypoventilation (einschließlich Pickwick-Syndrom),
- Restless-legs-Syndrom,
- Periodische Beinbewegungen.

Während die Schlaflosigkeit subjektiv zwar quälend, jedoch allenfalls bei Betrachtung der Hypnotikaproduktion ein volkswirtschaftlicher Faktor ist, führen die schlafbezogenen Atemstörungen durch die Tagesschläfrigkeit mit Gefährdung im Straßenverkehr und am Arbeitsplatz sowie durch die internistischen Komplikationen Arrhythmie, Herzinsuffizienz und Hypertonus zu Arbeitsunfähigkeiten, frühen Berentungen, Verkehrs- und Arbeitsunfällen, was ihre rechtzeitige Diagnostik und Therapie vorrangig macht.

Literatur

American Sleep Disorders Association (ASDA) (1990) The International Classification of Sleep Disorders. Diagnostic and Coding Manual. Allen Press, Lawrence

Angeleri F, Marchesi GF, Quattrini A (1969) Effects of chronic thalamic lesions on the electrical activity of the neocortex and on sleep. Arch Ital Biol 107:633–667

Aserinsky E, Kleitmann N (1953) Regularly occurring periods of eye motility, and concomitant phenomena during sleep. Science 118:273–274

Aserinsky E, Kleitmann N (1955) Two types of ocular motility occurring in sleep. J Appl Physiol 8:11–18

Borbely AA (1982) A two-process model of sleep regulation. Hum Neurobiol 1:195–204

Bremer F (1937) L'activité cérébrale au cours du sommeil et de la narcose. Contribution à l'étude du mécanisme du sommeil. Bull Acad Roy Méd Belg 4:68–86

Bremer F (1970) Preoptic hynogenic focus and mesencephalic reticular formation. Brain Res 21:132–134

Clarenbach P, Steinberg R, Weeß HG, Berger M (1995) Empfehlungen zu Diagnostik und Therapie der Insomnie. Nervenarzt 66:723–729

Czeisler CA, Zimmermann JC, Ronda JM (1980) Timing of REM sleep is coupled to the circadian rhythm of body temperature in man. Sleep 9:329–346

Daan S, Beersma DGFH, Borbély AA (1984) Timing of human sleep: recovery process gated by a circadian pacemaker. Am J Physiol 246:R161–R178

Dement W, Kleitman N (1957) Cyclic variations in EEG during sleep and their relations to eye movements, body motility and dreaming. Electroenceph clin Neurophysiol 9:673–690

Economo C von (1926) Die Pathologie des Schlafes. In: Bethe A, Bergmann G von, Embden G, Ellinger A (Hrsg) Handbuch der normalen und pathologischen Physiologie, Bd 17. Springer, Berlin, S 592–610

Fechner G (1860) Elemente der Psychophysik. Breitkopf & Härtel, Leipzig

Gastaut H, Tassinari C, Duron B (1965) Etude polygraphique des manifestations épisodiques (hypniques et respiratoires) diurnes et nocturnes du syndrome de Pickwick. Rev Neurol 112:568–579

Gélineau JB (1880) De la narcolepsie. Gaz Hop (Paris) 53:626–628, 635–637

Guilleminault C (1985) Disorders of excessive sleepiness. Ann Clin Res 17:209–219

Hess WR (1927) Stammganglien Reizversuche. Tagg Dtsch Physiol Ges (Frankfurt/Main) Ber Ges Physiol 42:554–555

Hobson JA, Lydic R, Baghdoyan HA (1986) Evolving concepts of sleep cycle generation: From brain centers to neuronal populations. Behav Brain Sci 9:371–448

Hobson JA, McCarley RW (1977) The brain as a dream-state generator: An activation-synthesis hypothesis of the dream process. Am J Psychiatry 134:1335–1368

Horne J (1988) Why We Sleep. The functions of sleep in humans and other mammals. Oxford Univ Press

Ingram WR, Barris RW, Ranson SW (1936) Catalepsy. An experimental study. Arch Neurol Psychiatry (Chic) 35:1175–1197

Jouvet M (1972) The role of monoamines and acetylcholine-containing neurones in the regulation of the sleep-waking-dycle. Ergebn Physiol 64:166–307

Jouvet M (1984) Neuromédiateurs et facteurs hypnogènes. Rev Neurol (Paris) 140:389–400

Jouvet M, Renault J (1966) Insomnie persistante après lésions des noyaux du raphé chez le chat. C R Soc Biol (Paris) 160:1461–1465

Jung R, Kuhlo W (1965) Neurophysiological studies of abnormal night sleep and the Pickwickian Syndrome. Prog Brain Res 18:140–159

Kleitmann N (1963) Sleep and Wakefulness, 2nd edn. Chicago Univ Press

Krueger JM, Pappenheimer JR, Karnovsky ML (1982) Sleep promoting effects of muramyl peptides. Proc Natl Acad Sci USA 79:6102

Kruger JM, Majde JA (1990) Sleep as host defense: its regulation by microbial products and cytokines. Clin Immunol Immunopath 57:188–199

Legendre R, Piéron H (1910) Le problèm des facteurs du sommeil. Résultats d'injections vasculaires et intracérebrales de liquides insomniques. C R Soc Biol 68:1077–1079

Lindsley DB, Bowden JW, Magoun HW (1949) Effect upon the EEG of acute injury to the brain stem activating system. Electroenceph Clin Neurophysiol 1:475–486

Loomis AL, Harvey EN, Hobart GA (1937) Cerebral states during sleep as studied by human brain potentials. J Exp Psychol 21:127–144

Lund R, Clarenbach P (1992) Schlafstörungen: Klassifikation und Behandlung, Arcis, München

Lund R, Clarenbach P (1995) Das klinische Schlaflabor. Arcis, München

McGinty DJ, Sterman MB (1968) Sleep suppression after basal forebrain lesions in the cat. Science 160:1253–1255

Monnier M, Dudler L, Gachter R, Schönenberger GA (1977) Delta sleep inducing peptide (DSIP): EEG and motor activity in rabbits following intravenous administration. Neurosci Lett 6:9

Moruzzi G (1972) The Sleep-Waking Cycle. In: Ergebnisse der Physiologie, Bd 64. Springer, Berlin Heidelberg New York

Moruzzi G, Magoun HW (1949) Brain stem reticular formation and activation of the EEG. Electroenceph Clin Neurophysiol 1:455–473

Naquet R, Lanoir J, Albe-Fessard D (1965) Altérations transitoires ou définitives des zones diencéphaliques chez le chat. Leurs effets sur l'activité électrique corticale et le sommeil. In: Jouvet M (ed) Aspects anatomo-fonctionnels de la physiologie du sommeil. pp 107–131

Nauta WJH (1946) Hypothalamic regulation of sleep in rats. Experimental study. J Neurophysiol 9:285–316

Parker DC, Grossman LG, Kripke DF et al. (1980) Endocrine rhythms across sleep-wake cycles in normal young men under basal state conditions. In: Orem J, Barnes CD (eds) Physiology in Sleep. Academic Press, New York London Toronto Sidney San Francisco, pp 145–179

Penzel T, Hajak G, Hoffmann RM et al. (1993) Empfehlungen zu Durchführung und Auswertung polygraphischer Ableitungen im diagnostischen Schlaflabor. Z EEG-EMG 24:65–70

Peter JH, Blanke J, Cassel W et al. (1992) Empfehlungen zur ambulanten Diagnostik der Schlafapnoe. Med Klin 87:310–317

Peter JH, Becker H, Blanke J et al. (1991) Empfehlungen zur Diagnostik, Therapie und Langzeitbetreuung von Patienten mit Schlafapnoe. Med Klin 86:46–50

Quabbe HJ, Schilling E, Helge H (1966) Pattern of growth hormone secretion during a 24 hour fast in normal adults. J Clin Endocr Metab 26:1173–1177

Rechtschaffen A, Kales A (eds) (1968) A manual of standardized terminology, techniques and scoring system for sleep stages of human subjects. US Department of Health, Education and Welfare, Public Health Service, Bethesda/MD

Ringle DA, Herndon BL (1968) Plasma dialysates from sleep deprived rabbits and their effect on the electrocorticogram of rats. Pflügers Arch 303:344–349

Roth B (1980) Narcolepsy and hypersomnia. Karger, New York

Sassin JF, Frantz AG, Weitzman ED, Kapen S (1972) Human prolactin: 24 hour pattern with inctreased release during sleep. Science 177:1205–1207

Sterman MB, Clemente CD (1962) Forebrain inhibitory mechanisms: sleep pattern induced by basal forebrain stimulation in the behaving cat. Exp Neurol 6:103–117

Sullivan CE, Issa FG, Berthon-Jones M, Eves L (1981) Reversal of obstructive sleep apnea by continuous positive airway pressure applied through the nares. Lancet I:862–865

Sullivan CE, Issa FG, Berthon-Jones M et al. (1984) Home treatment of obstructive sleep apnea with continuous positive airway pressure applied through a nose mask. Bull Eur Physiopathol Respir 20:49–54

Ueno R, Honda K, Inoue S, Hayaishi O (1983) Prostaglandin D2, a cerebral sleep inducing substance in rats. Proc Natl Acad Sci USA 80:1735

Webb WB (1978) The sleep of conjoined twins. Sleep 1:205–211

Weitzman ED, Czeisler CA, Zimmermann JC (1982) Chronobiological disorders: Analytic and therapeutic techniques. In: Guilleminault C (ed) Disorders of sleep and waking: indications an techniques. Addison-Wesley, Menlo-Park/CA, pp 297–329

Williams RL, Karacan I, Hursch CJ (1974) Electroencephalography (EEG) of human sleep: clinical applications. Wiley, New York

Zulley J (1980) Distribution of REM sleep in entrained 24 hour and free-running sleep-wake cycles. Sleep 2/4:377–389

2 Pathophysiologie der obstruktiven Schlafapnoe

H. Teschler, T.E. Wessendorf und N. Konietzko

Die *obstruktive Schlafapnoe* (OSA) ist eine schlafbezogene Atemstörung, die durch Schlafepisoden charakterisiert ist, in denen die oberen Atemwege teilweise oder komplett kollabieren. Dem Kollaps liegt ein schlafinduzierter Tonusverlust der Pharynxmuskulatur zugrunde, der bei Schlafapnoikern ausgeprägter als bei gesunden Individuen ist. Je enger die oberen Atemwege im Kollapssegment sind, um so mehr steigt der Atemwegswiderstand in diesem Abschnitt an und um so mehr wird die Atemströmung behindert (Abb. 1). Vermindert sich dabei der Atemstrom um weniger als 50 %, handelt es sich definitionsgemäß um eine sog. *stille Flußlimitierung* (Abb. 2) bzw. in Kombination mit Schnarchgeräuschen um ein *obstruktives Schnarchen* (Abb. 3). Bei Verminderung des Atemstroms um mindestens 50 % (mit oder ohne Desaturation $\geq 4\%$) spricht man von einer obstruktiven *Hypopnoe* und bei fehlendem Atemstrom von einer obstruktiven *Apnoe* (Guilleminault et al. 1976, 1978, 1981, 1993; Guilleminault u. Rosekind 1981; Rapoport 1996). Die respiratorischen Ereignisse gehen mit vermehrten intrathorakalen Druckschwankungen einher, die mit Hilfe einer Ösophagusdrucksonde dargestellt werden können (Abb. 3). Im zeitlichen Zusammenhang mit den respiratorischen Ereignissen finden sich unterschiedlich ausgeprägt neben der vermehrten Atemarbeit eine arterielle Hypoxämie, eine sympathische Aktivierung, ein Blutdruckanstieg sowie insbesondere eine Zunahme elektroenzephalographisch erkennbaren Weckreaktionen („Arousals"), die eine Fragmentierung des physiologischen Schlafmusters verursachen (Bixler et al. 1985; Dempsey et al. 1996; Guilleminault et al. 1978; Guilleminault u. Rosekind 1981; Morgan 1996; Waravdekar et al. 1996).

Im Wachzustand sind die beschriebenen Atemstörungen bei Schlafapnoikern nicht nachweisbar. Doch kommt es im Verlauf der Erkrankung tagsüber zu einer progredienten Müdigkeit und Einschlafneigung (Guilleminault et al. 1976; Stradling u. Phillipson 1986; Strollo u. Rogers 1996). Es entwickelt sich ein breites Spektrum klinischer Syndrome, das vom „Upper Airway Resistance-Syndrom" (UARS) bzw. vom obstruktiven Schnarchen über das obstruktive Schlafhypopnoe- und Schlafapnoe-Syndrom bis hin zum Adipositas-Hypoventilations-Syndrom reicht (Guilleminault et al. 1976, 1993). Diese Erkrankung gilt als schwerste Manifestationsform der schlafbezogenen Atemstörungen mit Obstruktion der oberen Atemwege. Je schwerer die Erkrankung ist, um so häufiger finden sich diagnostische Hinweise auf pulmonale und/oder systemische Hypertonie, Herzrhythmusstörungen oder eine Herzinsuffizienz, die wahrscheinlich zu der verkürzten Lebenserwartung bei Schlafapnoe beitragen (Strollo u. Rogers 1996).

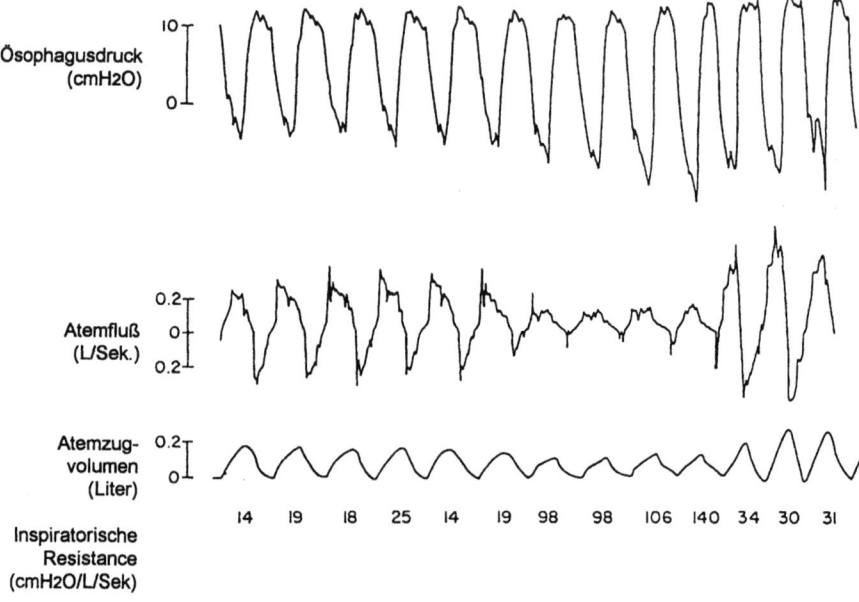

Abb. 1. Fortlaufende Registrierung von Atemfluß und Ösophagusdruck bei einer Hypopnoe im NREM-Schlaf. Charakteristisch ist die abrupte Verminderung der Flußrate und korrespondierende Zunahme der Druckschwankungen im Ösophagus zeitgleich mit einem starken Anstieg der Resistance und dem Abfall des Atemzugvolumens. (Mod. nach Dempsey et al. 1996)

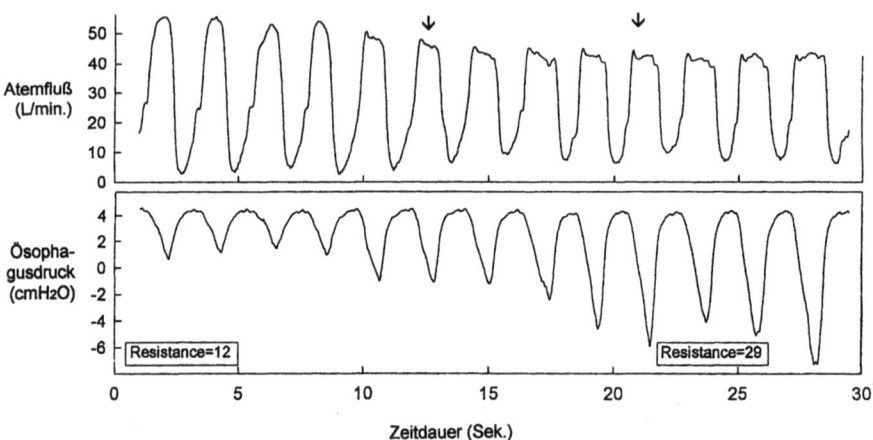

Abb. 2. Beispiel für eine Flußlimitierung in den oberen Atemwegen. Die Atemflußkurve zeigt bei unbehinderter Atmung (Resistance = 12 cmH$_2$O/l/s) eine Sinusform, flacht sich jedoch bei Zunahme der Obstruktion in den oberen Atemwegen (Resistance = 29 cmH$_2$O/l/s) stark ab. Dieses „Flattening"-Phänomen (*Pfeile*) ist charakteristisch für die Strömungsdynamik in einem Starling-Resistor. Bei Flußlimitierung nehmen die intrathorakalen Druckschwankungen als Ausdruck einer erhöhten Atemarbeit deutlich zu. (Mod. nach Rapoport 1996)

2 Pathophysiologie der obstruktiven Schlafapnoe   15

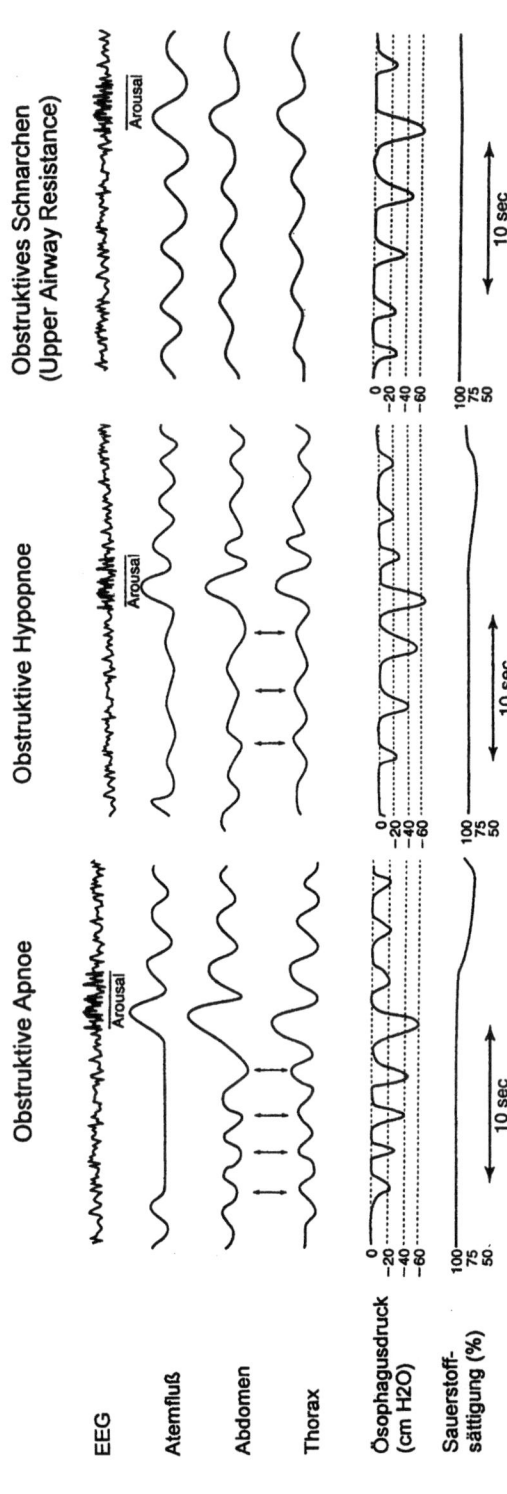

Abb. 3. Charakteristische Beispiele für Apnoe, Hypopnoe und obstruktives Schnarchen in der polysomnographischen Registrierung inklusive Ösophagusdrucksignal. (Mod. nach Strollo u. Rogers 1996)

Das obstruktive Schlafapnoe-Syndrom (OSAS) ist die am besten charakterisierte Variante der respiratorischen Arousal-Syndrome. Die Pathophysiologie des OSAS ist komplex und bis heute nur unvollständig geklärt (Deegan u. McNicholas 1995; Guilleminault et al. 1976). Das Kollapssegment ist gewöhnlich zwischen Uvula und weichem Gaumen (Velopharynx) oder hinter dem Zungengrund (Hypopharynx) lokalisiert (Hudgel 1986). Das Atemrohr, letztlich ein Muskel-Bindegewebe-Schlauch, kollabiert in diesem Segment, wenn die dilatierenden Muskelkräfte schwächer als die Sogwirkung an der Rachenoberfläche sind. Das Ausmaß der Sogwirkung hängt von der Strömungsgeschwindigkeit der Atemluft bei Kontraktion der inspiratorischen Atemmuskeln (Zwerchfell, Interkostalmuskulatur) und dem sich dabei bietenden Luftwiderstand der Nase ab (Dempsey et al. 1996; Guilleminault et al. 1976, 1978, 1981, 1993; Guilleminault u. Rosekind 1981). Ein klinisch bedeutsamer Kollaps, der zur Obstruktion der oberen Atemwege führt, entsteht demzufolge, wenn die Wandspannung der dilatierenden Rachenmuskeln in Relation zur Sogwirkung zu gering ist (Dempsey et al. 1996). Weitere kollapsfördernde Faktoren sind anatomisch bedingte Einengungen, ein generalisierter Tonusverlust der Muskulatur, eine verminderte Dehnungsfähigkeit der Halsstrukturen und ferner gestörte Reflexbahnen unter Beteiligung von Dehnungsrezeptoren in den oberen Atemwegen (Dempsey et al. 1996; Stradling u. Phillipson 1986; Strollo u. Rogers 1996).

Arousals

Voraussetzung für die Beendingung einer obstruktiven Apnoe ist die Zunahme des Tonus der dilatierenden Muskeln in den oberen Atemwegen. Die neuromuskuläre Aktivierung kommt durch eine zerebrale Weckreaktion zustande, die als respiratorisch ausgelöstes oder kurz „respiratorisches Arousal" bezeichnet wird und von den nicht-respiratorisch verursachten Arousals z.B. durch Licht, Geräusche, Gerüche, Schmerzen oder Berührung abzugrenzen ist (ASDA 1992, Guilleminault u. Rosekind 1981; Issa u. Sillivan 1983). Die genauen Mechanismen, durch welche Atemwegskollaps, Hypoxie und Hyperkapnie ein Arousal induzieren, sind noch weitgehend unklar (Berthon-Jones u. Sullivan 1982). Unabhängig von der zugrunde liegenden Ursache der Weckreaktion wird die physiologische Periodizität des Schlafprozesses empfindlich gestört. Respiratorische Arousals sind vielfach Ursache für Tagesmüdigkeit, Einschlafneigung am Steuer sowie Leistungsminderung am Arbeitsplatz und spielen ohne Zweifel eine bedeutsame Rolle in der Pathogenese des OSAS. Nach den aktuellen Kriterien der American Sleep Disorderes Association (ASDA) aus dem Jahre 1992 handelt es sich dabei überwiegend um *Kurzzeitarousals*. Definitionsgemäß dauern diese mindestens 3 und höchstens 30 s an und treten mit einer abrupten Frequenzänderung im EEG auf, die ϑ, Alpha (α) oder Frequenzen > 16 Hz einschließt, jedoch keine Spindeln (ASDA 1992).

Es wird vermutet, daß durch die pharyngeale Obstruktion druckempfindliche Mechanorezeptoren in den oberen Atemwegen stimuliert werden. Dafür spricht einerseits, daß Arousals bei experimentellem Verschluß der Nase frühzeitiger als nach Verlegung der Trachea ausgelöst werden (Issa et al. 1987), und andererseits, daß Lokalanästhetika das Zeitintervall vom Verschluß der oberen Atemwege bis zum Auftreten der Arousals auch beim Gesunden signifikant verlängern (Berry et al. 1995).

Wird die Atmung bei gesunden Probanden im NREM-Schlaf durch experimentellen Verschluß von Mund und Nase unterbrochen, generieren die inspiratorischen Atemmuskeln solange einen von Atemzug zu Atemzug größeren Unterdruck im Pharynx unterhalb des Verschlußsegmentes und im Thorax, bis schließlich ein Arousal zustande kommt (Issa u. Sullivan 1983; Issa et al. 1983, 1988). Nach heutiger Ansicht gilt die frustrane Atemanstrengung im Zusammenhang mit der obstruktiven Apnoe als entscheidender Stimulus für die Entstehung eines Arousals, während der Einfluß afferenter und efferenter Signale des Zentralnervensystems im Zusammenspiel mit Mechano-, Chemo- und Dehnungsrezeptoren des Respirationstraktes weniger bedeutsam sein dürfte (Gleeson et al. 1990; Kimoff et al. 1994). Dieses Konzept wird durch Untersuchungen von Gleeson (Gleeson et al. 1986, 1990) unterstützt, der feststellte, daß EEG-Arousals bei gesunden Probanden unabhängig vom getesteten Stimulus (Hypoxie, Hyperkapnie, externe Stenose) dann auftreten, wenn die intrathorakalen Druckschwankungen bzw. der Ösophagusdruck eine bestimmte Größenordnung erreicht haben.

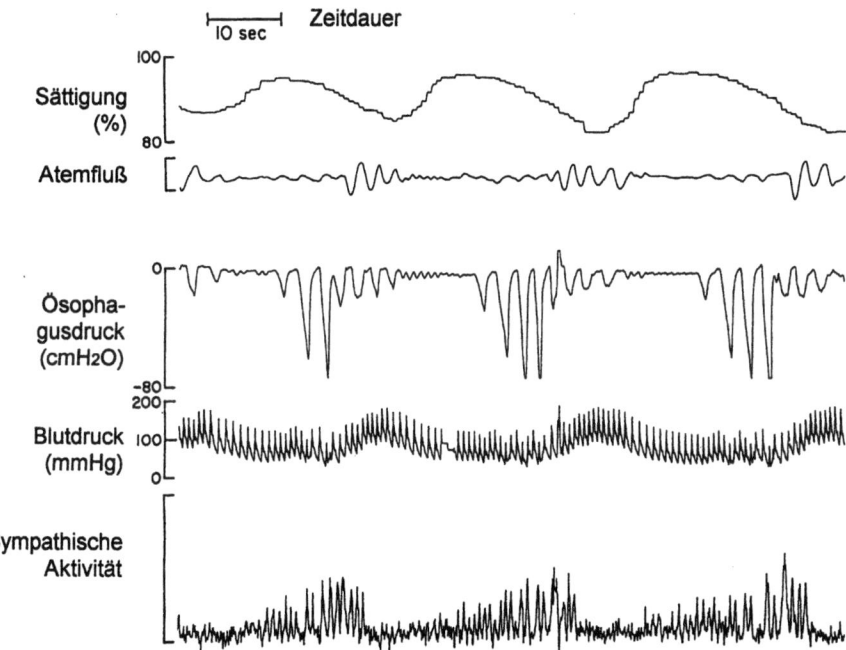

Abb. 4. Beispiel einer gemischtförmigen Apnoe. Während der Blutdruck erst gegen Ende des Ereignisses ansteigt, nimmt die muskuläre sympathische Aktivierung während der gesamten Dauer der Obstruktion stetig zu. (Mod. nach Morgan 1996)

Die apnoebedingte Hypoxie stimuliert spezifische Rezeptoren im Glomus caroticum (Bowes et al. 1981 a, b). Doch das Ausmaß der Hypoxämie korreliert weder beim Gesunden (Douglas et al. 1982 a, b) noch bei Patienten mit chronisch obstruktiver Lungenerkrankung (Fleetham et al. 1982) mit der individuellen Arousalschwelle. Die Stimulation von Rezeptoren in der Medulla oblongata durch Hyperkapnie ist ein wirksamerer Arousalmechanismus als ein entsprechender Hypoxiereiz im Glomus caroticum (Berthon-Jones u. Sullivan 1984; Douglas et al. 1982 b; Hedemark u. Kronenberg 1982).

Mikro-Arousals wecken den Patienten selten auf, vermindern jedoch seine Schlafqualität entweder durch Wechsel aus einem tieferen in ein flacheres Schlafstadium oder durch kurze Sequenzen von Alpha-Rhythmus ohne formale Änderung des Schlafstadiums. Aus dieser Schlaffragmentierung resultiert die charakteristische Tagesschläfrigkeit, Ermüdung und verminderte Leistungsfähigkeit des Patienten mit Schlafapnoe (Guilleminault u. Rosekind 1981). Nicht jede Apnoe ist zwangsläufig mit einem elektroenzephalographisch nachweisbaren kortikalen Arousal gekoppelt; Veränderungen der Hirnstromkurve sind deshalb keine prinzipielle Voraussetzung für die Annahme einer stattgehabten Arousalreaktion. Weitere Indikatoren der stattgehabten Weckreaktion sind die vermehrte sympathische Aktivierung und der Anstieg des arteriellen Blutdrucks im zeitlichen Zusammenhang mit dem respiratorischen Ereignis (Abb. 4).

Prädisponierende Faktoren

Unterschiedliche Prozesse können maßgeblich zur Entwicklung eines OSAS beitragen. Das Spektrum reicht von pathologisch-anatomischen Veränderungen in den oberen Atemwegen bis hin zu Störungen der zentralen Atemregulation. Unterschiedliche Faktoren stehen beim jeweiligen Patienten ganz im Vordergrund, doch ist in den meisten Fällen von Schlafapnoe eine multifaktorielle Genese wahrscheinlicher als nur ein kausaler Faktor (Abb. 5).

Geschlecht, Alter, Adipositas

Der pharyngeale und subglottische Widerstand bei gesunden Männern ist signifikant größer als bei entsprechenden Frauen (White et al. 1985). Dies erklärt die männliche Prädominanz beim OSAS jedoch nur teilweise. Hinzu kommt unter anderem, daß die oberen Atemwege von Männern bei gleicher Sogwirkung frühzeitiger als bei Frauen kollabieren (Guilleminault et al. 1976). Als Ursachen für die unterschiedlichen Widerstände und Kollapseigenschaften in den oberen Atemwegen von Männern und Frauen kommen die bei Männern häufigere Adipositas vom zentralen Typ (White et al. 1985), die Auswirkungen der männlichen Sexualhormone (Cistulli et al. 1994; Johnson et al. 1984) und der protektive Effekt der weiblichen Sexualhormone (Block et al. 1980, 1984) in Frage. Daß die Resistance im Pharynx von Männern bei Zunahme des Körpergewichtes im Alter stärker als bei Frauen ansteigt, wird auch auf geschlechts-

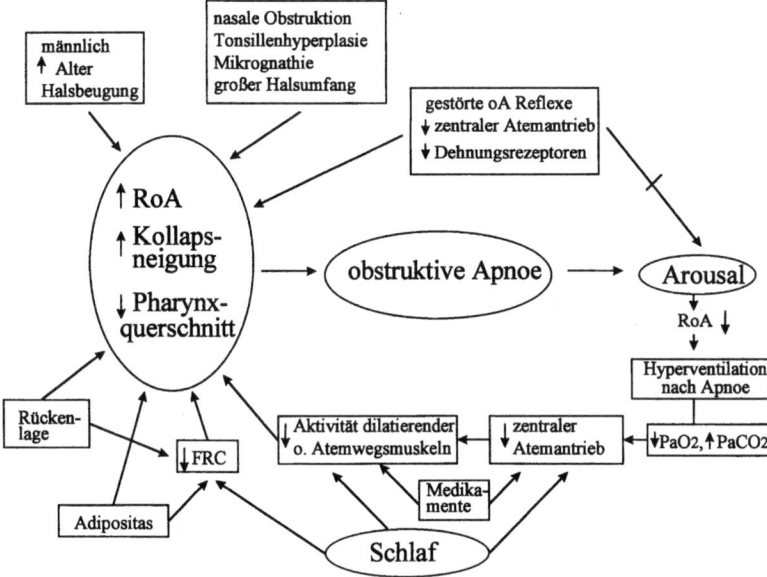

Abb. 5. Schematische Darstellung der Pathogenese der obstruktiven Schlafapnoe (*RoA* inspiratorische Resistance der oberen Atemwege). (Mod. nach Deegan u. McNicholas 1995)

spezifische Unterschiede hinsichtlich der Gewebecompliance zurückgeführt (White et al. 1985).

Bei Patienten mit Schlafapnoe findet sich eine Störung der metabolischen Funktion. Epidemiologisch konnte ein klarer Zusammenhang zwischen OSA und Adipositas vom zentralen Typ hergestellt werden. Ferner bestehen Hinweise darauf, daß die Schlafapnoe entweder eine Gewichtszunahme fördert oder eine Gewichtsabnahme erschwert, wofür verschiedene Mechanismen verantwortlich sein dürften (Abb. 6). Dazu gehören die apnoebedingte Verminderung anaboler Hormone wie Wachstumshormon (STH) und Testosteron, der Einfluß der Schlafapnoe auf den Energiehaushalt und die Insulinempfindlichkeit sowie ein veränderter zentraler serotoninerger Tonus (Grunstein 1996).

Gewichtszunahme bedingt im allgemeinen eine Verschlimmerung (Walsh et al. 1972) und Gewichtsabnahme eine Besserung der klinischen Symptomatik des Schlafapnoikers (Browman et al. 1984; Harman et al. 1982; Suratt et al. 1987). Mehr als 70 % aller Patienten mit OSA sind adipös. Eine direkte Beziehung zwischen OSA und Adipositas ergibt sich durch die vermehrte Fetteinlagerung in den Halsstrukturen, welche das Lumen des pharyngealen Muskelschlauches zunehmend einengen (Strobel u. Rosen 1996). Die vermehrte Fettansammlung ist im Kernspintomogramm eindrucksvoller als im Computertomogramm nachweisbar (Haponik et al. 1981, 1983; Suratt et al. 1983). Bei Patienten mit OSAS konnten in Höhe des pharyngealen Kollapssegmentes ausgedehnte Fettdepots nachgewiesen werden, deren Volumen mit dem polysomnographisch

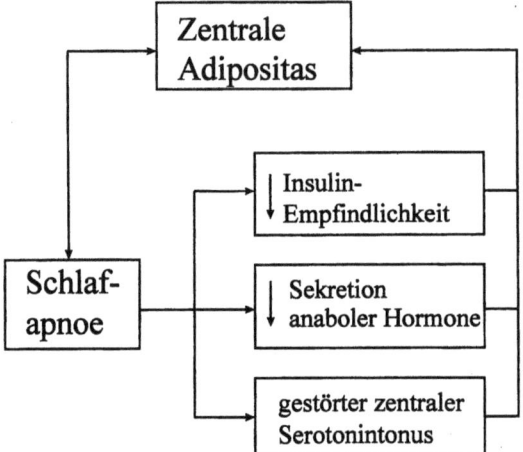

Abb. 6. Wechselbeziehung zwischen Schlafapnoe, Adipositas vom zentralen Typ (androgen) und endokrinen Störungen. (Mod. nach Grunstein 1996)

ermittelten Apnoe-Hypopnoe-Index (AHI) korrelierte (Shelton et al. 1993; Horner et al. 1989).

Die beschriebenen Fettansammlungen tragen zu einer charakteristischen Umformung des Rachenquerschnittes bei (Abb. 7). So fanden Schwab (1996) und Schwab et al. (1996) bei Patienten mit Schlafapnoe folgendes:

- im Wachzustand eine Verdickung der lateralen Pharynxwand durch Fetteinlagerungen,
- im Vergleich zu Gesunden größere Kaliberschwankungen der oberen Atemwege und dickere laterale Pharynxwände während des Atemzyklus sowie
- mit zunehmendem nCPAP-Druck eine progrediente Ausdünnung der Pharynxseitenwände und eine signifikante Zunahme des Gesamtquerschnittes.

Die Adipositas vom zentralen Typ verursacht einen ausgeprägten Zwerchfellhochstand, der eine entsprechende Verminderung der funktionellen Residualkapazität (FRC) zur Folge hat. Diese bedingt eine Kranialverlagerung von Trachea und Kehlkopf und trägt dadurch zu einer Änderung der Geometrie der oberen Atemwege mit entsprechender Einengung des Rachenquerschnitts bei (Koenig u. Thach 1988). Fettdepots am Hals komprimieren den pharyngealen Muskelschlauch von außen. Dies könnte erklären, warum bei Schlafapnoikern der Halsumfang besser als andere Indizes der Adipositas (z. B. Body-Mass-Index (BMI), Bauchumfang zu Körpergröße) mit dem AHI korreliert (Davies u. Stradling 1990; Stradling u. Cosby 1991; Teschler et al. 1996). In diesem Zusammenhang haben Martin et al. (1997) auf geschlechtsspezifische Unterschiede hingewiesen und gezeigt, daß der freie Querschnitt der oberen Atemwege sich mit zunehmendem Alter bei Männern stärker als bei Frauen einengt und daß der Halsumfang bei Männern größer als der bei Frauen mit gleichem BMI ist (Abb. 8).

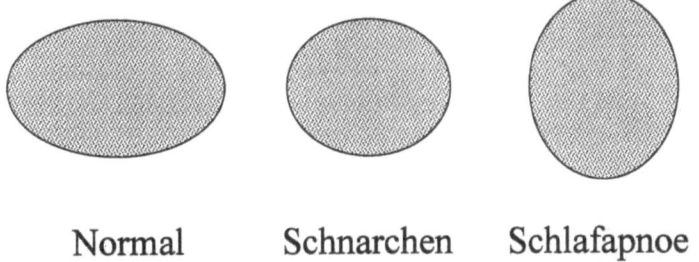

Abb. 7. Schematischer Vergleich der Rachengeometrie bei Gesunden, Schnarchern und Patienten mit obstruktiver Schlafapnoe

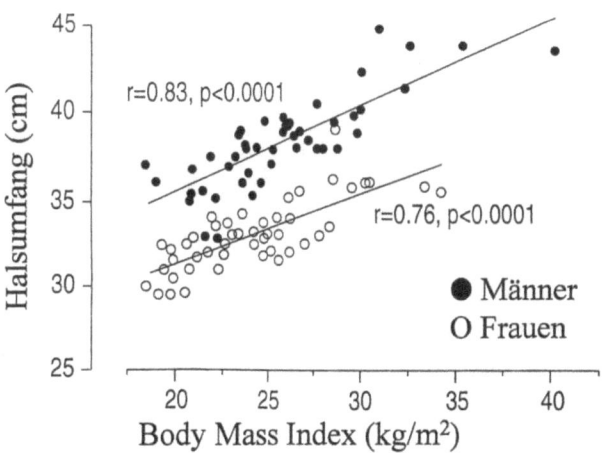

Abb. 8. Beziehung zwischen Halsumfang und Body Mass Index (*BMI*) getrennt für Männer und Frauen. (Mod. nach Martin et al. 1997)

Genetik

Bei Patienten mit OSAS wurde eine familiäre Häufung dieser Erkrankung festgestellt (Redline et al. 1992, 1997). Untersuchungen in Familien von Schlafapnoikern haben ergeben, daß das Risiko einer schlafbezogenen Atemstörung bei Verwandten ersten Grades 2–4 mal höher ist als in der Allgemeinbevölkerung und daß sich 40% der Variabilität des AHI rechnerisch auf familiäre Faktoren zurückführen läßt. Eine Neigung zur dynamischen Einengung des Rachenquerschnittes bei Mitgliedern der betroffenen Familien wird auch aus der Beobachtung hergeleitet, daß die Atemantwort auf Hypoxie gegenüber Kontrollen signifikant vermindert ist.

Alkohol

Der Genuß von Alkohol hat dosisabhängig eine Steigerung der Anzahl und eine Verlängerung der Dauer von obstruktiven Apnoen zur Folge (Guilleminault et al. 1981; Issa u. Sullivan 1982; Corima et al. 1982). Alkohol kann Schnarchen induzieren und bei Schnarchern Hypopnoen und Apnoen hervorrufen. Ursache dieser Veränderungen ist eine alkoholbedingte Reduktion des Muskeltonus der oberen Atemwege und eine Absenkung der Arousalschwelle. Alkohol vermindert die Aktivität im Genioglossus (GG) und der Pharynxmuskulatur wesentlich effektiver als im N. phrenicus, der das Zwerchfell innerviert (Bonora et al. 1984; Krol et al. 1984). Dies hat zur Folge, daß die kollapsfördernde Sogwirkung infolge der Zwerchfellkontraktion weitgehend erhalten bleibt, die alkoholbedingte Erschlaffung der Rachenmuskulatur jedoch weiter zunimmt und als Nettoeffekt ein ausgeprägterer Kollaps der oberen Atemwege resultiert. Moderater Alkoholgenuß kurz vor dem Zubettgehen wirkt sich jedoch nicht auf die Höhe des effektiven nCPAP-Drucks aus, der im Schlaf zur pneumatischen Schienung des Kollapssegmentes von Patienten mit obstruktiver Schlafapnoe erforderlich ist (Teschler et al. 1996).

Medikamente

Diazepam (Bonora et al. 1985), Chloralhydrat (Hershensen et al. 1984) und verschiedene Anästhetika (Hwang et al. 1983) haben einen hemmenden Effekt auf die Formatio reticularis. Daraus resultiert eine selektive Verminderung der Aktivität der dilatierenden Rachenmuskeln und damit ein vermehrter Kollaps der Schlundstrukturen.

Reduzierter Querschnitt der oberen Atemwege

Jede Querschnittseinengung der oberen Atemwege geht mit einem Anstieg des Atemwegswiderstandes im betroffenen Segment einher. Der Venturi-Mechanismus verstärkt in diesem Abschnitt die Sogwirkung an der Pharynxoberfläche. Im Schlaf fördert dieser Effekt den Kollaps der oberen Atemwege (Lopes et al. 1983). Das bei 20–50% der Schlafapnoiker in der Fluß-Volumenkurve nachweisbare „Sägezahnphänomen" ist zum einen auf den Venturi-Effekt, zum anderen aber auf das veränderte Schwingungsverhalten des in der Regel verlängerten und locker gespannten weichen Gaumens zurückzuführen (Haponik et al. 1981). Zahlreiche anatomische Veränderungen begünstigen durch Einengung des Rachens die Entwicklung eines OSAS: Hyperplastische Tonsillen (bei Kindern häufiger als bei Erwachsenen; Orr u. Martin 1981), Dysmorphien und mandibuläre Fehlbildungen (Mikrognathie) (Conway et al. 1977; Schafer 1982), kraniofaziale Dysostosen, Infiltrationen und Schwellungen von Muskeln und Weichteilen der oberen Atemwege beispielsweise beim Myxödem (Orr et al.

1982), die Akromegalie (Perks et al. 1980; Grunstein et al. 1991), ferner Tumoren (Zorick et al. 1980) und Mukopolysaccharidosen (Perks et al. 1980) sowie die Bindegewebsschwäche beim Marfan-Syndrom (Cistulli u. Sullivan 1993).

Auch Fehlstellungen von Kopf oder Hals können zu einem Anstieg des pharyngealen Widerstandes beitragen. Die Kollapsneigung im Rachen wird durch Beugung des Halses verstärkt und durch seine Streckung vermindert (Wilson et al. 1980). Das Öffnen des Mundes hat eine Zunahme des Widerstandes im Pharynx zur Folge, da die Insertionen verschiedener dilatierender Rachenmuskeln nach dorsal verlagert werden. Die resultierende Verkürzung und verminderte Vordehnung der Muskelfasern hat eine Verringerung der maximalen Kontraktionskraft der betroffenen Muskeln zur Folge (Morikawa et al. 1981). Da die Kollapsneigung der oberen Atemwege beim Öffnen des Mundes zunimmt, verschlimmert Mundatmung den Schweregrad einer schlafbezogenen Atemstörung oft beträchtlich (Meurice et al. 1996).

Bei Behinderung der Nasenatmung steigt der Strömungswiderstand beträchtlich an. Dadurch nimmt während der Inspiration die Sogwirkung im Rachen zu. Dies kann zur Entwicklung oder Verstärkung von Hypopnoen, Apnoen, Arousals und Aufwachphasen beitragen (Issa u. Sullivan 1982; Wilson et al. 1980; Gleeson et al. 1986, 1990). Schon beim Gesunden trägt die Nase zu etwa der Hälfte des Gesamtwiderstandes der Atemwege bei. Die nasale Resistance ändert sich in Abhängigkeit von Gefäßdurchblutung, Position, körperlicher Aktivität, Temperatur und Feuchtigkeit der eingeatmeten Luft, ebenso infolge vasoaktiver Substanzen beispielsweise in Getränken (z.B. Histamin im Rotwein) und verschiedenen Nahrungsmitteln sowie bei bestimmten Erkrankungen. Dazu zählen akute und chronische Atemwegsinfektionen, die allergische Rhinitis, aber auch Nasenpolypen und Verkrümmungen der knorpeligen und knöchernen Nasenabschnitte.

Findet sich im Schlaf eine ausgeprägte Mundatmung, kann dies auf eine Behinderung der Nasenatmung hinweisen. Bei Mundatmung während der nasalen CPAP-Beatmung von Patienten mit OSA resultiert im Rachen als Folge der Leckströmung ein Druckabfall. Um die oberen Atemwege dennoch effektiv pneumatisch schienen zu können, erhöht das nCPAP-Gerät kompensatorisch seine Luftleistung. Die vermehrte Luftströmung im Nasenrachenraum bedingt, daß die Nasenschleimhäute auskühlen, austrocknen oder reflektorisch weiter zuschwellen (Teschler et al. 1998). Dieser Circulus vitiosus kann durch suffiziente Behebung des Mundlecks und Warmluftbefeuchtung der Einatemluft unterbrochen werden (Richards et al. 1996; Teschler et al. 1998). Wie die Arbeitsgruppe von Sullivan (Richards et al. 1996) kürzlich gezeigt hat, ist die Warmluftbefeuchtung in diesem Zusammenhang wesentlich effektiver als die technisch weniger aufwendige Kaltluftbefeuchtung.

Auch bei symptomatischen Patienten mit saisonaler Rhinitis und strömungsdynamisch relevanter Septumdeviation wurde eine Zunahme der Apnoen beobachtet (Lavie et al. 1982). Außerdem können Nasentamponaden, die beispielsweise zur Behandlung einer Epistaxis eingelegt wurden, obstruktive Hypopnoen und Apnoen induzieren und ein bereits bestehendes OSAS erheblich verschlimmern (Wetmore et al. 1988).

Computertomographisch wurde der Querschnitt des Pharynx bei wachen Schlafapnoikern in liegender Körperposition analysiert. In einer Studie (Haponik et al. 1983) waren die Querschnitte in Höhe des Naso-, Oro- und Hypopharynx im Vergleich zu gesunden Probanden signifikant vermindert, in einer anderen Studie war lediglich der Querschnitt in Höhe des Oropharynx eingeengt (Suratt et al. 1983) und in einer weiteren Studie war keinerlei Unterschied festzustellen (Stauffer et al. 1987). Zunge und Genioglossus von Schlafapnoikern sind im Durchschnitt größer als bei Kontrollpersonen (Larsson et al. 1988). Ferner besteht zwischen den computertomographisch ermittelten Pharynxabmessungen, dem Widerstand der oberen Atemwege und dem polysomnographisch ermittelten AHI eine positive Korrelation (Stauffer et al. 1987).

Nach neueren NMR-Studien ist bei Patienten mit obstruktiver Schlafapnoe neben der Querschnittsfläche auch die Geometrie des Rachens von pathogenetischer Bedeutung (Rodenstein et al. 1990). Während der Rachenquerschnitt bei Gesunden nahezu einer Ellipse mit Längsachse in Transversalrichtung entspricht, findet sich bei Patienten mit OSA eine kreis- bis ellipsenförmige Umformung, allerdings in längsovaler Richtung (Abb. 7; Schwab 1996; Schwab et al. 1993, 1996; Leiter 1996). Diese Beobachtung wurde bei dynamischen CT- und NMR-Untersuchungen gemacht, die während des gesamten Atemzyklus kontrastreiche Bilder liefern, welche mit Kenngrößen des Atemstroms korreliert werden können (Jan et al. 1994; Douglas et al. 1993). Durch diese Umformung wird die optimale Vorspannung und Koordination der einzelnen Muskelfasern und -gruppen behindert und der schlafinduzierte Kollaps der Schlundstrukturen gefördert.

Mechanische Faktoren

Bei der fiberoptischen Nasopharyngoskopie von schlafenden Patienten mit OSAS erkennt man am Beginn jeder obstruktiven Apnoe einen Kollaps des pharyngealen Muskelschlauches. Der Kollaps beginnt inspiratorisch und kann so ausgeprägt sein, daß sich die Pharynxwände dabei vollständig berühren. Dies wurde auch bei Untersuchungen mit Hilfe der Röntgendurchleuchtung im lateralen Strahlengang bestätigt (Suratt et al. 1983). Am Ende der Apnoe gleitet der Zungengrund nach ventral, die Mandibula bewegt sich geringfügig nach kaudal, und zeitgleich verlagert sich die Pharynxhinterwand in dorsale Richtung.

Körperposition

Im Schlaf verbringen die meisten Menschen die längste Zeit in Rückenlage. Durch Rotation von der seitlichen in die Rückenlage verringert sich der Pharynxquerschnitt auch beim Gesunden erheblich (Brown et al. 1985, 1987). In dieser Körperposition ist die supraglottische Resistance demzufolge bereits beim Gesunden am höchsten (Zwillich et al. 1981). Bei Patienten mit OSA ist diese Lageabhängigkeit der pharyngealen Resistance noch stärker ausgeprägt

(Brown et al. 1987; Yildirim et al. 1991). Der nachteilige Effekt der Rückenlage erklärt sich hauptsächlich durch die schwerkraftbedingte Dorsalverlagerung von Uvula, Gaumen und Zunge. Es resultiert eine Einengung des Rachens, die das Auftreten von Schnarchen, Hypopnoen und Apnoen begünstigt (Fouke u. Strohl 1987).

Resistance der oberen Atemwege

Im Durchschnitt sind die oberen Atemwege bei Patienten mit OSA signifikant enger als bei gesunden Probanden (Anch et al. 1982; Stauffer et al. 1987). Bereits beim Gesunden steigt die Resistance in Höhe von Gaumen und Hypopharynx mit Beginn des Schlafes signifikant an (Lopes et al. 1983; Wiegand et al. 1989). Die Zunahme der Resistance (Abb. 9) ist nur zu einem geringen Teil auf unterschiedliche Schwellungszustände der Nasenschleimhäute im Rahmen des physiologischen Nasenzyklus zurückzuführen und wird hauptsächlich durch eine schlafstadienabhängige Verminderung des pharyngealen Muskeltonus hervorgerufen (Abb. 10). Bei Schnarchern ist der Anstieg des Widerstandes im Rachen während des NREM-Schlafes größer als bei gesunden Probanden (Skatrud u. Dempsey 1985). Im Schlaf besteht ferner eine enge Beziehung zwischen dem AHI und der nasopharyngealen Resistance, die ihren höchsten Wert jeweils unmittelbar vor Beginn der Apnoe erreicht (Stauffer et al. 1987; Suratt et al. 1985b; Dempsey et al. 1996; Martin et al. 1980).

Bei Patienten mit OSA ist die pneumatische Schienung der kollapsgefährdeten oberen Atemwege mittels nasalem CPAP die bevorzugte Behandlungsmethode (Strohl et al. 1986; Teschler et al. 1996). Der positive Atemwegsdruck

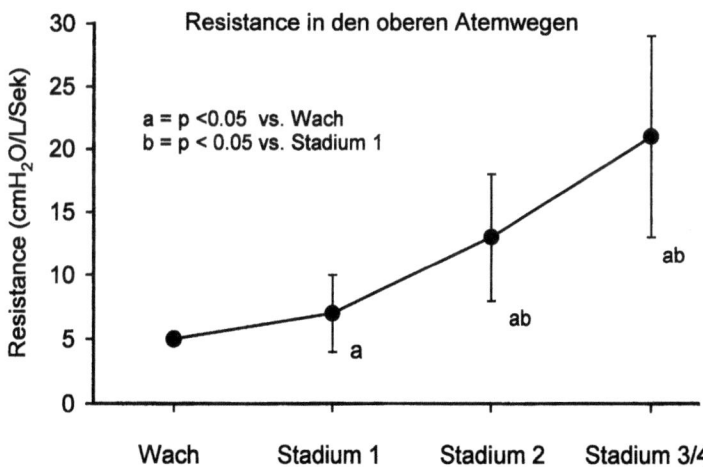

Abb. 9. Inspiratorische Resistance der oberen Atemwege in den verschiedenen Schlafstadien (Mod. nach Tangel et al. 1991)

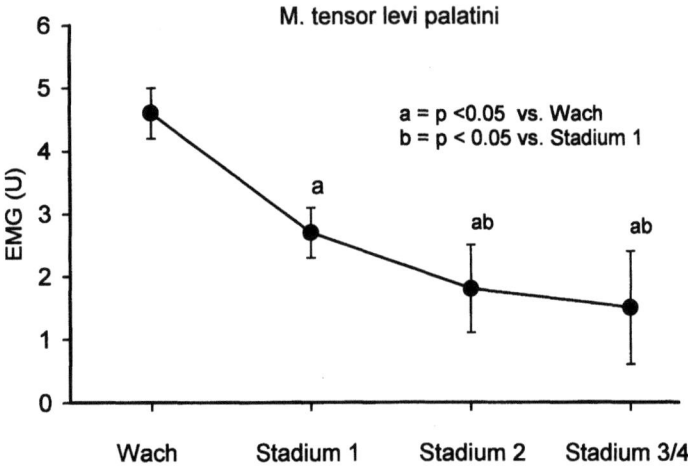

Abb. 10. Phasische EMG-Aktivität im M. tensor levi palatini in den verschiedenen Schlafstadien (Mod. nach Tangel et al. 1991)

wirkt dem inspiratorischen Sog entgegen und verhindert dadurch den drohenden Atemwegskollaps. Elektromyographisch findet sich bei Anwendung von nCPAP eine signifikante Reduktion der phasischen Aktivität in den dilatierenden Rachenmuskeln (Deegan et al. 1993; Mathew u. Remmers 1984). Die hervorragende Wirkung von nCPAP trotz weiter nachlassender Muskelspannung unterstützt die gängige Hypothese, daß die inspiratorisch wirksame pharyngeale Sogwirkung den Verschluß im Kollapssegment herbeiführt.

Compliance und Kollaps der oberen Atemwege

Zahlreiche Befunde weisen auf bedeutsame Unterschiede in der Mechanik der oberen Atemwege von Gesunden und Patienten mit OSAS hin, die zwar im Wachzustand bereits nachweisbar sind, im Schlaf aber deutlicher zutage treten. Zwischen den hinteren Nasenmuscheln und der Epiglottis fehlen knorpelige und knöcherne Stützstrukturen, weshalb insbesondere dieses Segment bei lumenseitig negativem Druck kollabiert, wenn die Wandspannung des Muskelschlauches unter einen kritischen Wert absinkt (Schwartz et al. 1988, 1996). Der kritische Umgebungsdruck (P_{crit}) im Kollapssegment, das nach Meinung einiger Autoren einem „Starling-Resistor" entspricht (Schwartz et al. 1988; Smith et al. 1988), ist bei Schlafapnoikern gegenüber Schnarchern und bei diesen wiederum gegenüber Gesunden signifikant erhöht (Abb. 11) (Brown et al. 1985). Die Kollapsneigung der oberen Atemwege während des Schlafs variiert allerdings beträchtlich und ist neben anatomischen Faktoren, der Gewebecompliance und dem generellen Muskeltonus auch von Kenngrößen der Ventilation abhängig (Wiegand et al. 1989).

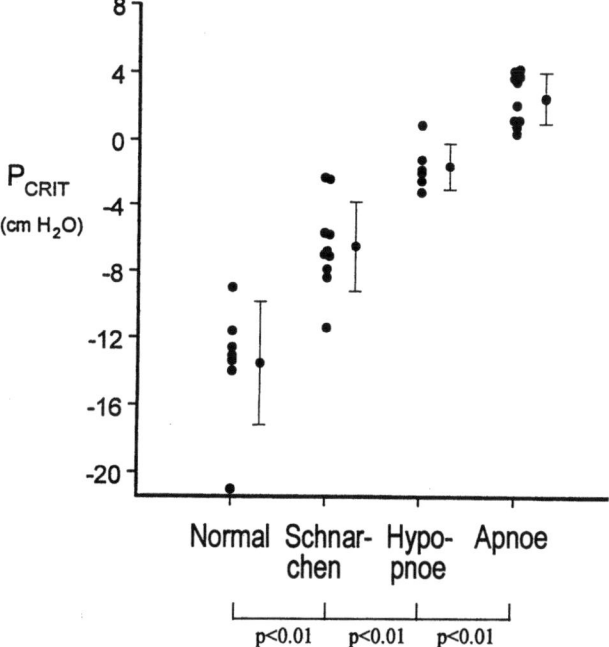

Abb. 11. Kritischer Umgebungsdruck (P_{crit}) im Rachen von Patienten mit unterschiedlich schwerer schlafbezogener Obstruktion der oberen Atemwege (Schnarchen, Hypopnoen, Apnoen) im Vergleich zu Kontrollen (Mod. nach Schwartz et al. 1988; Schwartz et al. 1996)

Gestörte Atemmuskelfunktion

Dilatierende Muskeln der oberen Atemwege

Die Stabilität im Kollapssegment wird maßgeblich von der Koordination und den Kontraktionseigenschaften der dilatierenden Pharynxmuskeln bestimmt (Block et al. 1984; Dempsey et al. 1996; Skatrud u. Dempsey 1985), da diese dem inspiratorisch drohenden Atemwegsverschluß entgegenwirken. Dafür spricht auch die zeitlich abgestimmte Zunahme der EMG-Aktivität in den maßgeblich an der Inspiration beteiligten Muskelgruppen wie Zungenbeinmuskulatur (Geniohyoideus, Sternohyoideus), Zunge (Genioglossus), Gaumenmuskeln (Tensor palatini, Levator palatini) und Brustkorbmuskeln (Strohl 1981). Die Anspannung dieser Muskeln wird durch chemische Stimuli, Vagusafferenzen sowie Veränderungen in der Empfindlichkeit von Dehnungsrezeptoren im Nasenrachenraum moduliert (Brouillette u. Thach 1979, 1980).

Enge obere Atemwege oder künstlich vorgeschaltete Stenosen erzeugen einen größeren Sog und fördern die Kollapsneigung im Rachen. In dieser Situation kontrahieren die dilatierenden Pharynxmuskeln stärker als üblich, um sonst entstehende Apnoen zu verhindern. Zunehmende Hyperkapnie, Hypoxie und Einengung der oberen Atemwege bewirken über verschiedene Reflexbögen eine Aktivierung der dilatierenden Rachenmuskeln (Brouillette u. Thach 1979, 1980; Issa u. Sullivan 1983; Strohl et al. 1980). Störungen dieser Regelkreise prädisponieren folglich zum OSA (Issa u. Sullivan 1983).

Beim Gesunden sind die EMG-Potentiale von Muskeln der oberen Atemwege, dem Zwerchfell und der Interkostalmuskulatur in hohem Maße zeitlich aufeinander abgestimmt. Mit Beginn der Inspiration werden zunächst die dilatierenden Nasenmuskeln (Alae nasi), kurze Zeit später der Genioglossus sowie die sonstigen dilatierenden Pharynxmuskeln und erst danach das Zwerchfell erregt (Suratt et al. 1985a). Die vorzeitige Kontraktion der Rachenmuskeln gegenüber den Brustkorbmuskeln stellt sicher, daß das Kollapssegment bereits ausreichend tonisiert ist, wenn der Sog infolge der Kontraktion der inspiratorischen Atemmuskeln im Rachen abrupt zunimmt (Strohl et al. 1980; Van Lunteren et al. 1984, 1987).

Beim Gesunden sinkt die phasische Erregung im Musculus genioglossus während des NREM-Schlafes deutlich ab und sistiert im REM-Schlaf weitgehend (Yildirim et al. 1991; Larsson et al. 1988). Bei Apnoen ist die EMG-Aktivität am Beginn relativ gering und nimmt gegen Ende des Ereignisses erheblich zu. In der Periode zwischen zwei Apnoen sind die EMG-Potentiale im Genioglossus signifikant größer als während der normalen Atmung. Dieses Phänomen ist Ausdruck der vorangegangenen Muskelanspannung, bei der die kollabierten oberen Atemwege geöffnet wurden, und stellt einen wirksamen Schutzmechanismus zur Vermeidung tödlich endender Apnoen dar.

Eine reduzierte Aktivität des Musculus tensor palatini, der normalerweise den Gaumen von der hinteren Pharynxwand wegzieht und dadurch bei Nasenatmung den Rachen offenhält, spielt bei Patienten mit OSA eine wichtige Rolle (Sauerland u. Harper 1976; Tangel et al. 1991 a, b, 1992). Die tonische Aktivität des M. tensor palatini nimmt während des Schlafs ab, erlischt mit Beginn der Apnoen weitgehend und korreliert recht gut mit dem Anstieg der Resistance in den oberen Atemwegen (Tangel et al. 1991a, 1992). Die Bedeutung der einzelnen Pharynxmuskeln in der Pathogenese der obstruktiven Schlafapnoe wird kontrovers diskutiert. Insbesondere ist strittig, ob die Erhöhung der Compliance oder die Verminderung der phasischen Erregung der dilatierenden Rachenmuskeln der entscheidende Faktor für das Zustandekommen des Kollapses ist oder ob es sich um eine Summation beider Effekte handelt (Van Lunteren 1987).

Eine weitere Hypothese besagt, daß eine dynamische Phasenverschiebung der Vorzeitigkeit der Erregung von Muskelgruppen in den oberen Atemwegen gegenüber der Interkostalmuskulatur und dem Zwerchfell für die Apnoen verantwortlich ist (Hudgel et al. 1996). In diesem Modell entsteht eine obstruktive Apnoe, wenn sich das Zeitintervall zwischen der Aktivierung der inspiratorisch dilatierenden Rachenmuskeln und dem Zwerchfell periodisch verkürzt. Der kollabierte Rachenabschnitt öffnet sich erst dann wieder, wenn die entsprechenden Muskeln zeitlich in ausreichendem Abstand vor den Brustkorbmuskeln erregt werden. Ein Paradebeispiel für die gestörte Koordination dieser Muskelgruppen findet sich bei Patienten mit Phrenicusparese, die mit einem Zwerchfellschrittmacher behandelt werden. Mehr als 50% der Fälle entwickeln obstruktive Apnoen und einige davon ein klinisch relevantes OSAS (Hyland et al. 1981). Dies ist auf die fehlende Synchronisation zwischen der Schrittmacher-induzierten Zwerchfellkontraktion und dem Tonus der dilatierenden Muskulatur in den oberen Atemwegen zurückzuführen. Obstruktive Apnoen entstehen immer dann, wenn der Schrittmacher die Zwerchfellkontraktion in der Relaxationsphase der dilatierenden Rachenmuskeln auslöst.

Reflexe der oberen Atemwege

Bei Patienten mit Schlafapnoe weisen aktuelle Forschungsarbeiten darauf hin, daß Reflexbögen gestört sein könnten, die von Dehnungsrezeptoren in den oberen Atemwegen ausgehen (Mathew u. Remmers 1984; Sant'Ambrogio et al. 1983). Der protektive Einfluß solcher Reflexbögen wird aus der experimentellen Anwendung von Lokalanästhetika hergeleitet. Im Schlaf inhaliertes Lidocain verursacht bereits beim Gesunden eine deutliche Steigerung des pharyngealen Widerstandes, seltener sogar Hypopnoen (DeWeese u. Sullivan 1988). Bei Patienten mit OSAS führt die Inhalation von Lidocain zu einer signifikanten Reduktion der phasischen Aktivität im Genioglossus-EMG (Abb. 12). Wie diese Darstellung zeigt, ist die EMG-Aktivität bezogen auf die apnoebedingte Druckschwankung im Ösophagus nach Lidocaingabe niedriger und die Steilheit der

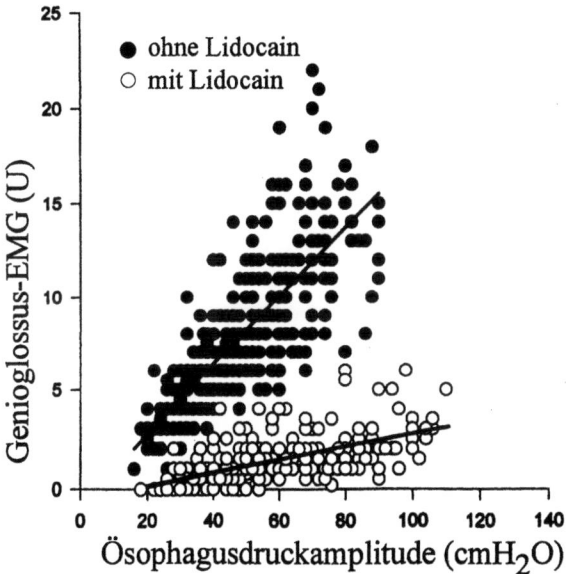

Abb. 12. Einfluß der Rachenanästhesie mit Lidocain auf die Relation zwischen phasischer Genioglossusaktivität und intrathorakaler Druckschwankung bei Patienten mit obstruktiven Apnoen (Mod. nach Berry et al. 1995)

Relation zwischen EMG-Ausschlag und Druckschwankung geringer als vor der Inhalation. Außerdem nimmt die durchschnittliche Dauer der Apnoen und die entsprechende Entsättigung zu. In zwei weiteren Studien führte Lidocain auch zu einer Zunahme der Anzahl der obstruktiven Hypopnoen bzw. Apnoen (De Weese u. Sullivan 1988; Chadwick et al. 1991). Diese Befunde lassen die Interpretation zu, daß Dehnungsrezeptoren im Nasenrachenraum bei Schlafapnoe eine bedeutsame Rolle spielen, indem sie über dazugehörige Reflexbögen die phasische Aktivität in den dilatierenden Muskeln der oberen Atemwege dieser Patienten steigern (Berry et al. 1995).

Atemantrieb

Auch beim Gesunden findet sich beim Übergang vom Wachsein zum Schlaf eine Reduktion des Atemminutenvolumens, die der verminderten CO_2-Produktion Rechnung trägt (Douglas et al. 1982a). Gegenüber dem Wachzustand ist außerdem eine Verminderung der Atemantwort auf Hypoxie und Hyperkapnie festzustellen, die in den verschiedenen Schlafstadien unterschiedlich ausgeprägt ist (Berthon-Jones u. Sullivan 1987; Garray et al. 1981; Hudgel et al. 1988). Die meisten Patienten mit OSAS sind im Wachzustand normokapnisch und steigern ihr Atemzugvolumen am Ende einer Apnoe kurzfristig auf mehr als das

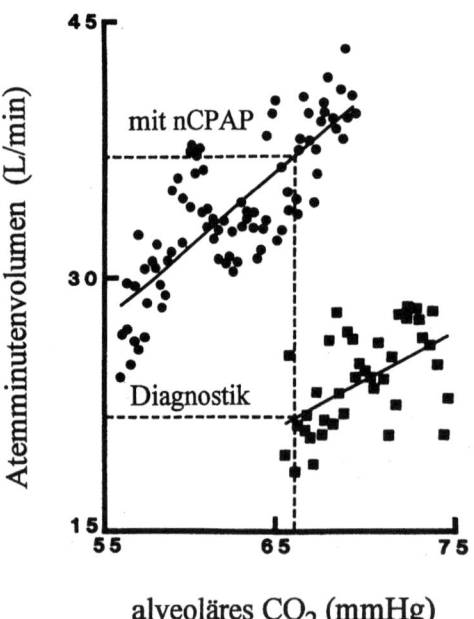

Abb. 13. Atemantwort auf Kohlendioxid am Tag nach der polysomnographischen Diagnostik (■) und 3 Monate nach Beginn einer erfolgreichen nCPAP-Behandlung (●) bei einem Patienten mit schwerer obstruktiver Schlafapnoe (Mod. nach Berthon-Jones u. Sullivan 1997)

Doppelte gegenüber Schlafphasen mit normaler Atmung. Bei Patienten mit Adipositas-Hypoventilations-Syndrom und mit Schlafapnoe, die bereits in Ruhe hyperkapnisch sind, ist die kompensatorische Hyperventilation am Ende der Apnoen deutlich vermindert (Garayet et al. 1981). Auch die Atemantwort auf Hyperkapnie ist bei unkomplizierter Schlafapnoe geringer ausgeprägt (White 1986). Unklar ist allerdings, ob diese Verminderung des chemisch induzierten Atemantriebs auf einen primären Defekt zurückzuführen ist oder ob es sich um ein Sekundärphänomen mit reversibler Verstellung der Regelgrößen im Atemzentrum handelt. Für das Vorliegen eines Sekundärphänomens spricht jedoch die Beobachtung, daß die Atemantwort initial hyperkapnischer Patienten mit schwerer Schlafapnoe durch nCPAP-Therapie innerhalb von 3 Monaten oftmals normalisiert werden kann (Abb. 13) (Berthon-Jones u. Sullivan 1987).

Literatur

Anch AM, Remmers JE, Bunce H (1982) Supraglottic airway resistance in normal subjects and patients with occlusive sleep apnea. J Appl Physiol 53:1158–1163

ASDA (1992) ASDA report: EEG arousals: scoring rules and examples. Sleep 15:173–184

Berry RB, Kouchi KG, Bower JL, Light RW (1995) Effect of upper airway anesthesia on obstructive sleep apnea. Am J Respir Crit Care Med 151:1857–1861

Berthon-Jones M, Sullivan CE (1987) Time course of change in ventilatory response to CO_2 with long-term CPAP therapy for obstructive sleep apnea. Am Rev Respir Dis 135:144–147

Berthon-Jones M, Sullivan CE (1984) Ventilation and arousal responses to hypercapnia in normal sleeping humans. J Appl Physiol 54:59–67

Berthon-Jones M, Sullivan CE (1982) Ventilatory and arousal responses to hypoxia in sleeping humans. Am Rev Respir Dis 125:632–639

Bixler EO, Kales A, Cadieux RJ, Vela-Bueno A, Jacoby JA, Soldatos CR (1985) Sleep apneic activity in older healthy subjects. J Appl Physiol 58:1597–1601

Block AJ, Faulkner JA, Hughes RL, Remmers JE, Thach B (1984) Factors influencing upper airway closure. Chest 86:114–122

Block AJ, Wynne JW, Boyson PG (1980) Sleep-disordered breathing and nocturnal oxygen desaturation in post menopausal women. Am J Med 69:75–79

Bonora M, Shields GI, Knuth SL, Bartlett D Jr, St John WM (1984) Selective depression by ethanol of upper airway respiratory motor activity in cats. Am Rev Respir Dis 130:156–161

Bonora M, St. John WM, Bledsoe TA (1985) Differential elevation by protryptyline and depression by diazepam of upper airway respiratory motor activity. Am Rev Respir Dis 131:41–45

Bowes G, Townsend ER, Kozar LF, Bromley SM, Phillipson EA (1981a) Effect of carotid body denervation on arousal response in sleeping dogs. J Appl Physiol 51:40–45

Bowes G, Townseni ER, Bromley SM, Kozar LF, Phillipson EA (1981b) Role of carotid body and of afferent vagal stimuli in the arousal response to airway occlusion in sleeping dogs. Am Rev Respir Dis 123:644–647

Brouillette RT, Thach BT (1980) Control of genioglossus muscle inspiratory activity. J Appl Physiol 49:801–808

Brouillette RT, Thach BT (1979) A neuromuscular mechanism maintaining extrathoracic airway patency. J Appl Physiol 46:772–779

Browman CP, Sampson MG, Yolles SF (1984) Obstructive sleep apnea and body weight. Chest 85:435–436

Brown G, Bradley TD, Phillipson EA, Zarnel N, Hoffstein V (1985) Pharyngeal compliance in snoring subjects with and without obstructive sleep apnea. Am Rev Respir Dis 132:211–215

Brown IB, McClean PA, Boucher R, Zarnel N, Hoffstein V (1987) Changes in pharyngeal cross-sectional area with posture and application of continuous positive airway pressure in patients with obstructive sleep apnea. Am Rev Respir Dis 136:628–632

Chadwick GA, Crowley P, Fitzgerald MX, O'Regan RG, McNicholas WT (1991) Obstructive sleep apnoea following topical oropharyngeal anesthesia in loud snorers. Am Rev Respir Dis 143:810–813

Cistulli PA, Grunstein R, Sullivan CE (1994) Effect of testosterone administration on upper airway collapsibility during sleep. Am J Respir Crit Care Med 149:530–532

Cistulli PA, Sullivan CE (1993) Sleep-disordered breathing in Marfan's syndrome. Am Rev Respir Dis 147:645–648

Conway WA, Bower GC, Bames ME (1977) Hypersomnolence and intermittent upper airway obstruction: occurrence caused by micrognathia. J Am Med Assoc 237:2740–2742

Davies RJO, Stradling JR (1990) The relationship between neck circumference, radiographic pharyngeal anatomy, and the obstructive sleep apnoea syndrome. Eur Respir J 3:509–514

Deegan PC, McNicholas WT (1995) Pathophysiology of obstructive sleep apnoea. Eur Respir J 8:1161–1178

Deegan PC, Nolan P, O'Regan RG, McNicholas WT (1993) Effects of continuous and expiratory positive airway pressure on alae nasi and genioglossus muscle activity in awake normal humans. Am Rev Respir Dis 147:A767

Dempsey JA, Smith CA, Harms CA, Chow CM, Saupe KW (1996) Sleep-induced breathing instability. Sleep 19:236–247

DeWeese EL, Sullivan TY (1988) Effects of upper airway anesthesia on pharyngeal patency during sleep. J Appl Physiol 64:1346–1353

Douglas NJ, Jan MA, Yildirim N, Warren PM, Drununond GB (1993) Effect of posture and breathing route on genioglossal electromyogram activity in normal subjects and in patients with the sleep apnea/hypopnea syndrome. Am Rev Respir Dis 148:1341–1345

Douglas NJ, White DP, Pickett CK, Weil JV, Zwillich CW (1982a) Respiration during sleep in normal man. Thorax 37:840–844

Douglas NJ, White DP, Weil JV, Pickett CK, Zwillich CW (1982b) Hypercapnic ventilatory response in sleeping adults. Am Rev Respir Dis 125:758–762

Fleetham J, West P, Mezon B. Conway W, Roth T, Kryger M (1982) Sleep, arausals, and oxygen desaturation in chronic obstructive pulmonary disease: the effect of oxygen therapy. Am Rev Respir Dis 126:429–433

Fouke IM, Strohl KP (1987) Effect of position and lung volume on upper airway geometry. J Appl Physiol 63:375–380

Garay SM, Rapoport D, Sorkin B, Epstein H, Feinberg I, Goldring RM (1981) Regulation of ventilation in the obstructive sleep apnea syndrome. Am Rev Respir Dis 124:451–457

Gleeson K, Zwillich CW, Brair K, White DP (1986) Breathing route during sleep. Am Rev Respir Dis 134:115–120

Gleeson K, Zwillich CW, White DP (1990) The influence of increasing ventilatory effort on a from sleep. Am Rev Respir Dis 142:295–300

Grunstein RG (1996) Metabolic aspects of sleep apnea. Sleep 19:s218–s220

Grunstein RR, Kian YH, Sullivan CE (1991) Sleep apnea in acromegaly. Ann Intern Med 115:527–532

Guilleminault C, Tilkian A, Dement WC (1976) The sleep apnea syndromes. Annu Rev Med 27:465–484

Guilleminault C, Hill MW, Simmons FB, Dement WC (1978) Obstructive sleep apnea: electromyographic and fiberoptic studies. Exp Neurol 62:48–67

Guilleminault C, Rosekind M (1981) The arousal threshold: sleep deprivation, sleep fragmentation, and obstructive sleep apnea syndrome. Bull Eur Physiopathol Respir 17:341–349

Guilleminault C, Simmons FB, Motta J, Cummiskey J, Rosekind M, Schroeder JS, Dement WC (1981) Obstructive sleep apnea syndrome and tracheostomy. Arch Intern Med 141:985–988

Guilleminault C, Stoohs R, Clerk A, Cetel M, Maistros P (1993) A cause of excessive daytime sleepiness: the upper airway resistance syndrome. Chest 104:781–787

Haponik EF, Blecker ER, Allen RP, Smith PL, Kaplan J (1981) Abnormal inspiratory flow-volume curves in patients with sleep-disordered breathing. Am Rev Respir Dis 24:571–579

Haponik EF, Smith PL, Bohlman ME, Allen RP, Goldman SM, Bleecker ER (1983) Computerized tomography in obstructive sleep apnea: correlation of airway size with physiology during sleep and wakefulness. Am Rev Respir Dis 127:221–226

Harman EM, Wynn JW, Block AJ (1982) The effect of weight loss on sleep-disordered breathing and oxygen desaturation in morbidly obese men. Chest 82:291-294

Hedemark LL, Kronenberg RS (1982) Ventilatory and heart rate responses to hypoxia and hypercapnia during sleep in adults. J Appl Physiol 53:307-312

Hershensen M, Brouillette RT, Olsen E, Hunt CE (1984) The effect of chloral hydrate on genioglossal and diaphragm activity. Pediatr Res 18:516-519

Horner RL, Mohiaddin RH, Lowell DG (1989) Sites and sizes of fat deposits around the pharynx in obese patients with obstructive sleep apnoea and weight-matched controls. Eur Respir J 2:613-622

Hudgel DW, Harasick T (1990) Fluctuation in timing of upper airway and chest wall inspiratory muscle activity in obstructive sleep apnea. J Appl Physiol 69:443-450

Hudgel DW, Hendricks C, Dadley A (1988) Alteration in obstructive apnoea pattern induced by changes in oxygen and carbon dioxide inspired concentrations. Am Rev Respir Dis 138:16-19

Hudgel DW (1986) Variable site of airway narrowing among obstructive sleep apnea patients. J Appl Physiol 61:1403-1409

Hwang J, St. John WM, Bartlett D Jr (1983) Respiratory-related hypoglossal nerve activity: influence of anesthetics. J Appl Physiol 55:785-792

Hyland RH, Hutcheon MA, Perl A (1981) Airway occlusion induced by diaphragm pacing for primary alveolar hypoventilation: implications for the pathogenesis of obstructive sleep apnea. Am Rev Respir Dis 124:180-185

Issa FC, Sullivan CE (1982) Alcohol, snoring, and sleep apnea. J Neurol Neurosurg Psychiat 5:353-359

Issa FG, Edwards P, Szeto E, Lauff D, Sullivan C (1988) Genioglossus and breathing responses to airway occlusion: effect of sleep and route of occlusion. J Appl Physiol 64:543-549

Issa FG, McNamara SG, Sullivan CE (1987) Arousal responses to airway occlusion in sleeping dogs: comparison of nasal and tracheal occlusions. J Appl Physiol 62:1832-1836

Issa FG, Sullivan CE (1983) Arousal and breathing responses to airway occlusion in healthy sleeping adults. J Appl Physiol 55:1113-1119

Issa FG, Sullivan CE (1984) Upper airway closing pressures in obstructive sleep apnea. J Appl Physiol 57:520-527

Jan MA, Marshall 1, Douglas NJ (1994) Effect of posture on upper airway dimensions in normal human. Am J Respir Crit Care Med 149:145-148

Johnson MW, Anch AM, Remmers JE (1984) Induction of the obstructive sleep apnea syndrome in a woman by exogenous androgen administration. Am Rev Respir Dis 129:1023-1025

Kimoff RJ, Cheong TH, Olha AE (1994) Mechanisms of apnea termination in obstructive sleep apnea: role of chemoreceptor and mechanoreceptor stimuli. Am J Respir Crit Care Med 149:707-714

Koenig JE, Thach BT (1988) Effects of mass loading on the upper airway. J Appl Physiol 64:2294-2299

Koopmann CF, Field RA, Coulthard SW (1981) Sleep apnea syndrome associated with a neck mass. Otolaryngol Head Neck Surg 89:949-952

Krol RC, Knuth SL, Bartlett D (1984) Selective reduction of genioglossal muscle activity by alcohol in normal subjects. Am Rev Respir Dis 129:247-250

Larsson S-G, Gislason T, Lindholm CE (1988) Computed tomography of the oropharynx in obstructive sleep apnea. Acta Radiologica 9:401-405

Lavie P, Zomer J, Eliaschar F (1982) Excessive daytime sleepiness and insomnia associated with deviated nasal septum and nocturnal breathing disorders. Arch Otolaryngol 108:373-377

Leiter JC (1996) Upper airway shape. Is it important in the pathogenesis of obstructive sleep apnea? Am J Respir Crit Care Med 153:894-898

Lopes JM, Tabachnik E, Muller N-L, Levison H, Bryan AC (1983) Total airway resistance and respiratory muscle activity during sleep. J Appl Physiol 54:733-737

Martin RJ, Pennock BE, Orr WC, Sanders MH, Rogers RM (1980) Respiratory mechanics and timing during sleep in occlusive sleep apnea. J Appl Physiol 51:432-437

Martin SE, Mathur R, Marshall I, Douglas NJ (1997) The effect of age, sex, obesity and posture on upper airway size. Eur Respir J 10:2087-2090

Mathew OP, Remmers JE (1984) Respiratory function of the upper airway. In: Saunders NA, Sullivan CE (eds) Sleep and Breathing: Lung Biology in Health and Disease. Vol 21. New York, Marcel Dekker pp 163–200

Meurice JC, Marc I, Carrier G, Series F (1996) Effect of mouth opening on upper airway collapsibility in normal sleeping subjects. Am J Respir Crit Care Med 153:255–259

Morikawa S, Safar P, DeCarlo J (1981) Influence of the headjaw position upon upper airway patency. Anesthesia 22:265–270

Morgan BJ (1996) Acute and chronic cardiovascular responses to sleep disordered breathing. Sleep 19:S206–S209

Orr WC, Males JL, Imes NK (1981) Myxedema and obstructive sleep apnea. Am J Med 70:1061–1066

Orr WC, Martin RJ (1981) Obstructive sleep apnea associated with tonsillar hypertrophy in adults. Arch Intern Med 141:990–992

Rapoport DM (1996) Methods to stabilize the upper airway using positive pressure. Sleep 19:s123–s130

Parisi RA, Neubauer JA, Frank MM, Edelman NH, Santiago TV (1987) Correlation between genioglossal and diaphragmatic responses to hypercapnia during sleep. Am Rev Respir Dis 135:378–382

Perks VM, Cooper RA, Bradbury S (1980) Sleep apnea in Scheie's syndrome. Thorax 35:85–91

Phillipson EA, Sullivan CE (1978) Arousal: the forgotten response to respiratory stimuli. Am Rev Respir Dis 118:807–809

Redline S, Leitner J, Arnold J, Tishler PV, Altose MD (1997) Ventilatory-control abnormalities in familial sleep apnea. Am J Respir Crit Care 156:155–160

Redline S, Tosteson T, Tishler PV, Carskadon MA, Milliman RP (1992) Studies in the genetics of obstructive sleep apnea: family aggregation of symptoms associated with sleep-related breathing disturbances. Am Rev Respir Dis 145:440–444

Richards GN, Cistulli PA, Gunnar Ungar R, Berthon-Jones M, Sullivan CE (1996) Mouth leak with nasal continuous positive airway pressure increases nasal airway resistance. Am J Respir Crit Care Med 154:182–186

Rodenstein DO, Dooms G, Thomas Y (1990) Pharyngeal shape and dimensions in healthy subjects, snorers, and patients with obstructive sleep apnoea. Thorax 45:722–727

Sant'Ambrogio G, Mathew OP, Fisher JT, Sant'Ambrogio FB (1983) Laryngeal receptors responding to transmural pressure, airflow and local muscular activity. Respir Physiol 54:317–330

Sauerland EK, Harper RM (1976) The human tongue during sleep: electromyographic activity of the genioglossus muscle. Exp Neurol 51:160–170

Schafer ME (1982) Upper airway obstruction and sleep disorders in children with craniofacial anomalies. Clin Plast Surg 9:555–567

Schwab RJ, Gefter Va, Hoffman EA, Gupta KB, Pack AI (1993) Dynamic upper airway imaging during awake respiration in norinal subjects and patients with sleep disordered breathing. Am Rev Respir Dis 148:1385–1400

Schwab RJ, Pack AI, Gupta KB, Metzger LJ, Oh E, Getsy JE, Hoffman EA, Gefter WB (1996) Upper airway and soft tissue structural changes induced by CPAP in normal subjects. Am J Respir Crit Care Med 154:1106–1116

Schwab RJ (1996) Properties of tissues surrounding the upper airway. Sleep 19:s170–s174

Schwartz AR, Smith PL, Wise RA, Gold AR, Permutt S (1988) Induction of upper airway occlusion in sleeping individuals with subatmospheric nasal pressure. J Appl Physiol 64:535–542

Schwartz AR, Rowley JA, Thut DC, Permutt S, Smith PL (1996) Structural basis for alterations in upper airway collapsibility. Sleep 19:s184–s188

Scrima L, Broudy M, Nay KN, Cohn MA (1982) Increased severity of obstructive sleep apnea after bedtime alcohol ingestion. Sleep 5:318–328

Shelton KE, Woodson H, Gay S, Suratt PM (1993) Pharyngeal fat in obstuctive sleep apnea. Am Rev Respir Dis 148:462–466

Skatrud JB, Dempsey JA (1985) Airway resistance and respiratory muscle function in snorers during NREM sleep. J Appl Physiol 59:328–335

Smith PL, Wise RA, Gold AR, Schwartz AR, Permutt S (1988) Upper airway pressure-flow relationships in obstructive sleep apnea. J Appl Physiol 64:789–795.

Stauffer JL, Zwillich CW, Cadieux RJ (1987) Pharyngeal size and resistance in obstructive sleep apnea. Am Rev Respir Dis 136:623–627

Stradling JR, Phillipson EA (1986) Breathing disorderes during sleep. Q J M 58:3–18

Stradling JR, Cosby JH (1991) Predictors and prevalence of obstructive sleep apnoea and snoring in 1,001 middle-aged men. Thorax 46:85–90

Strobel RJ, Rosen R (1996) Obesity and weight loss in obstructive sleep apnea: a critical review. Sleep 19:104–115

Strohl KP (1981) Upper airway muscles of respiration. Am Rev Respir Dis 124:211–213

Strohl KP, Redline S (1986) Nasal CPAP therapy, upper airway muscle activation, and obstructive sleep apnea. Am Rev Respir Dis 134:555–558

Strohl KP, Hensley MJ, Hallett M, Saunders NA, Ingram RH (1980) Activation of upper airway muscles before onset of inspiration in normal humans. J Appl Physiol 49:638–642

Strollo PJ, Rogers RM (1996) Obstructive sleep apnea. N Engl J Med 334:99–104

Suratt PM, Dee P, Atkinson RL, Armstrong P, Wilhoit SC (1983) Fluoroscopic and computed tomographic features of the pharyngeal airway in obstructive sleep apnea. Am Rev Respir Dis 127:487–492

Suratt PM, McTier R, Wilhoit SC (1985a) Alae nasi electromyographic activity and timing in obstructive sleep apnea. J Appl Physiol 58:1252–1256

Suratt PM, McTier RF, Findley LJ, Pohl SL, Wilhoit SC (1987) Changes in breathing and the pharynx after weight loss in obstructive sleep apnea. Chest 92:631–637

Suratt PM, McTier RF, Wilhoit SC (1988) Upper airway muscle activation is augmented in padents with obstructive sleep apnea compared with that in normal subjects. Am Rev Respir Dis 137:889–894

Suratt PM, McTier RF, Wilhoit SC (1985b) Collapsibility of the nasopharyngeal airway in obstructive sleep apnea. Am Rev Respir Dis 132:967–971

Tangel DJ, Mezzanotte MS, White DP (1991a) Influence of sleep on tensor palatini EMG and upper airway resistance in normal men. J Appl Physiol 70:2574–2581. 8s

Tangel DJ, Mezzanotte WS, Sandberg EJ, White DP (1992) Influences of NREM sleep on the activity of tonic vs inspiratory phasic muscles in normal men. J Appl Physiol 73:1058–1066

Tangel DJ, Mezzanotte WS, White DP (1991b) Influence of sleep on tensor palatini EMG and upper airway resistance in normal men. J Appl Physiol 70:2574–2581

Teschler H, Berthon-Jones M, Wessendorf T, Meyer HJ, Konietzko N (1996) Influence of moderate alcohol consumption on obstructive sleep apnoea with and without AutoSet nasal CPAP therapy. Eur Resir J 9:2371–2377

Teschler H, Hoheisel G, Wagner B, Schumacher B, Konietzko N (1995) Prädiktive Faktoren des minimal effektiven nCPAP-Drucks in der Behandlung der obstruktiven Schlafapnoe. Med Klein 90:330–337

Teschler H, Thompson AB, Berthon-Jones M, Henkel A, Henry J, Konietzko N (1996) Automated continuous positive airway pressure titration for obstructive sleep apnea syndrome. Am J Respir Crit Care Med 154:734–740

Teschler H, Stampa J, Ragette R, Konietzko N, Berthon-Jones M (1998) Effect of leak on effectiveness of nasal bilevel ventilatory assistance and sleep architecture. Am J Respir Crit Care Med (in press)

Van Lunteren E, Haxhiu MA, Chemiack NS (1987) Mechanical function of hyoid muscles during spontaneous breathing in cats. J Appl Physiol 62:582–590

Van Lunteren E, Van de Graaf WB, Parker DM (1984) Nasal and laryngeal reflex responses to negative upper airway pressure. J Appl Physiol 56:746–752

Walsh RE, Michaelson ED, Harkleroad LE, Zighelboim A, Sackner MA (1972) Upper airway obstruction in obese patients with sleep disturbance and somnolence. Ann Intern Med 76:185–192

Waravdekar NV, Sinoway LI, Zwilich CW, Leuenberger UA (1996) Influence of treatment on muscle sympathetic nerve activity in sleep apnea. Am J Respir Crit Care Med 153:1333–1338

Wetmore SJ, Scrima L, Hiller FC (1988) Sleep apnea in epistaxis patients treated with nasal packs. Otolaryngol Head Neck Surg 98:596–599

White DP, Lombard RM, Cadieux RJ, Zwillich CW (1985) Pharyngeal resistance in normal humans: influence of gender, age and obesity. J Appl Physiol 58:365-371

White DP (1986) Occlusion pressure and ventilation during sleep in normal humans. J Appl Physiol 61:1279-1287

Wiegand L, Zwillich CW, White DP (1989) Collapsibility of the human upper airway during normal sleep. J Appl Physiol 66:1800-1808

Wilson SL, Thach BT, Brouillette RT, Abu-Osba YK (1980) Upper airway patency in the human infant: influence of airway pressure and posture. J Appl Physiol 48:500-504

Yildirim N, Fitzpatrick MF, Whyte KF, Jalleh R, Wightman AJA, Douglas NJ (1991) The effect of posture on upper airway dimensions in normal subjects and in patients with the sleep apnea/hypopnea syndrome. Am Rev Respir Dis 144:845-847

Zorick F, Roth T, Kramer M, Flessa H (1980) Exacerbation of upper-airway sleep apnea by lymphatic lymphoma. Chest 77:689-690

Zwillich CW, Pickett C, Hanson FN, Weil JV (1981) Disturbed sleep and prolonged apnea during nasal obstruction in normal men. Am Rev Respir Dis 124:158-160

3 Diagnostik der Schlafapnoe

N. KONIETZKO, H. TESCHLER und H. STEVELING

Zahlreiche Menschen leiden an Schlafstörungen, die nur z. T. Ausdruck psychischer oder organischer Grundkrankheiten pulmonaler, kardialer, neurogener oder hormoneller Genese sind (Clarenbach u. Birmanns 1986; Clarenbach u. Engrer 1991; Clarenbach et al. 1991). Qualitative Merkmale der Schlafstörung sind ein gestörter Nachtschlaf und/oder eine vermehrte Einschlafneigung am Tag (Clarenbach u. Birmanns 1986; Clarenbach u. Engrer 1991; Guilleminault u. Lugaresi 1983). Die internationale Klassifikation von Schlafstörungen („international classification of sleep disorders", ICSD) wurde von der American Sleep Disorders Association (ASDA) vorgelegt und unterscheidet zwischen Dyssomnie, Parasomnie, Schlafstörungen bei organischen/psychiatrischen Erkrankungen und Schlafstörungen unterschiedlicher Genese (International Classification of Sleep Disorders 1990). Sie kodiert 80 verschiedene Schlafstörungen.

Zu den Dyssomnien werden unter intrinsischen Schlafstörungen das obstruktive und das zentrale Schlafapnoesyndrom gerechnet. Bei den schlafbezogenen Atemstörungen (SBAS) werden nach einer gemeinsam überarbeiteten

Klassifikationssystem

Dyssomnien:

- Intrinsische Schlafstörungen
  - Psychophysiologische Schlafstörung,
  - Schlafwahrnehmungsstörung,
  - Idiopathische Hyposomnie,
  - Narkolepsie,
  - Rezidivierende Hypersomnie,
  - Idiopathische Hypersomnie,
  - Posttraumatische Hypersomnie,
  - Obstruktives Schlafapnoesyndrom,
  - Zentrales Schlafapnoesyndrom,
  - Zentrales alveoläres Hypoventilationssyndrom,
  - Periodische Arm- und Beinbewegungen,
  - Restless-legs-Syndrom;

- Extrinsche Schlafstörungen
    - Inadäquate Schlafhygiene,
    - Umgebungsbedingte Schlafstörung,
    - Höhenbedingte Schlafstörung,
    - Psychoreaktive Schlafstörung,
    - Schlafmangelsyndrom,
    - Schlafstörung bei Fehlen fester Schlafzeiten,
    - Einschlafstörung bei Fehlen des gewohnten Schlafrituals,
    - Schlafstörung bei Nahrungsmittelallergie,
    - Schlafstörung mit Zwang zum Essen und Trinken,
    - Schlafstörung bei Hypnotikaabhängigkeit,
    - Schlafstörung bei Stimulanzienabhängigkeit,
    - Schlafstörung bei Alkoholkonsum,
    - Toxisch induzierte Schlafstörung;
- Störungen des zirkadianen Schlaf-Wach-Rhythmus
    - Schlafstörung bei Zeitzonenwechsel ("jetlag"),
    - Schlafstörung bei Schichtarbeit,
    - Unregelmäßiges Schlaf-Wach-Muster,
    - Verzögertes Schlafphasensyndrom,
    - Vorverlagertes Schlafphasensyndrom,
    - Schlaf-Wach-Störung bei Abweichung vom 24-Stundenrhythmus.

Parasomnien:

- Aufwachstörungen (Arousal-Störungen)
    - Schlaftrunkenheit,
    - Schlafwandeln,
    - Pavor nocturnus;
- Schlaf-Wach-Übergangsstörungen
    - Stereotype Bewegungsabläufe im Schlaf,
    - Einschlafzuckungen,
    - Schlafsprechen,
    - Nächtliche Wadenkrämpfe;
- REM-Schlaf-abhängige Parasomnien
    - Alpträume,
    - Schlaflähmung,
    - Eingeschränkte Erektion im Schlaf,
    - Schmerzhafte Erektion im Schlaf,
    - Asystolie im REM-Schlaf,
    - Abnormes Verhalten im REM-Schlaf;
- Weitere Parasomnien
    - Bruxismus,
    - Enuresis,

- Verschlucken im Schlaf,
- Nächtliche paroxysmale Dystonie,
- Syndrom des ungeklärten nächtlichen Todes bei Asiaten,
- Primäres Schnarchen,
- Schlafapnoe bei Säuglingen und Neugeborenen,
- Angeborenes zentrales Hypoventilationssyndrom,
- Plötzlicher Kindstod (Sudden-infant-death-Syndrom, SIDS),
- Gutartiger Schlafmyoklonus bei Neugeborenen.

Schlafstörungen bei organischen/psychiatrischen Erkrankungen:
- Schlafstörungen bei psychiatrischen Erkrankungen
  - Schizophrenie (Psychosen),
  - Depressive Erkrankungen,
  - Angsterkrankungen,
  - Panikerkrankungen,
  - Alkoholabhängigkeit;
- Schlafstörungen bei neurologischen Erkrankungen
  - Degenerative Hirnerkrankungen,
  - Demenz,
  - Parkinsonismus,
  - Letale familiäre Schlaflosigkeit,
  - Schlafbezogene Elepsie,
  - Status epilepticus im Schlaf,
  - Schlafgebundene Kopfschmerzen;
- Schlafstörungen bei internistischen Erkrankungen
  - Afrikanische Schlafkrankheit,
  - Nächtliche kardiale Ischämie,
  - Chronisch-obstruktive Lungenerkrankung,
  - Schlafgebundenes Asthma,
  - Schlafgebundener gastroösophagealer Reflux,
  - Peptisches Ulkus,
  - Fibrositissyndrom.

Schlafstörungen unterschiedlicher Genese:
- Kurzschläfer,
- Langschläfer,
- Subvigilanzsyndrom,
- Fragmentarischer Myoklonus,
- Nächtliches Schwitzen,
- Schlafstörungen bei Menses und Menopause,
- Schlafstörungen während und nach der Schwangerschaft,
- Schlafgebundene neurogene Tachypnoe,
- Schlafgebundener Laryngospasmus,
- Erstickungsanfälle im Schlaf.

Klassifikation der American Sleep Disorders Association (ASDA) und der European Sleep Research Society (ESRS) 2 große Gruppen unterschieden, nämlich die schlafbezogenen Atemstörungen mit und die ohne Obstruktion der oberen Atemwege.

> *Einteilung der schlafbezogenen Atemstörungen*
>
> - SBAS mit Obstruktion der oberen Atemwege
>
>   – Obstruktives Schnarchen:
>   partielle Obstruktion der oberen Atemwege; möglich in Kombination mit Hypoventilation, mit vermehrter Zwerchfellatmung oder mit wechselnden Atmungsamplituden;
>
>   – Obstruktive Apnoe:
>   Komplette Obstruktion (Okklusion) der oberen Atemwege; oft als sog. gemischte Apnoe in Kombination mit vorausgehenden zentralen Apnoeanteilen; häufig kombiniert mit Hypoventilation und mit obstruktivem Schnarchen.
>
> - SBAS ohne Obstruktion der oberen Atemwege
>
>   – Hypoventilation:
>   primär alveolär oder sekundär alveolär bei muskuloskeletalen, neuromuskulären, zerebralen, pulmonalen oder kardiovaskulären Erkrankungen;
>
>   – Zentrale Apnoe;
>   – Asynchrones Atmen.

Definitonen

Schlafapnoe

Eine *Schlafapnoe* liegt vor, wenn im Schlaf vermehrt Atemstillstände mit einer Mindestdauer von 10 s auftreten (Peter et al. 1991; International Classification of Sleep Disorders 1990). Unter dem Begriff Atempause werden sowohl die Apnoe (d. h. das Sistieren des Atemstromes an Mund und Nase), als auch die Hypopnoe (d. h. eine Verminderung des durchschnittlichen Atemstromes um mindestens 50 % mit Abfall der Sauerstoffsättigung des arteriellen Blutes um mindestens 4 % gegenüber dem Ausgangswert) subsummiert (American Thoracic Society 1989; Guilleminault u. Dement 1979; Peter et al. 1991).

Als *Apnoeindex* wird die Zahl der Apnoen pro Stunde Schlafzeit definiert (American Thoracic Society 1989; Guilleminault u. Dement 1979; Peter et al. 1991). Auch beim Gesunden werden Apnoen vermehrt in der Einschlafphase und im REM-Schlaf beobachtet. Nicht die einzelne Schlafapnoe, sondern die

Häufigkeit der Apnoephasen kennzeichnet den Schlafapnoepatienten. Gewöhnlich wird ein obstruktives Schlafapnoesyndrom erst ab 100 Apnoephasen pro Schlafzeit oder über 10 Apnoephasen pro Stunde symptomatisch und klinisch manifest. Patienten mit einem Apnoeindex über 30 weisen in der Regel gravierende Symptome des Schlafapnoesyndroms auf (Fletcher 1986; Guilleminault u. Dement 1979). Beim Gesunden können kurze Apnoephasen bis 30mal pro Schlafzeit oder bis zu 5mal pro Stunde auftreten (Fletcher 1986; Guilleminault u. Dement 1979).

Drei Apnoemuster werden unterschieden: das zentrale, das obstruktive und das gemischtförmige (Deutsche Gesellschaft für Pneumologie 1994; Guilleminault u. Dement 1979; Rühle 1987).

Von einer *zentralen Schlafapnoe* wird gesprochen, wenn bedingt durch sistierende Innervation alle an der Atmung beteiligten Muskeln, sowohl der Atemstrom an Mund und Nase als auch die Atemexkursion von Thorax und Abdomen ausfallen.

Bei der *obstruktiven Schlafapnoe* sistiert trotz erhaltener Bewegung der Atemmuskulatur an Thorax und Brustwand der Atemstrom an Mund und Nase. Ursächlich liegt eine selektive Compliance- oder Innervationsstörung der oropharyngealen Muskulatur zugrunde, die einen inspiratorischen Kollaps des Oropharynx und damit einen Verschluß der oberen Atemwege bedingt (Deutsche Gesellschaft für Pneumologie 1994; Kryger et al. 1993).

In der Mehrzahl der Fälle liegt jedoch eine gemischtförmige Schlafapnoe vor. Sie beginnt mit einem kurzen zentralen Anteil, dem eine längere obstruktive Komponente folgt (Abb. 1a–c).

Schlafapnoesyndrom

Unter dem Schlafapnoesyndrom werden ursächlich durch die Schlafapnoe hervorgerufene Symptome wie lautes Schnarchen, unruhiger Schlaf, ausgeprägte Tagesmüdigkeit, morgendliche Kopfschmerzen, intellektueller Abbau, Libidoverlust, psychische und hormonelle Störungen sowie eine Vielzahl von klinischen Befunden, wie Herzrhythmusstörungen, arterielle Hypertonie, pulmonale Hypertonie, Cor pulmonale und Polyglobulie zusammengefaßt (Guilleminault u. Dement 1979; Peter 1987; Peter u. Faust 1991; Peter et al. 1993).

Beweisend für den ursächlichen Zusammenhang dieser Symptome und Befunde mit den dokumentierten Apnoen ist ihre Rückbildung oder zumindest ihre signifikante Besserung unter einer rechtzeitig eingeleiteten Therapie der Schlafapnoe, die das Schlafprofil normalisiert (American Thoracic Society 1994).

Schnarchen

Beim Schnarchen gibt es fließende Übergänge vom sog. habituellen bzw. gewöhnlichen Schnarchen über die obstruktive Schlafapnoe (OSA) bis hin zur obstruktiven Schlafapnoe (Lugaresi et al. 1989).

> *Schlafapnoe: Schweregrad*
>
> - Latente Formen: Symptome nur sporadisch, insbesondere nach abendlicher Einnahme von Alkohol oder Hypnotika sowie bei behinderter Nasenatmung (Schnupfen) auslösbar.
> - Leichte Formen: Einschlaftendenz lediglich bei geringer psychophysischer Beanspruchung wie Fernsehen, Lesen, längeres Autofahren.
> - Mittelschwere Formen: regelmäßige Einschlaftendenz tagsüber, Abnahme des intellektuellen Leistungsvermögens mit Konzentrations- und Gedächtnisschwäche, Persönlichkeitsveränderungen, Abnahme von Libido bis Impotenz.
> - Schwere Formen (Pickwick-Syndrom): zusätzlich manifeste und chronische respiratorische Insuffizienz mit Hypoxämie und Hyperkapnie, Polyglobulie, dekompensiertes chronisches Cor pulmonale und arterielle Hypertonie.

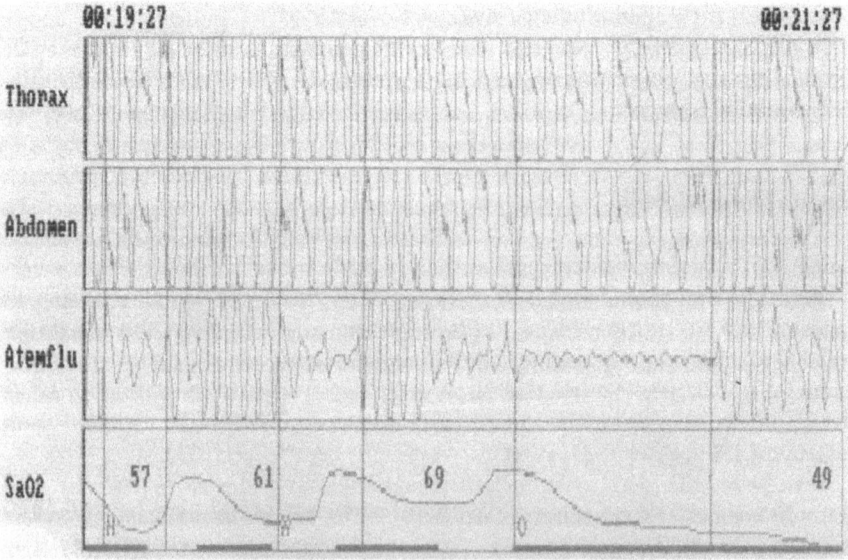

Abb. 1 a – c. Obstruktive (*O*) und zentrale (*C*) Apnoen sowie Hypopnoen (*H*) am Beispiel der polysomnographischen Registrierung (CNS-System der Fa. E. Jaeger, Würzburg) eines Patienten mit gemischtförmiger Schlafapnoe. **a** Obstruktive Apnoe: im Anschluß an 2 kurze Hypopnoen (*H*) wird als Folge eines kompletten Verschlusses der oberen Atemwege eine schwere obstruktive Apnoe (*O*) registriert. Sie ist polygraphisch gekennzeichnet durch das Sistieren des Atemflußsignals bei erhaltener Atemexkursion von Thorax und Abdomen (Signale für Thorax und Abdomen leicht übersteuert). Zeitverzögert – wegen oxymetrischer Messung am Finger und zunehmender O_2-Ausschöpfung – kommt es zu einer schweren O_2-Entsättigung des Blutes auf minimal 49%

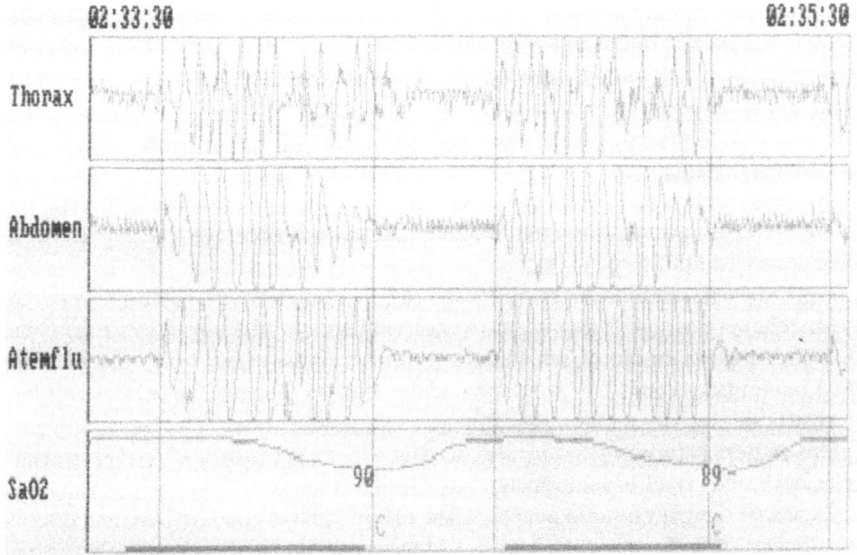

b Zentrale Apnoe: Darstellung von 2 zentralen Apnoen (*C*), die gekennzeichnet sind durch ein Sistieren der Aktivität in allen an der Atmung beteiligten Muskeln. Erkennbar ist dies polygraphisch am zeitgleichen Ausfall der Signale für den Atemfluß und die Exkursion von Thorax- und Abdomenatmung. Zeitverzögert wird mittels Fingerfühler eine O_2-Entsättigung des Blutes um mehr als 4% registriert

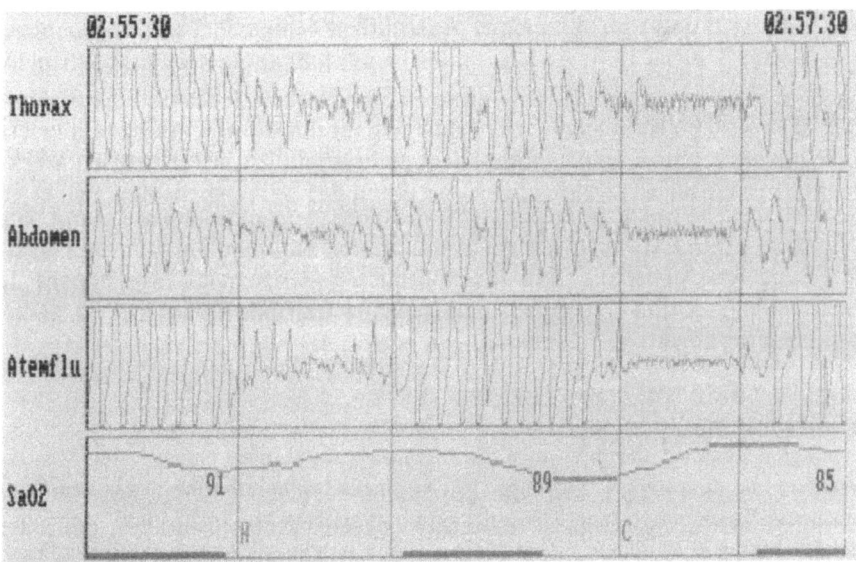

c Hypopnoe: Darstellung einer Hypopnoe (*H*) mit nachfolgender zentraler Apnoe. Die Hypopnoe entsteht als Folge einer partiellen Okklusion des Oropharynx und ist polygraphisch gekennzeichnet durch eine Reduktion des Atemflußsignals bei erhaltener Exkursion von Thorax und Abdomen. Sie geht zeitverzögert mit einer O_2-Sättigung des Blutes um mehr als 4% einher

Beim habituellen Schnarchen kann bereits eine geringe Einengung des Oropharynx vorliegen. Sie verursacht jedoch keine Störung der Atmung und des Gasaustausches. Dagegen geht das obstruktive Schnarchen mit einer höhergradigen, inkompletten Verlegung des Oropharynx einher. Der Widerstand der Atmung im Oropharynx und die zur Aufrechterhaltung der Ventilation notwendige Atemarbeit steigen deutlich an (Guilleminault et al. 1993; Hudgel 1992). Eine relevante O_2-Entsättigung des arteriellen Blutes von mehr als 3% ($\Delta S_aO_2 > 3$%) wird deshalb selten beobachtet. Bei der obstruktiven Schlafapnoe liegt eine komplette Obstruktion der oberen Atemwege vor, die eine Entsättigung des arteriellen Blutes bedingt, deren Ausmaß entscheidend von der Apnoedauer und der präexistenten Lungenfunktion abhängt (Colt et al. 1991; Fletcher 1986; Guilleminault u. Dement 1979; Guilleminault u. Lugaresi 1983; Strohl u. Redline 1996).

Habituelles Schnarchen, obstruktives Schnarchen und Schlafapnoe können beim selben Patienten kombiniert und/oder in Verbindung mit Hypoventilationsphasen auftreten und während des Schlafes kontinuierlich, periodisch oder episodisch beobachtet werden (Fletcher 1986; Guilleminault u. Dement 1979).

Upper airway resistance-Syndrom

Unter Upper airway resistance-Syndrom (UARS, Guilleminault et al. 1993) wird ein Krankheitsbild subsumiert, das charakterisiert ist durch Schnarchen und Tagesschläfrigkeit, ohne daß während des Schlafes Sauerstoffentsättigungen oder Atempausen wie bei der Schlafapnoe registriert werden; in der deutschen Literatur wird dafür oft der Begriff obstruktives Schnarchen verwendet (Peter 1987; Peter u. Faust 1991; Peter et al. 1991). Bei polysomnographischen Untersuchungen sieht man bei diesen Patienten eine gestörte Schlafarchitektur, ähnlich der von Schlafapnoeikern. Die Erklärung für die Störung des Schlafmusters und die konsekutive Hypersomnie liegt wahrscheinlich in vermehrten Weckreaktionen (Arousals) während des und durch das Schnarchen, ohne daß es zu signifikanten kardiovaskulären oder hypoxischen Veränderungen kommt. Die Diagnose gelingt also nur bei einer kompletten Polysomnographie mit Registrierung der Schlafstadien. Mit dem multiplen Schlaflatenztest (MSLT) wird die Tagesmüdigkeit und mit der Ösophagusdruckmessung die vermehrte Atemanstrengung objektiviert (Guilleminault et al. 1993).

Overlapsyndrom

Unter Overlapsyndrom wird die Kombination einer chronisch obstruktiven Ventilationsstörung, zumeist chronisch obstruktiven Bronchitis und/oder einem Lungenemphysem mit einer obstruktiven Schlafapnoe verstanden (Fletcher 1986). Charakteristischerweise zeigen diese Patienten die ausgeprägtesten Hypoxämien im REM-Schlaf. Cor pulmonale und Polyglobulie sind bei diesen Patienten ausgeprägter vorhanden als nach der gestörten Lungenfunktion am Tag zu vermuten ist.

Epidemiologie

Die Prävalenz eines behandlungsbedürftigen obstruktiven Schlafapnoesyndroms wird bei der erwachsenen Bevölkerung auf 2 % (Frauen) bis 4 % (Männer) geschätzt. Etwa 9 % aller erwachsenen Männer haben einen Apnoeindex über 15, bei den erwachsenen Frauen sind es 4 % (Young et al. 1993). Bis zu 50 % aller erwachsenen Männer schnarchen, bei den Frauen liegt die Zahl nach dem Klimakterium in etwa der gleichen Größenordnung (Lugaresi et al. 1989).

Das mittlere Manifestationsalter der obstruktiven Schlafapnoe liegt bei Männern zwischen dem 45. und 55. Lebensjahr, bei Frauen rund 10 Jahre später. Deutliche Geschlechtsunterschiede sind auffällig: Männer erkranken 7- bis 20mal so häufig wie Frauen. Allerdings nimmt bei den Frauen nach der Menopause die Häufigkeit schlafbezogener Atemstörungen zu. Inwieweit hier hormonelle Einflüsse (Progesteron?) beteiligt sind, ist derzeit nicht eindeutig zu beantworten (Fletcher 1986; Guilleminault u. Dement 1979; Guilleminault u. Lugaresi 1983).

Übergewicht ist ein Risikofaktor bei der Entwicklung der Schlafapnoe (Strohl u. Redline 1996; Young et al. 1993). Mehr als 60 % der Patienten mit obstruktiver Schlafapnoe sind adipös. Normal- oder Untergewicht schließen jedoch ein Schlafapnoesyndrom keineswegs aus. Dies konnte in mehreren Studien belegt werden, die gezeigt haben, daß immerhin 18–40 % aller Schlafapnoeiker normalgewichtig sind. Umgekehrt ist die Schlafapnoe überzufällig häufig mit einer Reihe von internistisch-neurologischen Erkrankungen assoziiert (Strohl u. Redline 1996). So haben 27 % aller Hypertoniker einen Apnoe/Hypopnoe-Index (AHI) über 10 h (Bonsignore et al. 1994; Flemons et al. 1994; Fletcher 1995; Strohl u. Redline 1996; Young et al. 1993), 20–30 % aller Diabetiker haben ein obstruktives Schlafapnoesyndrom (Strohl u. Redline 1996). Bei den koronaren Herzerkrankungen rechnet man mit einem Anteil von 20 % Patienten mit obstruktiver schlafbezogener Atemstörung (OSAS), das Herzinfarktrisiko ist bei Patienten mit einem AHI < 5 bis zu 23mal höher (Stiller et al. 1987). Das Schlaganfallrisiko ist bei Vorhandensein einer obstruktiven Schlafapnoe etwa 3,1mal größer als bei Nichtvorhandensein (Strohl u. Redline 1996).

Infolge der Tagesschläfrigkeit ist das Unfallrisiko bei Schlafapnoeikern deutlich erhöht (Bonsignore et al. 1994; Flemons et al. 1994; Strohl u. Redline 1996). OSAS-Patienten haben ein 7fach höheres Unfallrisiko als Gesunde. Bei 25 % aller tödlichen Verkehrsunfälle findet sich als Ursache Einschlafen am Steuer, ein Großteil dieser Patienten hat ein obstruktives Schlafapnoesyndrom.

Pathophysiologie

Der normale Schlaf ist kein passiver Zustand, der dem aktiven Wachzustand entgegengesetzt ist (Guilleminault u. Lugaresi 1983; Lund u. Clarenbach 1992; Meier-Ewert u. Rüther 1993; Rüther et al. 1993). Vielmehr hat die Schlafforschung der letzten 50 Jahre für den Gesunden eine charakteristische Schlafarchitektur aufgedeckt, die durch eine gesetzmäßige Abfolge einzelner Schlafzyklen beschrieben und mittels Elektroenzephalogramm (EEG), Elektrookulogramm (EOG) und Elektromyogramm (EMG) analysiert werden kann.

Jeder einzelne Schlafzyklus dauert beim Gesunden 90–120 min (s. Abb. 1 im Beitrag Clarenbach) und besteht aus einer Abfolge verschiedener Stadien von Non-REM-Schlaf im Wechsel mit REM-Schlaf. In den einzelnen Schlafstadien werden die beteiligten Systeme, darunter auch die Atemmuskulatur, nach einem festen Muster aktiviert und deaktiviert.

Störungen der in einem bestimmten Rhythmus fein aufeinander abgestimmten Innervation der oropharyngealen Muskulatur und Atemmuskulatur führen, z.T. durch andere Mechanismen wie beispielsweise einen erhöhten Nasenwiderstand verstärkt, zu den geschilderten schlafbezogenen Atemstörungen. Diese können sich entweder in einem Ausbleiben der Aktivierung der gesamten Atemmuskulatur (zentrale Schlafapnoe) oder der selektiven Innervationsstörung der oropharyngealen Muskulatur (obstruktive Schlafapnoe) zeigen (s. Kap. 1 und 2).

Klinik

Bei Schlafapnoepatienten können eine Reihe pathologischer Befunde bereits im Wachzustand zuverlässig erhoben werden, andere Befunde hingegen ergeben sich erst im Rahmen der schlafbezogenen Diagnostik, sei es mit Hilfe einer ambulanten Monitoringmethode, sei es erst im Schlaflabor (Ferber et al. 1994; Hoch et al. 1991; Mössinger et al. 1991; Rüther et al. 1993; Schneider et al. 1993; Sierist et al. 1987). Auf letztere soll hier nicht näher eingegangen werden, da sie in anderen Beiträgen (Freitag sowie Wessendorf et al.) eingehend abgehandelt werden.

Anamnese

Symptome und deren Häufigkeit bei obstruktiver Schlafapnoe (nach Angaben in der Literatur):

- Lautes Schnarchen   94–99%,
- Tagesmüdigkeit   72–86%,
- Unruhiger Schlaf   92–97%,
- Intellektueller Abbau   49–83%,
- Änderung der Persönlichkeit 28–51%,
- Libidoverlust, Impotenz   31–47%,
- Morgendliche Kopfschmerzen   24–39%,
- Enuresis   3–30%,
- Morgendliche Übelkeit   2–9%.

Die häufigsten Beschwerden sind lautes Schnarchen, Aufschrecken aus dem Schlaf und ausgeprägte Tagesschläfrigkeit. Vom Bettpartner werden regelmäßig Atempausen berichtet. Die erhöhte Tagesschläfrigkeit und Einschlafneigung ist als besonders schwerwiegend einzustufen, wenn sie nicht nur in passiven Situationen (wie Musikhören oder Fernsehen) auftritt, sondern auch aktiv, etwa bei einer Unterhaltung, beim Essen oder gar beim Autofahren.

Große Bedeutung hat die Fremdanamnese, da nur sie Informationen liefert über das Schnarchverhalten und die über Jahre hin allmählich fortschreitende Wesensveränderung.

Weiterhin wird berichtet über Schlaflosigkeit, intellektuellen Abbau, Persönlichkeitsveränderung, Abnahme von Libido und Potenz, Bettnässen, unruhigen Schlaf sowie periodische Beinbewegungen.

Charakteristisch ist die Verstärkung des unregelmäßigen und lauten Schnarchens durch Genuß von Alkohol vor dem Zubettgehen, wo bereits geringe Mengen (≥ 30 g) ausreichen.

Am zweckmäßigsten erfaßt man die Beschwerdeskala mit einem standardisierten Fragebogen, der eine Abschätzung des Vorhandenseins und Schweregrades einer schlafbezogenen Atemstörung sowie eine Quantifizierung der krankhaften Folgen dieser Störung zuläßt. In Deutschland hat sich der von Siegrist et al. (1987) entwickelte und z. T. in gekürzter Form verwendete Fragebogen zur Diagnostik des Schlafapnoesyndroms (SAS) bewährt. Immer häufiger wird auch die international gebräuchliche „Epworth Sleepiners Scale" verwendet (s. Anhang B).

Untersuchungsbefund

Bei der klinischen Untersuchung wird auf prädisponierende Faktoren einer obstruktiven Schlafapnoe und auf Folgen derselben geachtet.

Prädisponierende Faktoren der obstruktiven Schlafapnoe

- Nasale Fremdkörper,
- Septumdeviation,
- Atresie der Choanen,
- allergische Rhinitis,
- Makroglossie,
- Tonsillenhypertrophie,
- Mikrognathie,
- enger Pharynx,
- Pharynxtumoren,
- Fettsucht (Adipositas),
- Akromegalie,
- Marfan-Syndrom,
- Hypothyreose.

Neben dem Übergewicht gelten strukturelle Abnormitäten von Nase und Pharynx, welche der klinischen Untersuchung leicht zugänglich sind, als prädisponierend: Verbiegungen der Nasenscheidewand, Nasenpolypen, Vergrößerungen der Adenoiden und Rachenmandeln, Verdickungen der Strukturen des weichen Gaumens, Makroglossie, Mikrognathie und kurzer gedrungener Hals können durch direkte Inspektion erkannt werden und haben für therapeutische Interventionen bis hin zu chirurgischen Maßnahmen große Bedeutung.

Tumoren der oberen Atemwege kommen nur selten als Ursache einer Schlafapnoe in Frage, müssen aber stets durch HNO-Untersuchung ausgeschlossen werden.

Wird aufgrund klinischer Hinweise eine endokrine Ursache der Schlafapnoe, beispielsweise eine Hypothyreose, Akromegalie oder andere gehäuft mit Schlafapnoe einhergehende Hormonstörung vermutet, ist die gezielte endokrinologische Abklärung notwendig.

Bis zu 50% der Patienten mit Akromegalie und Marfan-Syndrom leiden an einem obstruktiven Schlafapnoesyndrom (Kryger et al. 1993).

Folgen einer Schlafapnoe wie Bluthochdruck, Herzinsuffizienz, Herzrhythmusstörungen und Polyglobulie sind ebenfalls mit einfachen klinischen Methoden faßbar.

Spezielle Untersuchungsmethoden

Kardiopulmonale Funktion

Das Gesundheitsrisiko eines Schlafapnoepatienten steigt mit dem Nachweis kardiopulmonaler Begleiterkrankungen deutlich an (Strohl u. Redline 1996). Die Abschätzung des individuellen Risikos und optimale Therapieplanung erfordert deshalb in einer frühen Phase der Diagnostik kardiopulmonale Basisuntersuchungen. Veranlaßt werden zunächst ein Thoraxröntgenbild, EKG, Belastungs-EKG mit Blutdruckmessung sowie eine Lungenfunktionsprüfung inklusive Spirometrie, Fluß-Volumen-Kurve, Ganzkörperplethysmographie und Blutgasanalyse. Ergänzende Untersuchungen wie Langzeit-EKG, 24-Stundenblutdruckmonitoring, Echokardiographie und Rechtsherzkatheter werden in Abhängigkeit vom Ergebnis der Basisdiagnostik und dem klinischen Befund veranlaßt.

Ziel der Herz-Kreislauf-Untersuchungen ist es, eine abklärungs- und/oder behandlungsbedürftige Hypertonie im großen und/oder kleinen Kreislauf, Herzinsuffizienz, koronare Herzkrankheit und Herzrhythmusstörungen aufzudecken. Die Lungenfunktionsprüfung dient der Erkennung von Erkrankungen mit manifester oder latenter Obstruktion der Atemwege und/oder einer respiratorischen Insuffizienz, die für Schlafapnoepatienten unbehandelt einen höheren Gefährdungsgrad darstellen.

Hilfreich in der Basisdiagnostik der Schlafapnoe ist die Formanalyse der Fluß-Volumen-Kurve. Patienten mit obstruktivem Typ der Schlafapnoe zeigen in bis zu 40% eine charakteristische Zähnelung der inspiratorischen und/oder exspiratorischen Fluß-Volumen-Kurve, die meist erst nach Erreichen des Spitzenflusses erkennbar wird und die Folge des abnormen Schwingungsverhaltens von Gaumensegel und Anteilen des Oropharynx ist (Haponik et al. 1981; Partinen et al. 1988; Riley et al. 1983). Nur bei Hinweisen auf eine restriktive

Begleiterkrankung der Lunge besteht die Indikation für aufwendige Analysen wie die Messung der Lungencompliance und des Transferfaktors für CO.

In der Routinediagnostik ist die Bestimmung der Atemantwortkurve mittels der CO_2-Rückatmung verzichtbar, welche die chemische Beeinflussung der Atmung durch Veränderungen von pH, CO_2 und PO_2 im Blut prüft. Ein Empfindlichkeitsverlust der Chemorezeptoren läßt sich nur bei zentraler Schlafapnoe und bei obstruktiver Schlafapnoe mit respiratorischer Globalinsuffizienz (Adipositashypoventilationssyndrom) nachweisen. Solche Untersuchungen zeigen auch, daß in schweren Fällen einer obstruktiven Schlafapnoe die medikamentöse Therapie keine Alternative zur maschinellen Beatmung darstellt.

Diagnostik und Therapieplanung funktioneller und permanenter Stenosen der oberen Atemwege, die der obstruktiven Schlafapnoe zugrundeliegen, konnten verbessert werden durch Einführung neuer Untersuchungsmethoden wie der lateralen Kephalometrie und nasopharyngealen Endoskopie (Hilberg et al. 1979; Partinen et al. 1988; Riley et al. 1983). Weniger klar umrissen ist der Stellenwert der akustischen Rhinometrie sowie der Computer- und Kernspintomographie (Hiberg et al. 1989).

Laterale Kephalometrie

Als laterales Kephalogramm wird eine in standardisierter Technik angefertigte Röntgenaufnahme von Schädel und Hals bezeichnet, welche die Weichteilgrenzen und knöchernen Strukturen der oberen Atemwege in streng seitlicher Projektion darstellt (Partinen et al. 1988). Der Patient sitzt aufrecht und parallel zur Filmebene, hält die Zahnreihen geschlossen und orientiert den Blick horizontal in die Ferne. Die Aufnahme erfolgt in endinspiratorischer Atemlage. Auf Probleme der Ausmessung und Interpretation von Kephalogrammen soll hier nicht näher eingegangen werden (Einzelheiten hierzu s. im Beitrag Pirsig u. Landers).

Mit dieser Technik konnten Riley et al. 1983 bei zahlreichen Patienten mit obstruktiver Schlafapnoe 4 typische Veränderungen nachweisen, nämlich eine Retrognathie der Mandibula, Elongation des weichen Gaumens, Einengung der sagittalen Pharynxweite in Höhe des Zungengrundes und einen Tiefstand des Zungenbeins. Aufgrund kephalometrischer Messungen lassen sich bei obstruktiver Schlafapnoe 3 Kollektive abgrenzen:

- Stark adipöse Patienten mit kaum von der Norm abweichenden kephalometrischen Abmessungen,
- Kaum adipöse Patienten mit kephalometrisch starker Einengung im Pharynx und
- Die große Gruppe der Übergewichtigen mit kephalometrisch ausgeprägter Engstellung im Pharynx.

Diese Befunde stützten das Konzept, daß bei Menschen mit weitem Pharynx selbst stärkstes Übergewicht keine obstruktiven Apnoen erzeugen muß, während bei solchen mit Malformation des Unterkiefers bereits eine geringe Gewichtszunahme ausreichen kann, um obstruktive Apnoen zu verursachen (Partinen et al. 1988; Riley et al. 1983).

Kephalometrische Untersuchungen haben weiterhin gezeigt, daß bei Einengung des sagittalen Durchmessers in Zungengrundhöhe operative Maßnahmen wie die Uvulopalatopharyngoplastik (UPPP), sei es in klassischer oder in modifizierter Technik, kontraindiziert sind, da operative Maßnahmen in der velopharyngealen Ebene die tieferliegende Enge nicht korrigieren können. Andererseits scheinen diese Patienten auch aufgrund eigener Erfahrungen gute Kandidaten für kieferchirurgische Maßnahmen zu sein, wobei der Zungengrund kinnwärts verlagert wird.

Nasopharyngeale Endoskopie

Die Fiberskopie des gesamten Nasen-Rachen-Raums in Lokalanästhesie stellt eine ideale Ergänzung der Inspektion und Spiegeluntersuchung des HNO-Bereichs dar. Sicher erkennen lassen sich Engstellungen der Naseneingänge, Polypen und Veränderungen des Pharynx, insbesondere an der sonst nur schwer zugänglichen Hinterwand, ein weit nach dorsal verlagerter Zungengrund sowie ein weit nach unten reichender weicher Gaumen mit großer Uvula, oft mit deutlichem Erythem oder Ödem als Zeichen des chronischen Vibrationstraumas infolge Schnarchens.

Läßt man den Patienten während der fiberoptischen Untersuchung ein Müller-Manöver durchführen, so findet sich gelegentlich ein Kollaps im Bereich des Velopharynx. Dies wird von einigen Autoren als geeigneter Test zur Indikationsstellung für die Uvulopalatopharyngoplastik (UPPP, s. Beitrag Pirsig u. Lenders, S. 143 ff.) angesehen. Sicherer scheint die endoskopische Untersuchung im Schlaf, wo eine eindeutige Identifizierung der dominanten Engstellung gelingt.

Akustische Rhinometrie

Diese Methode zur akustischen Bestimmung der Geometrie der Atemwege bedient sich eines als „acoustic reflection" bezeichneten Verfahrens (Hilberg et al. 1989). Dabei wird am Naseneingang eine definierte Schallwelle erzeugt und mit einem Mikrophon die Reflexion der sich in den Atemwegen ausbreitenden Schallwelle gemessen. Da jede Querschnittsänderung in Ausbreitungsrichtung der Schallwelle zu einer partiellen Reflexion führt, läßt sich über das vom Mikrophon aufgezeichnete Reflexionsmuster der Nasen- und Rachenquerschnitt als Funktion des Abstands vom Naseneingang aufzeichnen.

Weil die Schallreflexion stark vom Lungenvolumen, der Körperposition und Atemphase abhängt, sind verläßliche Meßdaten allerdings nur bei standardisierter Meßtechnik zu erzielen.

Vorteile der akustischen Rhinometrie sind, daß sie rasch durchführbar ist, den Patienten kaum belastet und beliebig wiederholbar ist. Deshalb eignet sie

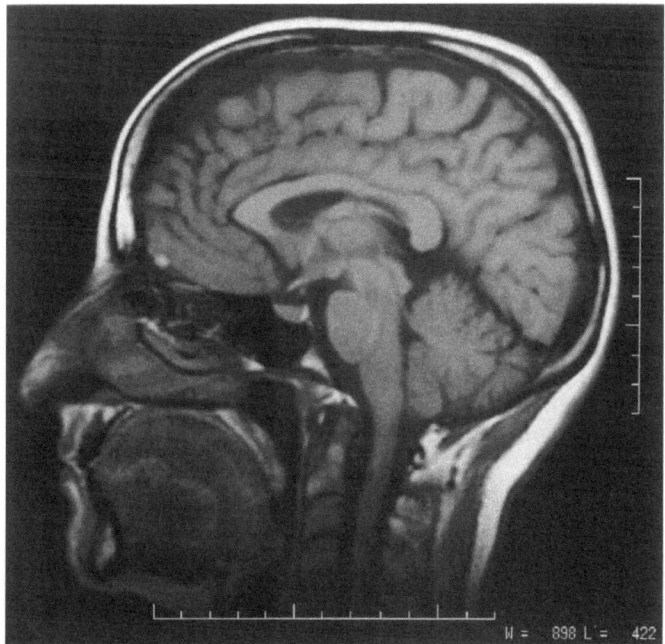

Abb. 2. Kernspintomographie des Schädels

sich einerseits zur routinemäßigen nichtinvasiven Fahndung nach einer behinderten Nasenatmung und andererseits zur Prüfung des Behandlungserfolges von Maßnahmen, die mit dem Ziel durchgeführt wurden, den Strömungswiderstand der Nase zu senken (z.B. abschwellende Nasentropfen oder HNO-Operation).

Computertomographie und Kernspintomographie

Computer- und Kernspintomographie sind keine Routinemethoden in der Diagnostik von Schlafapnoepatienten. Allerdings ermöglichen sie wie keine andere nichtinvasive Technik eine genaue Darstellung der umgebenden Weichteile und knöchernen Begrenzungen der oberen Atemwege und gewinnen deshalb insbesondere vor geplanten operativen Eingriffen zur Therapie der Schlafapnoe zunehmend an Bedeutung (Abb. 2; s. auch Kap. 2).

Literatur

American Thoracic Society (1989) Indications and standards for cardiopulmonary sleep studies. Am Rev Respir Dis 139:559-568

American Thoracic Society (1994) Indications and standards for the use of nasal continuous positive airway pressure (CPAP) in sleep apnea syndromes. Am J Respir Crit Care Med 150: 1738-1745

Bonsignore MR, Marrone O, Insalaco G, Bonsignore G (1994) The cardiovascular effects of obstructive sleep apnoea: analysis of pathogenic mechanisms. Eur Respir J 7:786-805

Clarenbach P, Birmanns B (1986) Organische Schlafstörungen. Fortschr Med 104:589-593

Clarenbach P, Engrer A (1991) Diagnostik und Therapie spezieller Schlafstörungen. MMV Medizin, München

Clarenbach P, Klotz U, Koella WP, Rudolf GAE (1991) Schering Lexikon Schlafmedizin. MMV Medizin, München

Colt HG, Hass H, Rich GB (1991) Hypoxemia vs sleep fragmentation as a cause of excessive daytime sleepiness in obstructive sleep apnea. Chest 100:1542-1548

Davies RJO, Stradling JR (1990) The relationship between neck circumference, radiographic pharyngeal anatomy, and the obstructive sleep apnoea syndrome. Eur Respir J 3:509-514

Deutsche Gesellschaft für Pneumologie. Arbeitsgruppe „Nächtliche Atemregulations- und Kreislaufstörungen" (1994) Empfehlungen zur Diagnostik und Therapie nächtlicher Atmungs- und Kreislaufstörungen. Pneumologie 48:324-327

Dorow P, Thalhofer S (1991) Verlaufsbeobachtung von Patienten mit schlafbezogener Atmungsstörung ohne Obstruktion der oberen Atemwege (zentrale Apnoe). Pneumologie 45: 296-300

Ferber R, Millman R, Coppola M (1994) Portable recording in the assessment of obstructive sleep apnea. ASDA standards and practice. Sleep 17:378-392

Fischer J, Jackowski M, Raschke F (1991) Validierung eines Anamnesebogens zur Diagnostik der Schlafapnoe bei Patienten mit chronischen Erkrankungen der Atmungsorgane. Pneumologie 45:205-208

Flemons WW, Whitelaw WA, Brant R, Remmers JE (1994) Likelihood ratios for a sleep apnea clinical prediction rule. Am J Respir Crit Care Med 150:1279-1285

Fletcher EC (ed) (1986) Abnormalities of respiration during sleep. Grune & Stratton, Orlando

Fletcher EC (1995) The relationship between systemic hypertension and obstructive sleep apnea: facts and theory. Am J Med 98:118-128

Guilleminault C, Dement WC (1979) Sleep apnea syndrome. Liss, New York

Guilleminault C, Lugaresi E (eds) (1983) Sleep/wake disorders. Natural history, epidemiology and long-term evolution. Raven, New York

Guilleminault C, Stoohs R, Clerk A, Cetel M, Maistros P (1993) A cause of excessive daytime sleepiness: the upper airway resistance syndrome. Chest 104:781-787

Haponik EF, Bleecker ER, Allen RP (1981) Abnormal inspiratory flow-volume curves in patients with sleep-disordered breathing. Am Rev Respir Dis 124:571-574

He J, Kryger M, Zorick F, Conway W, Roth T (1988) Mortality and apnea index in obstructive sleep apnea. Chest 934:9-14

Hla KM, Young TB, Bidwell T, Palta M, Skatrud JB, Dempsy J (1994) Sleep apnea and hypertension: a population-based study. Ann Intern Med 120:382-388

Hilberg O, Jackson AC, Swift DL, Pedersen OF (1989) Acoustic rhinometrie: Evaluation of nasal cavity by acoustic reflection. J Appl Physiol 66:295-303

Hoch B, Amend G, Mosebach U, Penzel T, Peter JH, Schneider H, Wichert P von (1991) Überprüfung der Früherkennungsmethode MESAM und BIOX 3700 zur Erfassung schlafbezogener Atemregulationsstörungen bei jungen Männern. Pneumologie 45:217-222

Hudgel DW (1992) Mechanisms of obstructive sleep apnea. Chest 101:541-549

Hung J, Whitword EG, Parsons RW, Hillman DR (1990) Association of sleep apnea with myocardial infarction in men. Lancet 336:261-264

Kryger MH, Roth T, Dement WC (eds) (1993) Principles and practice of sleep medicine. Saunders, Philadelphia

Lugaresi EF, Cirignotta P, Montagna P (1989) Snoring: pathologic, clinical and therapeutic aspects. In: Kryger MH, Roth T, Dement WC (eds) Principles and practice of sleep medicine. Saunders, Philadelphia, pp 494–500

Lund R, Clarenbach P (1992) Was ist gesichert in der Therapie? – Schlafstörungen, Klassifikation und Behandlung. Arcis, Neubiberg

Mathur R, Douglas NJ (1995) Family studies in patients with the sleep apnea-hypopnea syndrome. Ann Intern Med 122:174–178

Meier-Ewert K, Rüther E (1993) Schlafmedizin. Gustav Fischer, Stuttgart

Mössinger B, Kempf P, Kirchheiner T, Rühle KH (1991) Ambulantes Monitoring der Atemfrequenz bei Patienten mit Verdacht auf Schlafapnoesyndrom. Vergleichende Untersuchung mit einem Thermistorsensor. Pneumologie 45:209–212

Partinen M, Guilleminault C, Quera-Salva MA, Jamieson A (1988) Obstructive sleep apnea and cephalometric roentgenograms: the role of anatomic upper airway abnormalities in the definition of abnormal breathing during sleep. Chest 93:199–205

Peter JH (1987) Die Erfassung der Schlafapnoe in der Inneren Medizin. Thieme, Stuttgart

Peter JH, Faust M (1991) Schlafbezogene Atmungsstörungen: Von den Syndromen zum Risikofaktor. Pneumologie 45:200–204

Peter JH, Weiss W, Mayer G, Schönbrunn E, Sieb JP, Raschke F, Schläfke M, Rühle KH, Becker H, Stumpner J, Blake J (1991) Empfehlungen zur Diagnostik, Therapie und Langzeitbetreuung von Patienten mit Schlafapnoe. Med Klin 86:46–50

Peter JH, Penzel T, Cassel W, Wichert P von (Hrsg) (1993) Schlaf, Atmung, Kreislauf. Springer, Berlin Heidelberg New York Tokyo

Riley R, Guilleminault C, Herran J, Powell N (1983) Cephalometric analysis and flow volume loops in obstructive sleep apnea. Sleep 6:303–311

Rühle KH (1987) Schlaf und gefährdete Atmung. Thieme, Stuttgart

Rüther E, Enger A, Hajak G (1993) Prinzipien und Praxis der Schlafmedizin. MMV Medizin, München

Sanders MH, Martin RJ, Pennock BE (1981) The detection of sleep apnea in the awake patient. The „saw tooth" sign. JAMA 245:2415–2417

Schäfer T, Schäfer D, Schläfke ME (1993) Breathing, transcutaneous blood gases, and CO_2 response in SIDS siblings and control infants during sleep. J Appl Physiol 74:88–102

Schläfke ME (1994) Fortschritte in der Prävention des plötzlichen Kindstodes. Wiener Med Wochenschr 144:54–61

Schneider H, Horch B, Penzel T, Peter JH (1993) Kardiorespiratorische Polygraphie am Patientenbett. Stürtz, Würzburg

Shepard JW, Warren B, Gefter B, Guilleminault C, Hoffman EA, Hoffstein V, Hudgel DW, Suratt PM, White DP (1991) Evaluation of the upper airway in patients with obstructive sleep apnea. Sleep 14:361–371

Siegrist J, Peter JH, Himmelmann H, Geyer S (1987) Erfahrungen mit einem Anamnesebogen zur Diagnostik der Schlafapnoe. Prax Klin Pneumol 41:357–363

Stiller RA, Strollo PJ, Sanders MH (1994) Unattended recording in the diagnosis and treatment of sleep-disordered breathing: unproven accuracy, untested assumptions, and unready for routine use. Chest 105:1306–1309

Strohl KP, Redline S (1996) Recognition of obstructive sleep apnea. Am J Respir Crit Care Med 154:279–289

Strollo PJ, Rogers RM (1996) Obstructive sleep apnea. N Engl J Med 334:99–104

The international classification of sleep disorders (1990) diagnostic and coding manual. Rochester MN, American Sleep Disorders Association, pp 52–58

Young T, Palta M, Dempsy J, Skatrud J, Weber S, Badr S (1993) The occurrence of sleep-disordered breathing among middle-aged adults. N Engl J Med 328:1230–1235

4 Differentialdiagnose der Schlafapnoe

J. BLANKE und M. GASTPAR

Die Schlafapnoe ist die häufigste Störung, die eine Hypersomnie hervorruft (Lavie 1983). Daneben liegt aber ein weites Spektrum körperlicher und seelischer Erkrankungen vor, die in der differentialdiagnostischen Abklärung beachtet werden sollten. In diesem Beitrag sollen in kurzer Übersicht die wichtigsten Differentialdiagnosen beschrieben werden. Jeweils am Ende des Abschnitts erfolgt ein unmittelbarer Vergleich mit der Schlafapnoe.

Die Differentialdiagnose wird nach dem Leitsymptom Hypersomnie gestellt. Dieser Begriff wird zunehmend häufig verwendet und verdrängt ähnliche Bezeichnungen wie Tagesschläfrigkeit, Hypersomnolenz oder Schlafsucht. Allen Begriffen hängt eine gewisse Unschärfe an. In der Regel reicht eine gründliche Exploration des Patienten zur Unterscheidung aus.

Definition

Nach dem Diagnosemanual der ICD-10 (WHO 1992) ist eine Hypersomnie durch die folgenden Symptome gekennzeichnet:

- Übermäßige Schlafneigung oder Schlafanfälle während des Tages, nicht erklärbar durch eine unzureichende Schlafdauer oder einen verlängerten Übergang zum vollen Wachzustand (Schlaftrunkenheit).
- Diese Störung tritt täglich, länger als einen Monat oder in wiederkehrenden Perioden kürzerer Dauer auf und verursacht eine deutliche Erschöpfung oder eine Beeinträchtigung der Alltagsaktivitäten.

Hypersomnien können durch körperliche und psychische Erkrankungen hervorgerufen sein. Nicht berücksichtigt werden in dieser Aufstellung der Sonderformen der Ventilationsstörungen, die einen ähnlichen pathophysiologischen Mechanismus aufweisen wie die Schlafapnoe. Auch die seltenen neurologischen Erkrankungen, die ein sog. zentrales Schlafapnoesyndrom hervorrufen, sollen an dieser Stelle nicht erläutert werden.

Organisch bedingte Hypersomnien

Narkolepsie (G 47.4)

Zu den in der Häufigkeit führenden Erkrankungen gehört die Narkolepsie. Es wird eine Prävalenz von 3 pro 10000 angenommen (Parkes 1985). Frauen und Männer erkranken etwa gleich häufig. Die meisten Fälle sind ätiologisch nicht geklärt. Man unterscheidet idiopathische und symptomatische Formen. In den größeren Fallregistern fanden sich 80% idiopathische Fälle (Roth 1980).

Bei der Narkolepsie handelt es sich um ein Syndrom mit den folgenden Symptomen:

- Imperative Einschlafattacken,
- Tagesmüdigkeit,
- Gestörter Nachtschlaf,
- Kataplexien (affektiver Tonusverlust),
- Schlaflähmungen,
- Hypnagoge und hypnopompe Halluzinationen,
- Automatische Handlungen,
- Weitere vegetative Zeichen, wie vermehrtes Schwitzen, Hippus, Dermographismus und Temperaturdysregulation.

Im Vergleich zur Schlafapnoe sind eher jüngere Menschen betroffen. Das Haupterkrankungsalter liegt in der 3. Lebensdekade. Der Verlauf ist chronisch. Bei Ersterkrankungen im typischen Erkrankungsalter der Schlafapnoe sind unbedingt symptomatische Ursachen wie ischämische Infarkte des Gehirns, Enzephalomyelitis disseminata oder Tumoren auszuschließen (Meier-Ewert 1989).

Die Einschlafattacken sind von eher imperativem Charakter und treten nicht wie bei der Schlafapnoe vornehmlich in monotonen Situationen auf. Dies dokumentiert sich auch in kürzeren Einschlafzeiten bei im Schlaflabor durchgeführten Einschlaftests (Carskadon u. Dement 1977). In unserem Schlaflabor liegt die durchschnittliche Einschlafzeit im „multiple sleep latency test" (MSLT) zum Erreichen von Stadium 2 bei Narkolepsie bei 5 min und bei Schlafapnoe bei 9 min. Das Fehlen von Schnarchen und Atemaussetzern erleichtert die Trennung beider Krankheitsbilder. Schwieriger ist die Unterscheidung zwischen leichten Verlaufsformen der Schlafapnoe und beginnender Narkolepsie. Überhaupt tritt die Narkolepsie selten mit der ganzen Palette der oben aufgeführten Symptome auf. Die Regel ist, daß sich die Symptome in Jahresabständen nach und nach einstellen, oder auch nur episodenhaft nachweisbar sind. Bei der Schlafapnoe ist hingegen meist ein kontinuierlich zunehmender Beschwerdenkomplex zu erfragen.

Hypnagoge Halluzinationen, das sind vorwiegend optische Wahrnehmungstäuschungen in der Einschlafphase, werden seltener auch von Apnoepatienten berichtet. Sie haben bei diesen aber nicht so ausgeprägt angsteinflößenden Charakter wie bei Narkolepsiepatienten, sondern beinhalten eher flüchtige szenische Abläufe affektiv neutralen Inhalts. In beiden Gruppen treten aber auch schwere Alpträume auf, die nicht selten mit Erstickungserlebnissen einhergehen. Manchmal schildern Narkolepsiepatienten die Schlaflähmungen untypisch und stellen die Atemnot in den Vordergrund, so daß man an ein Aufwachen durch eine Apnoe denken könnte. Bei Schlafapnoe ist aber die Beweglichkeit der Extremitäten nach dem Aufwachen gegeben, da der Muskeltonus unmittelbar mit der Arousal-Reaktion hergestellt wird, auch wenn die Apnoe während des REM-Schlafs eintritt.

Besonders diagnostische Schwierigkeiten treten bei Patienten auf, die eine Kombination von narkoleptischen Symptomen und Schlafapnoe aufweisen. Immerhin soll dies bei etwa 10% der Narkolepsiepatienten der Fall sein (Kurtz et al. 1971). Es wäre dann richtig, beide Diagnosen zu stellen und auch getrennt zu behandeln.

Was die schlafpolygraphische Untersuchung betrifft, kennzeichnet das frühe Eintreten des REM-Schlafs den Narkoleptiker, es ist nach den Honda-Kriterien sogar ein diagnostisches Kriterium (Honda 1986). In einer Serie von 150 nichttherapierten Schlafapnoepatienten fanden wir hingegen in keinem Fall REM-Latenzen unter 40 min. Die REM-Latenz ist die Zeit von Beginn des Stadiums 2 bis zum Eintreten des Stadiums REM.

Diese Aussage ist nicht zutreffend für die ersten Nächte nach Anpassen der CPAP-Maske. Wegen des REM-Rebounds, gekennzeichnet durch eine Erhöhung des REM-Schlafanteils auf bis zu 45%, kann der REM-Schlaf manchmal schon innerhalb der ersten 10 min nach Beginn des Stadiums 2 auftreten.

Die Diagnose der Narkolepsie wird auch heute noch zu selten und zu spät gestellt, da das Syndrom zu wenig bekannt ist. Dadurch wird zum einen eine mögliche Behandlung versäumt, und zum anderen werden Krankheiten, die symptomatische Formen der Narkolepsie hervorrufen, erst in einem fortgeschrittenen Krankheitsstadium diagnostiziert. Die Patienten schämen sich mitunter ihrer Symptome und möchten nicht als leistungsschwach oder bequem gelten, so daß sie oft keine ärztliche Hilfe in Anspruch nehmen. Ähnlich wie bei der Schlafapnoe setzen sich Selbsthilfegruppen für eine bessere Bekanntheit der Erkrankung ein (Deutsche Narkolepsie Gesellschaft).

Idiopathische Hypersomnie (F 51.1)

Seltener tritt die idiopathische Hypersomnie auf, die auch idiopathische ZNS-Hypersomnie genannt wird. Die Prävalenz wird auf 6 pro 100 000 Einwohner geschätzt. Wie bei der Narkolepsie handelt es sich um eine Erkrankung, die im frühen Erwachsenenalter beginnt. Das führende Symptom ist die durchgängige Tagesschläfrigkeit. Einschlafattacken treten eher wie beim Schlafapnoesyndrom in monotonen Situationen auf und haben nicht den imperativen Charakter wie bei Narkolepsie (Roth 1980). Außerdem fehlen die anderen REM-assoziierten Symptome der Narkolepsie. Der Schlaf ist bei diesen Nickerchen länger (bis zu einer Stunde) und nicht erholsam, wohingegen der Narkolepsiepatient nach einem kurzen „nap" von vielleicht 10 min erfrischt aufwacht. Bei der sog. polysymptomatischen Form tritt zusätzlich morgendliche Schlaftrunkenheit auf. Die Patienten stellen mehrere Wecker auf und denken sich ungewöhnliche

Weckmechanismen aus. Für die erste Zeit nach dem Aufstehen kann später eine partielle Amnesie bestehen. Es treten automatische Handlungen auf, die auch von narkoleptischen Patienten bekannt sind. Sie können beispielsweise unvollständig angezogen auf die Straße gehen. Nicht selten wachen die Patienten nach überlangen Schlafzeiten mit Orthostaseproblemen, Schwindel oder Kopfschmerzen auf.

Periodische Hypersomnien (G 47.8)

Eine Rarität stellen die periodischen Hypersomnien dar, sie werden auch als Kleine-Levin-Syndrom bezeichnet. Sie treten in Verbindung mit Verhaltensauffälligkeiten überwiegend in Form von sexuellen Störungen oder Eßstörungen besonders bei jungen Männern auf. Psychische Alterationen sind in den Zeiten der Hypersomnie häufig (Gallinek 1954). Dabei kommt es u. U. auch zur psychotischen Manifestation, wie etwa durch Halluzinationen oder delirante Syndrome. Eine Variante ist die menstruationsbedingte Hypersomnie.

Weitere organische Hypersomnien (G 47.9)

Hypersomnische Syndrome treten auch in Begleitung neurologischer Leiden auf. Sie werden in diesen Fällen als symptomatische Hypersomnien bezeichnet. In der differentialdiagnostischen Abklärung spielen dabei die postinfektiösen Hypersomnien die größte Rolle. Manchmal läßt sich ein zeitlicher Zusammenhang zwischen Beginn der Hypersomnie und dem Durchlaufen einer fieberhaften Erkrankung feststellen. Am häufigsten werden das Epstein-Barr-Virus, Coxsackie-Viren, FSME-Virus und das humane Herpes-simplex-Virus Typ 6 genannt.

In unserer Klinik führen wir bei allen Patienten mit diagnostisch unklarer Hypersomnie eine Lumbalpunktion durch, um auch chronische oder rezidivierende Enzephalitiden diagnostizieren zu können. Bei posttraumatischen Psychosyndromen und Wernicke-Enzephalopathie kann ebenfalls eine Hypersomnie vorliegen (Berger 1992).

Eine besondere Stellung hat das Chronic-fatigue-Syndrom. Es geht einher mit subfebrilen Temperaturen, Muskelschmerzen, Gelenkschwellungen und -schmerzen. Außerdem finden sich Hautveränderungen, Tinnitus und Lymphadenopathien. Die Krankheitseinheit ist klinisch noch nicht ausreichend präzise definiert, deshalb sollte diese Diagnose auf wenige gründlich untersuchte Fälle beschränkt bleiben. Immunologische Störungen können im Einzelfall nachgewiesen werden, sind aber ebenfalls unspezifisch (Nix 1990). Kollagenosen müssen abgegrenzt werden. Bei 3 von 4 Patienten, die mit dieser Diagnose aus auswärtigen Kliniken zur Polygraphie in unserem Labor vorgestellt wurden, konnten wir eine psychiatrische Diagnose stellen.

Ein weiteres Syndrom, das Hypersomnie auslösen kann, stellen die nächtlichen periodischen Beinbewegungen dar, die auch Periodic-movements-insleep (PMS)-Syndrom genannt werden. Sie gehen häufig mit einer vom Patienten beschriebenen Restless-legs-Symptomatik einher. Bei den periodischen nächtlichen Beinbewegungen handelt es sich um kurzdauernde Bewegungsimpulse der Beinmuskulatur, die in gleichmäßigen Abständen von 20–60 s einander folgen. Ähnlich wie die Unterbrechung des Schlafs durch Apnoen führt auch diese Störung zu einer Fragmentierung des Schlafes, so daß der Schlaf zu wenig Tiefschlaf und zu wenig REM-Schlaf beinhaltet und meist zwischen den Schlafstadien Wach, 1 und 2 alteriert. Dem Patienten sind diese Bewegungen oft nicht bekannt. Das Syndrom kann nur durch Angaben des Bettpartners oder durch eine schlafpolygraphische Untersuchung diagnostiziert werden. Es muß darauf hingewiesen werden, daß das PMS-Syndrom häufiger mit einer Insomnie einhergeht als mit einer Hypersomnie (Danek u. Pollmächer 1990). das PMS-Syndrom begleitet nicht selten die Schlafapnoe. Dabei kann es zu einer auffälligen Rhythmisierung kommen, deren Mechanismus nicht bekannt ist. Entweder treten Muskelpotentiale in der Tibialismuskulatur, dort werden sie üblicherweise aufgezeichnet, immer kurz vor dem Arousal durch die Apnoe auf, oder auf jede zweite Beinzuckung kommt eine Apnoe.

Hypersomnische Syndrome können auch durch eine Vielzahl internistischer Erkrankungen hervorgerufen sein. Von den endokrinologischen Erkrankungen seien Hypothyreose, M. Addison und Hypophyseninsuffizienz genannt. Anämien, konsumierende Erkrankungen und chronische Infektionen wie die Tuberkulose sind durch die entsprechenden Begleitsymptome zu diagnostizieren. Auch als Folge von Hirntraumen und Bestrahlungen können hypersomnische Syndrome auftreten.

Hypersomnien bei psychiatrischen Erkrankungen

Suchterkrankungen (F 10-19)

Psychotrope Substanzen bedingen häufig hypersomnische Syndrome. Cannabis, Opiate und Tranquilizer können fortgesetzte Schläfrigkeit verursachen, vor allem wenn höhere Dosen eingenommen werden. Wir versuchen diese Patienten dadurch zu erkennen, daß wir bei allen Patienten mit Hypersomnie ein Urinscreening auf psychotrope Substanzen durchführen. Manchesmal ist der Patient von dem Zusammenhang zwischen Droge und Tagesmüdigkeit überrascht.

Der chronische Alkoholismus geht nicht selten mit Tagesmüdigkeit einher, da der Nachtschlaf beim Alkoholkranken wegen häufiger Unterbrechungen und REM-Schlafentzug nicht erholsam ist. Dazu kommen eine verschobene Tageszeitrhythmik und Schlafepisoden während des Tages. An dieser Stelle sei daran erinnert, daß die Schlafapnoe nicht selten mit einem Alkoholmißbrauch oder einer Alkoholabhängigkeit gepaart ist und daß zuweilen schon die Aufgabe des Trinkens zu einer deutlichen Symptomreduktion führt.

Nach Entzug von Stimulanzien, Kokain oder einzelnen Halluzinogenen können depressiv gefärbte hypersomnische Syndrome auftreten.

Unterschiedliche Psychopharmaka können ebenfalls eine Hypersomnie hervorrufen. Nicht wenige Patienten mit chronischen endogenen oder exogenen Psychosen werden mit hohen Dosen von Neuroleptika oder auch sedierenden Antidepressiva behandelt. Dadurch stellt sich eine leichte Müdigkeit tagsüber und häufig ein verlängerter Nachtschlaf ein. Es muß aber auch daran gedacht werden, daß z. B. der schizophrene Residualzustand bei besonderer Ausprägung einer sog. Negativsymptomatik mit einer Hypersomnie einhergehen kann. Außerdem sollte man nicht vergessen, bei diesen Patienten eine zusätzlich vorliegende Schlafapnoe auszuschließen. Die langjährige Einnahme von Psychopharmaka führt immer wieder einmal zu einer deutlichen Adipositas, in deren Folge sich eine Schlafapnoe ausbilden kann.

Nur am Rande sei an dieser Stelle bemerkt, daß auch die regelmäßige Einnahme von β-Blockern, Antihistaminika, Sympathomimetika, Clonidin, Gyrasehemmern und Theophyllin eine Tagesmüdigkeit bedingen kann (Dreßing u. Riemann 1994). Mit toxisch bedingten Hypersomnien, etwa durch Lösungsmittel, haben wir keine eigenen Erfahrungen.

Depressive Erkrankungen (F 31-39)

In der umfangreichen Gruppe der depressiven Syndrome gehen einige mit vermehrter Tagesschläfrigkeit einher. Besonders hervorzuheben ist die sog. saisonale Depression, auch Winterdepression genannt (F33.0/1). Auch der englische Ausdruck „seasonal affective disorder" (SAD) ist verbreitet (Rosenthal et al. 1984). Dabei klagen die Patienten über eine depressive Stimmung, ständige Müdigkeit und Antriebslosigkeit. Außerdem stellen sie einen vermehrten Appetit besonders auf Süßigkeiten fest. Die Erkrankung tritt jedes Jahr im Spätherbst in wechselnder Ausprägung auf. Auch bei dieser Störung ist der Patient nicht in der Lage, durch Willenskraft, körperliche Ertüchtigung oder Ablenkung die Kraft- und Energielosigkeit zu überwinden.

Das hypersomnische Syndrom tritt aber nicht ausschließlich bei endogenen Formen der Depression auf. Asthenische Persönlichkeiten (F 60.6) klagen ebenso über depressive Verstimmungen, Antriebslosigkeit, „Nervenschwäche" und schnelle Erschöpfbarkeit (Pichot 1991). Sie ziehen sich unter den von außen an sie herangetragenen Anforderungen in eine selbstgewählte Isolation zurück. Sie scheuen die Auseinandersetzung und streben einen Lebensstil „auf Sparflamme" an. Die schlafpolygraphischen Untersuchungen weisen bei diesen Patienten ein weites Spektrum an Befunden auf. Meistens ist die Bettliegezeit verlängert, die Gesamtschlafzeit aber normal. Southmayd et al. (1991) fanden heraus, daß depressive Patienten verglichen mit einer Kontrollgruppe sich auch tagsüber bei Gelegenheit häufiger im Bett aufhalten und dabei auch mehr schlafen. Der Befund einer verkürzten REM-Latenz wird nicht mehr als für depressive Erkrankungen typisch angesehen (Riemann et al. 1990). Hingegen soll eine erhöhte REM-Dichte bei diesen Patienten erkennbar sein (Kupfer 1976). Bei Schlafapnoe ist die REM-Dichte nicht erhöht (Blanke et al. 1993). Mit REM-Dichte bezeichnet man die Häufigkeit der schnellen Augenbewegungen während des REM-Schlafs. Wegen unterschiedlicher Ableitmethoden sind die errechneten Scores allerdings von Labor zu Labor schwer vergleichbar.

Zur Abgrenzung dieses breiten Spektrums affektiver Erkrankungen gegenüber der Schlafapnoe, ist die Erfassung begleitender Symptome wichtig. Die Patienten müssen nach früheren Manifestationen von Depressionen exploriert werden. Die Familienanamnese kann aufschlußreich sein. Das Auftreten psychotischer Symptome wird von den Patienten nicht selten verborgen gehalten. Vegetative und Vitalsymptome können weitere Hinweise geben. Es sollte nach akuten oder andauernden Konflikten gefragt werden, die die depressiven Symptome hervorgerufen haben könnten.

In Einzelfällen hat es sich als besonders schwierig herausgestellt, bei Schlafapnoepatienten das gleichzeitige Vorliegen einer depressiven Erkrankung zu erkennen. Apathie, Lethargie, Passivität und kognitive Einbußen können durch beide Syndrome hervorgerufen sein. Manchmal ist eine probatorische Behandlung mit einem Antidepressivum hilfreich, wobei wir aufhellende antriebssteigernde Präparate mit geringen Nebenwirkungen bevorzugen (Paroxetin, Moclobemid). MAO-Hemmer haben eine verläßliche Wirksamkeit bei Patienten, bei denen Müdigkeit, Willensschwäche, Gewichtszunahme und Hypersomnie im Vordergrund der depressiven Symptomatik stehen (Thase et al. 1992). Unbedingt vermieden werden sollten Tranquilizer und sedierende Antidepressiva. Übrigens kann bei beiden Erkrankungen auffallen, daß die Angehörigen den Patienten als depressiv empfinden, dieser aber seinen Zustand nicht als Erkrankung, sondern aus persönlicher Schuld entstanden, auffaßt.

Neurotische und Belastungsstörungen (F 43-45)

Bei neurotisch gestörten Patienten kann man die Hypersomnie als eine nicht gelungene Krankheitsbewältigungsstrategie ansehen. Die Patienten ziehen sich ins Bett zurück und weisen regressive Tendenzen auf. Sie appellieren an ihre Umwelt, sie aus dieser Apathie zu lösen. Der Hypersomnie liegt in diesen Fällen ein Vermeidungsverhalten zugrunde. Besonders der sekundäre Krankheitsgewinn kann ein ungewöhnliches Ausmaß erreichen, indem z. B. der Patient vom Bett aus die ganze Familie herumkommandiert. Die Erhebung der Fremdanamnese kann dann eine große diagnostische Hilfe sein. Am ehesten disponieren Angstneurosen und depressive Neurosen zu diesem Verhalten. Die schlafpolygraphischen Befunde dieser Patienten sind normal, auch in den Einschlaftests „maintenance of wakefulness test" (MWT) und „multiple sleep latency test" (MSLT) stellen sich normale Einschlaflatenzen dar.

Um das Spektrum der psychischen Ursache für Hypersomnie zu komplettieren, möchten wir auf einen Patienten verweisen, der selbst fest davon überzeugt war, an einem Schlafapnoesyndrom zu leiden und nun in ängstlicher Befürchtung von Schlaflabor zu Schlaflabor wanderte und nicht von der Harmlosigkeit seiner polygraphischen Befunde zu überzeugen war. Es ließ sich eine hypochondrisch gefärbte neurotische Entwicklung diagnostizieren.

Eigene Untersuchungen bei Hypersomnien

Aus einem nicht repräsentativen Krankheitsgut haben wir unsere Diagnosen bei hypersomnischen Syndromen zusammengestellt. Schlafapnoe war bei diesen Patienten bereits durch auswärtige Untersuchungen ausgeschlossen worden. In unserer Patientengruppe stellen die Patienten mit einer Hypersomnie lediglich 7% aller Patienten dar. Die Diagnosen lauteten wie folgt:

- Narkolepsie: 5 Patienten
- Idiopathische Hypersomnie: 3 Patienten
- Hypersomnie durch exogene Faktoren: 2 Patienten
- Endogene Depression: 2 Patienten
- Postinfektiöse Hypersomnie (EBV): 2 Patienten
- M. Gilbert-Meulengracht: 1 Patient

Zur Diagnostik bei hypersomnischen Syndromen nach Ausschluß einer Schlafapnoe empfehlen wir folgende Untersuchungen.

- Neurologischer und psychiatrischer Status,
- Fremdanamnestische Angaben,
- EEG,
- 2 Ganznachtpolygraphien
- Testpsychologische Untersuchungen zur Ausdaueraufmerksamkeitsbelastung (z. B. Mackworth clock; Quatember und Maly im Wiener Testsystem),
- Vigilanztets MWT (2mal), MSLT (4- bis 5mal),
- CCT ohne Kontrastmittel,
- Liquoruntersuchung,
- Virologische Untersuchung (EBV, HHV 6),
- TSH-Bestimmung,
- Suchturin.

Abklärung in einem neurologisch-psychiatrischen Schlaflabor kann auch indiziert sein bei Patienten, bei denen eine Schlafapnoe diagnostiziert und therapiert wurde, bei denen aber z. B. unter CPAP keine ausreichende Besserung eingetreten ist. Während in dieser Gruppe die tagsüber auftretenden Einschlafattacken abnehmen, klagen sie weiter über große Müdigkeit und kognitive Einbußen. Bei der Mehrzahl dieser Patienten ließen sich periodische nächtliche Beinbewegungen als Ursache der fortbestehenden Hypersomnie feststellen.

Literatur

Berger M (Hrsg) (1992) Handbuch des normalen und gestörten Schlafs. Springer, Berlin Heidelberg New York Tokyo

Blanke J, Wessel K, Kömpf D (1993) Rapid eye movements bei Schlaf-Apnoe-Syndrom. In: Meier-Ewert K, Rüther E (Hrsg) Schlafmedizin. Fischer, Stuttgart, S 269–271

Carskadon MA, Dement WC (1977) Sleep tendency. An objective measure of sleep loss. Sleep Res 6:200

Danek A, Pollmächer T (1990) Restless legs Syndrom. Klinik, Differentialdiagnose, Therapieansätze. Nervenarzt 61:69–76

Dreßing H, Riemann G (1994) Diagnostik und Therapie von Schlafstörungen. Fischer, Stuttgart

Gallinek A (1954) The syndrome of episodic hypersomnia, bulimia and abnormal mental states. JAMA 154:1081–1083

Honda Y (1986) Significance of HLA typing for the diagnosis of narcolepsy. In: Aizawa M, Tatsri T, Wakiaka A, Konoeda Y (eds) Proceedings of the III. Asia-Oceania Histocompatibility Workshop. Hokkaido Univ. Press, Sapporo

Kupfer DJ (1976) REM latency: A psychobiologic marker for primary depressive disease. Biol Psychiatry 11:159–174

Kurtz D, Meunier-Carus J, Bapst-Reiter J, Lonsdorfer J, Micheletti G, Benignus E, Rohmer F (1971) Problèmes nosologiques posés par certaines formes d'hypersomnies. Rev Eletroencephalogr Neurophysiol Clin 1:227–230

Lavie P (1983) Incidence of sleep apnea in a presumably healthy working population: a significant relationship with excessive daytime sleepiness. Sleep 6:312–318

Meier-Ewert K (1989) Tagesschläfrigkeit. VCH, Weinheim

Nix WA (1990) Das chronic-fatigue-Syndrom – Ein neues Krankheitsbild? Nervenarzt 61: 390–396

Parkes JD (1985) Sleep and its disorders. Saunders, Philadelphia

Pichot P (1991) History of neurasthenia. In: Gastpar M, Kielholz P (eds) Problems of psychiatry in general practice. Hogrefe & Huber, Lewiston, p 16–20

Riemann D, Fleckenstein P, Müller WE, Berger M (1990) Are there biological markers for endogenous depression? In: Stefanis CN, Soldatos CR, Rabavilas AD (eds) Psychiatry today. Excerpta medica, Amsterdam, pp 280–284

Rosenthal NE, Sack DA, Gillin JC, Lewy AJ, Goodwin FK, Davenport Y, Mueller PS, Newsome DA, Wehr TA (1984) Seasonal affective disorder. Arch Gen Psychiatry 41:72–80

Roth B (1980) Narcolepsy and hypersomnia. Karger, Basel

Southmayd E, Cairns J, David MM (1991) Sleep disturbance in depression reconsidered. Can J Psychiatry 36:366–373

Thase ME, Frank E, Mallinger AG, Hamer T, Kupfer DJ (1992) Treatment of imipramine-resistant recurrent depression. III: Efficacy of monoamine oxydase inhibitors. J Clin Psychiatry 53:5–11

Weltgesundheitsorganisation (WHO) (1992) Internationale Klassifikation psychischer Störungen, ICD-10. Kapitel V (F) 2. Aufl. Huber, Bern

5 Technische Aspekte der Diagnostik schlafbezogener Atemstörungen

L. Freitag

Zur Aufdeckung schlafbezogener Atemstörungen sind in den letzten Jahren verschiedene Untersuchungsverfahren und -geräte entwickelt worden. Nachdem man erkannt hat, wie unerwartet groß die Anzahl potentieller Patienten ist, geht die technische Entwicklung derzeit in Richtung ambulant anwendbarer Screeninggeräte. In den Schlaflaboren der Pneumologen, Internisten und Neurologen kommen für die Diagnosesicherung, Ursachenforschung, Therapie und Therapiekontrolle eine wachsende Zahl technischer Geräte hinzu, deren Stellenwert erst langsam erkennbar und einschätzbar wird. Ziel dieses Aufsatzes soll es sein, die gängigen Meßmethoden, Polygraphie- und Polysomnographieverfahren vorzustellen. Hinweise zum Aufbau und Betrieb eines eigenen Schlaflabors werden gegeben. Ausblicke in die Zukunft mit besonderer Berücksichtigung der Computertechnologie schließen die Übersicht ab.

Problemstellung

Das Schlafapnoesyndrom (SAS) ist gekennzeichnet durch Phasen von zentralen und/oder obstruktiven Atemstillständen. In beiden Fällen kommt es periodisch zu einem mehr oder weniger ausgeprägten Sistieren des *Atemflusses an Mund und Nase („flow")*, der auf verschiedenste Weise meßbar ist. Im Gegensatz zum zentralen Schlafapnoesyndrom bleiben beim obstruktiven Schlafapnoesyndrom zunächst die *Thorax- oder Abdominalexkursionen („effort")* erhalten. Die Langzeitregistrierung mit einer einfachen Kombination aus einem Effort- und einem Flow-Sensor erlaubt bereits, neben dem Erkennen der Störung an

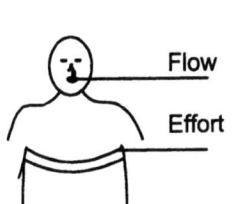

Abb. 1. Schema der detektierbaren Signale beim obstruktiven und zentralen SAS

sich, eine qualitative Unterscheidung zwischen beiden Formen des SAS und die Abgrenzung zu möglichen Artefakten.

Neben Flow-Sensoren, die die Atemgasbewegung an Mund oder Nase aufzeichnen, kommen auch *Mikrophone* zum Einsatz. Während der Apnoephasen fehlt das normale Strömungsgeräusch über dem Kehlkopf. In den Wiederöffnungsphasen nach der Obstruktion beginnen abrupt Schnarchgeräusche. Die Aufzeichnung der typischen Schallphänomene ergänzt die Diagnostik. In der Regel kommt es zu periodischen Schwankungen der *Herzfrequenz* und der *Sauerstoffsättigung*, die mit *Pulsoxymetern* erfaßt werden können. Diese finden sich auch bei den Patienten mit „Upper airway resistance" (UAR). Schweres Schnarchen kann damit zwischen „lästig" und „bedrohlich" unterschieden werden. Rhythmusstörungen und Schwankungen des systemischen und des pulmonal arteriellen *Blutdruckes* sind sekundäre Phänomene. *Blutgas- und Herz-Kreislauf-Signale* lassen sich mit den, aus der Intensivmedizin bekannten Verfahren registrieren. Neben dem klassischen Apnoesyndrom sind bei Patienten mit obstruktiven Atemwegserkrankungen nächtlich auftretende Bronchokonstriktionen bekannt. Zirkadiane, also rein zeitliche *Blutspiegelschwankungen*, z. B. des Kortisols, sind wohl eher die Ursache dieser Obstruktionen als schlafstadienbezogene Muskeltonusanomalien. Die *trockenen Rasselgeräusche* bei diesen Patienten mit Overlapsyndrom sind durch Analysen (Frequenz-Power-Spektren) des *Schallspektrums* über den Lungen detektierbar. Die zeitsynchrone Pulsoxymetrie vervollständigt das Bild. Zu den invasiveren Verfahren gehören beispielsweise die *Ösophagusdruckmessung* zum Nachweis intrathorakaler periodischer Unterdrücke, die *Ösophagus-pH-Wertmessung* zum Ausschluß nächtlicher Aspirationen, die Aufzeichnung des *pulmonal-arteriellen Drucks* und die *fiberoptische Videoaufzeichnung* der anatomisch-funktionellen Verhältnisse im *Larynx-Pharynx-Bereich*. Diese Untersuchungen spielen eher für Forschungszwecke eine Rolle und gehören nicht in das Grundprogramm der Diagnostik schlafbezogener Atemstörungen. *Videoaufzeichnungen* des schlafenden Patienten mit den langen Atempausen und dem anschließenden Aufschrecken sind für den Untersucher ebenso wie für den Patienten eindrucksvoll und etablieren sich allmählich als Routineverfahren in Schlaflaboren. Die *Kopf- und Körperlage* beeinflußt entscheidend die Wahrscheinlichkeit des Auftretens von Apnoen. *Lagesensoren* am Patienten liefern bei synchroner Registrierung die entsprechenden Informationen. Bestimmte Schlafstadien und nachlassender Muskeltonus sind disponierend für Hypo- und Apnoephasen. Typisch für das SAS sind die plötzlichen, vom Kranken nicht bewußt wahrgenommenen, *Weckreaktionen* („arousals"). Die dadurch bedingte Schlaffragmentierung führt zur Tagesmüdigkeit, weil die entmüdende Wirkung des Schlafes verloren geht. Die entsprechenden psycho-physiologischen Signale (*EEG, EOG und EMG*) können erfaßt und aufgezeichnet werden. Zur kompletten Polysomnographie gehört zumindestens die *Stadieneinteilung des Schlafes in REM und Non-REM-Phasen* und die Zuordnung der kardiorespiratorischen Störungen zu diesen Stadien. Inwieweit die Registrierung der nächtlich auftretenden *Beinbewegungen* („restless legs"), *Erektionen* usw. in das Programm aufgenommen werden muß, ist abhängig vom jeweiligen Krankengut. Für pneumologische Kliniken wird der

Schwerpunkt der Messung auf die Registrierung der kardiorespiratorischen Parameter zu legen sein. Im folgenden werden die internistisch-pneumologischen Untersuchungsmethoden näher beschrieben.

Meßverfahren

Funktionsuntersuchungen im Wachzustand

Übliche Lungenfunktionsparameter geben praktisch keine Hinweise auf das Vorliegen eines SAS. Überzufällig häufig finden sich *spirometrisch* Restriktionen als Ausdruck des ebenso häufig zu beobachtenden Übergewichts. Wiederholt wurde beschrieben, daß die *inspiratorische Fluß-Volumenkurve* charakteristische Zackelungen aufweist (Abb. 2). Dieses „Sägezahnzeichen" ist jedoch weder obligat noch verläßlich.

Mit speziell modifizierten Lungenfunktionsverfahren kann der Widerstand des Nasen-Rachen-Raumes isoliert gemessen werden. Die *Blutgase* können völlig unauffällig sein, eine Hypoxämie führt bei Fehlen anderer Erklärungen allerdings manchmal zum Weg ins Schlaflabor. *Pulmonalarteriendruckmessungen* sind dann in Einzelfällen gerechtfertigt. Spezifische Laborwerte gibt es nicht, allenfalls kann eine Erhöhung des *Hämatokritwertes* als Hinweis gewertet werden. Auf der anderen Seite findet man auch Patienten mit schwersten Schlafapnoen ohne Erythrozytose. Zentrale Atemregulationsstörungen lassen sich zwar manchmal durch die CO_2-Rückatmungsantwort aufdecken. Ein normales Ansprechen auf einen steigenden Kohlendioxidgehalt in der Atemluft am Tage schließt aber ebenfalls ein relevantes zentrales SAS nicht aus.

Bildgebende Verfahren

Eine Röntgenuntersuchung der Nasennebenhöhlen ist zumindestens vor Einleitung einer nasalen CPAP-Therapie obligatorisch. Die *Kephalometrie* gehört

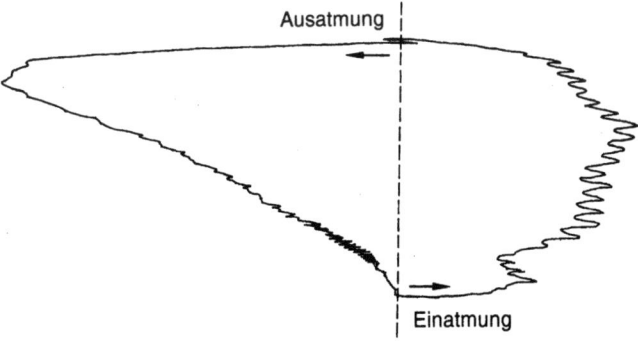

Abb. 2. Sägezahn

nur noch in wenigen Schlaflabors zur Basisdiagnostik. Zum Ausmessen der knöchernen und Weichteilschatten in der oronasomaxillofazialen Region reicht zumeist eine weichbelichtete normale seitliche *Röntgenaufnahme des Schädels*. *Digitale Röntgenaufnahmen, Xerotomographien, Computertomogramme oder gar Kernspinaufnahmen* sind aufgrund der ungleich höheren Kosten allenfalls vor Operationsentscheidungen gerechtfertigt. Manche Untersucher zeichnen die relevanten Abstände einfach während eines Durchleuchtungsmanövers mit einem Filzstift auf den Monitor, und messen anschließend mit einem Maßstab und Winkelmesser nach. Der höheren Strahlenbelastung steht das Erfassen der funktionellen Komponente und eine gewisse Unabhängigkeit vom klinischen Tagesablauf als Vorteil gegenüber.

Akustische Reflektometrie

Eine Alternative zu den radiologischen Verfahren bietet die *akustische Reflektometrie*. Bei der Acoustic-reflection Technik wird ein kurzer Schallimpuls in die Atemwege geleitet und das Echo analysiert. Durch lineare Dekonvolution läßt sich ein Querschnittsflächenabstandsdiagramm gewinnen. Geräte, deren Meßstrecke speziell für den oberen Anteil der Atemwege unter Einschluß der Nase optimiert wurde, sind unter den Namen „Rhinoklack" (Stimotron, Wendelstein) und „Eccovision" (Hood Laboratories, Pembroke, MA) erhältlich. Gegenüber der *Rhinomanometrie*, die nur den Gesamtwiderstand anzeigt, kann mit der Reflektometrie die Enge lokal zugeordnet werden. Die Größen- bzw. Querschnittsverhältnisse des Nasopharynxraums sind hiermit allerdings auch nur im Wachzustand meßbar. Methoden zur Resistancemessung im Schlaf, z.B. mit forcierter Oszillation sind noch im Forschungs- und Entwicklungsstadium.

Messungen im Schlaf

Atemexkursionen

Atmungsanstrengungen durch Zwerchfell und Interkostalmuskulatur führen zu intrathorakalen Druckschwankungen. Eine Standardtechnik zur Registrierung der Atemtätigkeit in physiologischen Labors ist daher die *Druckmessung im Ösophagus mit einer Ballonsonde*. Es ergibt sich ein extrem artefaktarmes Signal, aber die Methode ist relativ invasiv, verfälscht durch den Katheter die regulären Verhältnisse und erschwert beispielsweise die CPAP-Kontrolle. Zur Messung von Obstruktionen der oberen Atemwege ist die Ösophagusdruckmessung noch immer am sensitivsten. *Intrathorakale Druckschwankungen* können näherungsweise auch mit einem Federdehnungssensor im Jugulum registriert werden. Ein derartiger *ITP-Fühler* findet sich beispielsweise serienmäßig im Sidas System (Stimotron Wendelstein).

Beim Einströmen von Luft ändert sich das Gas-Flüssigkeits-Verhältnis in der Lunge und damit proportional deren Leitfähigkeit für elektrischen Wechselstrom. Diese *elektrische Thoraximpedanz* wird in vielen Intensivmonitoren zur Ermittlung der Atemfrequenz gemessen. Bei Verwendung getrennter Elektroden für Einspeisung und Abgriff des Wechselstroms (Vierpunktmethode) zeigt die Impedanzmessung von allen Verfahren die beste Linearität im Vergleich zur pneumotachographisch gemessenen Atmung, solange die Atemwege offen sind. Leider ändert sich der komplexe Anteil des Impedanzsignals auch bei reiner Kompression ohne Gasfluß, so daß es nicht als echtes Atmungssignal verwendet werden darf. Als Effort-Signal ist es gut verwendbar. Im Impedanzsignal finden sich immer kardiogene Schwankungen. Durch Signalaufbereitung lassen sich neben der Herzfrequenz auch Herzschlagvolumenparameter gewinnen (*Impedanzkardiographie*). Da die Medizingeräteverordnung bei Einspeisung eines hochfrequenten elektrischen Stromes in Patienten erhebliche Auflagen macht, sind Impedanzgeräte nicht sehr kostengünstig.

Beim Einströmen des Atemgases ändert sich auch die Querschnittsfläche des Thorax und des Abdomen. Die *Induktionsplethysmographie (Respitrace)* erfaßt diese Änderungen getrennt für thorakale und abdominale Ventilationsanteile. Dabei werden 2 flache elastische Bänder mit eingewebten Drahtspulen und Adhäsionsverschlüssen um Brust und Bauch des Patienten gelegt. Ein Oszillator und ein Auswertegerät werden mit Kabeln angebracht. Jahrelang war dieses Verfahren als Standard in den Schlaflabors und bei Screeninguntersuchungen etabliert. Man hat sich bemüht, zunehmend mehr Informationen aus den Signalen herauszuholen. Phasenverschiebungen zwischen Thorax- und Abdominalschwankungen deuten auf Obstruktionen der oberen Atemwege hin, kardiogene Signalschwankungen erlauben eine Abschätzung der Herzleistung. Für intensivmedizinische Überwachungsaufgaben hat man komplexe rechnergestützte Kardiorespirationsmonitore auf der Basis der Induktionsplethysmographie entwickelt (NIMS). Das Respitrace-Ursprungssignal ist bezüglich der Artefaktanfälligkeit der elektrischen Impedanz vergleichbar. Filter- und Integrationsschaltungen können die Signalgüte für die polysomnographische Anwendung verbessern.

Bei der Atmung ändert sich natürlich nicht nur der Querschnitt, sondern, für jeden offensichtlich, auch der Umfang des Thorax. Um dieses Atmungskorrelat zu messen, stehen verschiedene Techniken und Geräte zur Verfügung. In der Physiologie ein altbekanntes Meßgerät ist die *Quecksilberdehnungsbrücke*. Während diese noch ein semiquantitatives Signal liefert, sind die heute in einigen Screeninggeräten verwendeten einfachen *Dehnungsmeßstreifen auf Piezokristallbasis* nur noch für qualitative Aussagen (Atmung oder nicht) brauchbar. Ein robustes, preiswertes Gerät mißt einfach die *Druckschwankungen in kleinen Schläuchen*, die *in Thoraxdehnungsbändern* inkorporiert sind. Diese *Respibands* sind in der Handhabung einfach, praktisch wartungsfrei und stellen eine preiswerte Alternative zum Respitrace dar (Abb. 3). Die Ausgangsspannungen aller Anstrengungssignale sind so einzustellen, daß Hypopnoen sicher von Atemstillständen unterschieden werden können. Eine Hyperventilation sollte nicht zu einer Übersteuerung führen.

Eine gänzlich andere Technik der Atemexkursionserfassung besteht in der Registrierung von Bewegungsschwankungen des Bettes. Bei diesem *ballisto-*

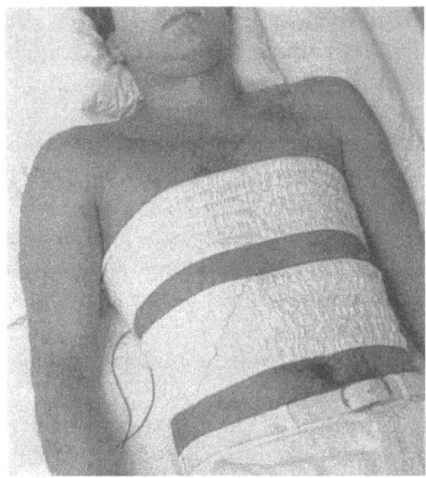 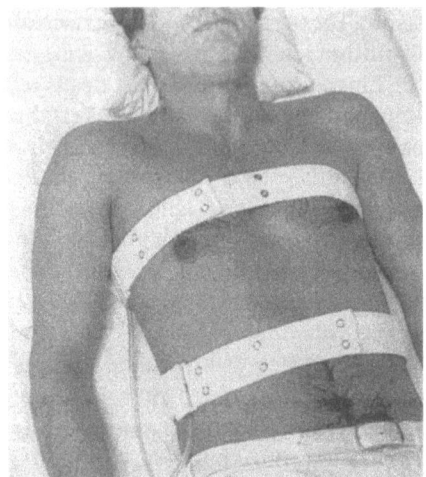

Abb. 3. Effort-Sensoren, Respitrace links und Respiband rechts

graphischen Verfahren (*Biomatt*, Biorec Inc.) wird eine dünne Decke mit eingebauten Bewegungssensoren unter die Bettdecke des Patienten gelegt. Das Gerät erlaubt die simultane Registrierung von Atemexkursionen, Körperlageänderungen sowie einem kardioballistographischen Signal. Es ist auch für Screeningtechniken in der Patientenwohnung geeignet.

Gasfluß an Mund und Nase

Der Mensch kann über den Mund, das rechte oder das linke Nasenloch atmen. Diese triviale Erkenntnis hat erhebliche Konsequenzen für die praktische Registrierung von Atemflußsignalen. Da sich In- und Exspirationsluft in der Temperatur unterscheiden besteht die einfachste Registriereinheit aus einem *Thermistor* in einer Brückenschaltung der vor Mund und/oder Nase angebracht wird (Abb. 4). Die Sensoren müssen dabei in der Weise angebracht werden, daß die Mund und Nasenatmung erfaßt wird.

Bei einer Maskenbeatmung können *Druckschwankungen in der Maske* als Atmungsäquivalente registriert werden. Betrachtet man nur die Änderungen gegenüber dem Mittelwert so ergibt sich ein ausreichend quantifizierbares Signal. Einige Hersteller messen stattdessen mit *Turbinen-Flow-Sensoren* in den CPAP-Geräteschläuchen den Gasfluß und errechnen daraus den Patientenatemfluß.

Eine weitere Alternative besteht in der Registrierung und Spektralanalyse von Strömungsgeräuschen mit *Mikrophonen über dem Kehlkopf* (Abb. 5). Dieses Sonospirogramm ist in Bezug auf die Atemtiefe nicht mehr ausreichend verwertbar und ist daher nur zur Detektion von Apnoen im Screeningbereich sinnvoll einsetzbar. Neben dem Atemstrom werden die Schnarchgeräusche aufgezeichnet und gezählt.

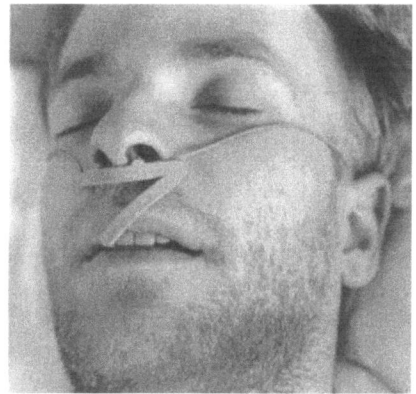

Abb. 4. Thermistor zur Erfassung der Nasen- und Mundatmung

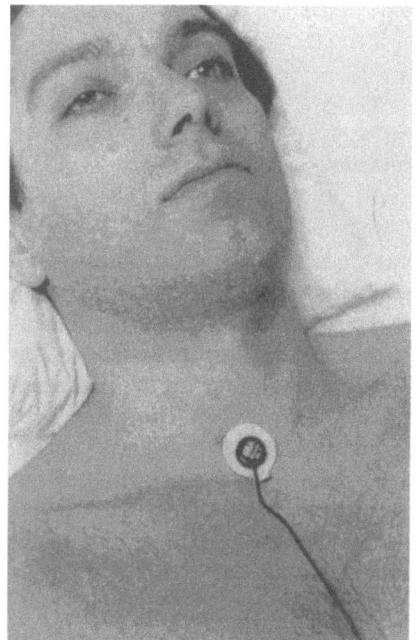
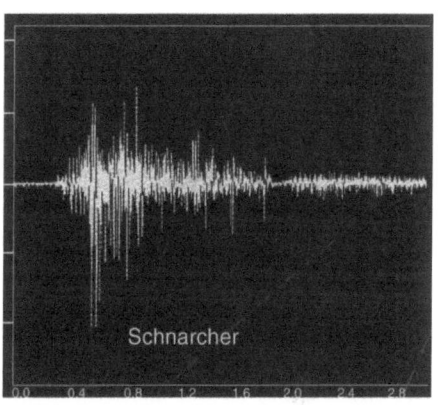

Abb. 5. a Kehlkopfmikrophon, **b** typisches Schnarchgeräusch

Ein echtes, quantitatives Flow-Signal ist mit einer Kombination aus einem kleinen Widerstand („Mull", „Gaze") und einem *Drucksensor* zu gewinnen. Angebracht vor Mund und Nase lassen sich mit diesem „Mikropneumotachographen" valide und artefaktarme Gasströmungssignale registrieren. Probleme ergeben sich bei Anwendung dieser Druckmeßtechnik natürlich während externer Druckapplikation also unter CPAP oder BiPAP.

Das aussagekräftigste, aber technisch und finanziell aufwendigste Verfahren besteht in der Messung des *exspiratorischen CO_2* mit einem Ultrarotabsorp-

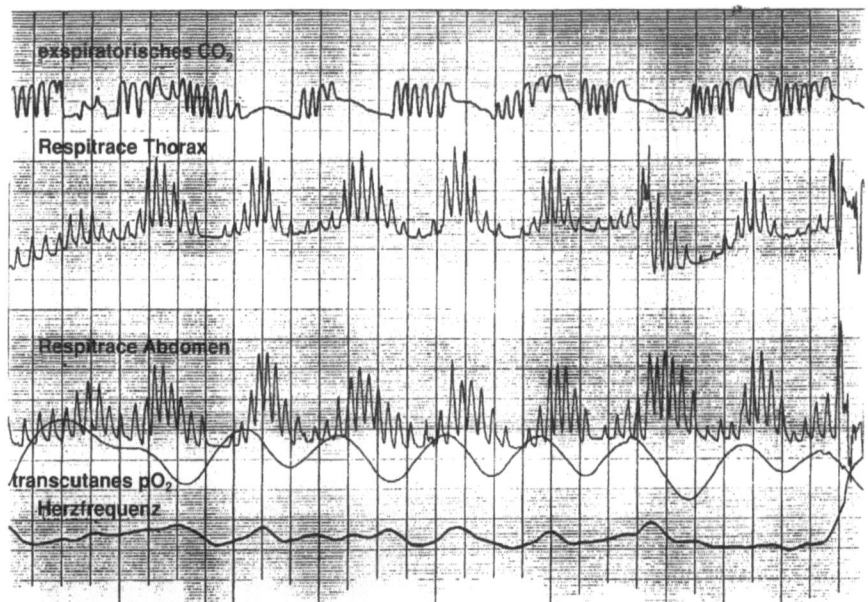

Abb. 6. Flow-Registrierung durch Analyse des exspiratorischen CO_2

tionsschreiber („URAS"), (Abb. 6). Wird aus dem Nasen-Rachen-Raum über eine Nasensonde kontinuierlich etwas Atemgas abgesaugt und analysiert, so erhält man ein Signal, welches den Gasaustausch am verläßlichsten repräsentiert. Wegen der Gaslaufzeit im Schlauchsystem und der internen Response-Zeit des Analysators ist das derartig ermittelte Flow-Signal aber bis zu mehreren Atemzügen gegenüber den Effort-Sensoren phasenverschoben. Diese fixe Zeitverschiebung muß bei der Signalanalyse entsprechend korrigiert werden. Unsere ersten Schlaflabormeßplätze hatten wir mit URAS-Geräten ausgestattet und damit sehr artefaktarme Flow-Signale gewinnen können.

Leider sind die Preise der CO_2-Sensoren unverändert hoch. Der Trend geht daher zu modifizierten Thermistoren, die nach wie vor das beste Preis-Leistungs-Verhältnis haben.

Bezüglich der erforderlichen Signalgüte gilt für Atemflußsensoren das gleiche wie für die Anstrengungssignale. Obwohl die Ausgangswerte nur semiquantitativ sein können, ist sicherzustellen, daß Apnoephasen, Hypoventilation und normale Atmung sicher unterschieden werden können.

Um die Auswirkungen auf den Gasaustausch und das Herz-Kreislauf-System festzustellen benötigt man jedoch weitere Parameter.

Unblutige O_2/CO_2-Messung

Prinzipiell kann man den Sauerstoffpartialdruck oder die Sauerstoffsättigung messen. Die *transkutane pO_2-Messung* erfordert ein thermisches Hyperämisie-

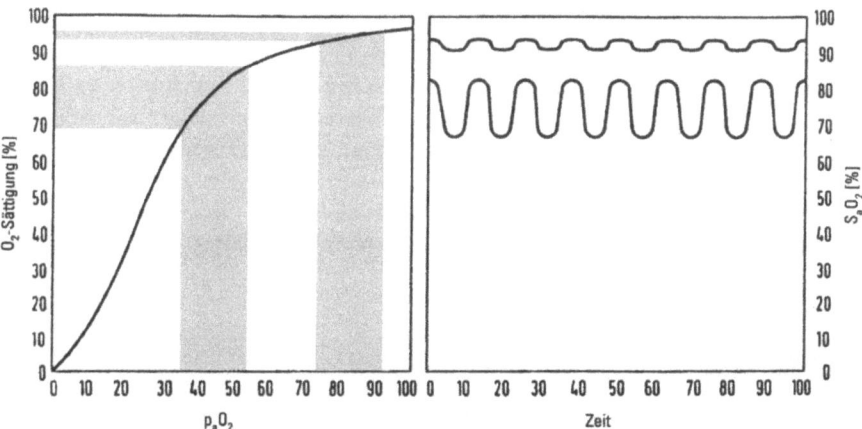

Abb. 7. Sauerstoffsättigungskurve und Entsättigungssignale

ren eines Hautbezirkes, üblicherweise am Unterarm. Wegen der Verbrennungsgefahr muß entweder nach spätestens 3 h der Sensor an eine andere Stelle versetzt werden, was neben anderen Unbequemlichkeiten das Aufwecken des Patienten erfordert, oder man muß mit niedrigeren Temperaturen ($< 41\,°C$) arbeiten. In letzterem Fall werden die Messungen ungenauer und artefaktempfindlicher. Der Vorteil der pO_2-Messung ergibt sich aus der weit größeren Signalspreizung, wie aus dem sigmoiden Verlauf der Sättigungskurve ersichtlich wird (Abb. 7). Gerade in den oberen Bereichen, in denen Sättigungsschwankungen des nicht chronisch lungenkranken Patienten zu erwarten sind, ist die Auflösung der Partialdruckverfahren wesentlich höher. Ihr großer Nachteil bleibt die extreme Abhängigkeit des pO_2-Signals von der Hauttemperatur (Kälte!).

Die Messung des Sauerstoffpartialdruckes ist heute weitgehend durch die *Pulsoxymetrie* abgelöst worden. Die Sauerstoffsättigung kann sehr einfach mit Ohr- oder Fingerkuppen-Pulsoxymetern gemessen werden. Dieses photometrische Verfahren kann als sehr ausgereift angesehen werden. Eine Lichtquelle sendet Licht mit 2 diskreten Wellenlängen im roten und infraroten Spektrum aus. Das Licht, welches das Gewebe des Ohrläppchens passiert, wird teilweise absorbiert und durch das pulsierende, arterielle Blut moduliert. Ein Photosensor auf der gegenüberliegenden Seite des Ohrläppchens oder der Fingerkuppe registriert das durchscheinende Licht. Weil oxygeniertes und reduziertes Hämoglobin bei den gesendeten Wellenlängen unterschiedlich absorbieren, kann aus deren Verhältnis die Sauerstoffsättigung errechnet werden. Am Ausgang des Pulsoxymeters stehen die Signale: Sauerstoffsättigung, Pulswelle und Herzfrequenz zur Verfügung. Die Anwendung der Pulsoxymeter ist im Vergleich zu den transkutanen pO_2-Meßgeräten wesentlich unkomplizierter. Ein besonderer Vorteil dieser Geräteart besteht darin, daß das von ihnen gelieferte Pulssignal im Screeningbereich ein zusätzliches EKG zur Analyse von Herzfrequenzschwankungen erspart.

Für manche Fragestellungen reicht die alleinige Messung des Sauerstoffgehaltes nicht aus. Unter O_2-Gabe kann bei manchen Erkrankungen eine lebensbedrohliche Hyperkapnie auftreten. Um dies zu erfassen, müssen entweder in kurzen Abständen Blutgasanalysen vorgenommen werden, oder man muß den *pCO_2-Wert* transkutan messen. Es gibt transkutane Kombinationsmeßgeräte mit Doppelelektroden. Die angesprochenen praktischen Probleme stehen aber der weiten Verbreitung entgegen. Auch die Kombination eines Sauerstoffsättigungsmeßgerätes mit einem Hauptstrom*kapnographen* ist kommerziell erhältlich (z. B. CO_2SMO, Novametrix).

EKG, Pulsfrequenz

Hypopnoen und Apnoen mit Entsättigungen, und die intrathorakalen Druckschwankungen beim Versuch gegen die geschlossenen oberen Atemwege zu atmen, haben Auswirkungen auf das Herz-Kreislauf-System. Wie groß diese Auswirkungen im Einzelfall sind, ist entscheidend für die Frage des Krankheitswertes der schlafbezogenen Atemstörungen. Das *EKG* ist natürlich das Standardverfahren, um diese Frage zu beantworten. Für Screeningzwecke und auch für die allermeisten klinischen Fragestellungen im Schlaflabor reicht die Gewinnung einer Ableitung mit der aus der Intensivmedizin bekannten Dreielektrodenanordnung aus. Abgeleitet wird zwischen der Elektrode auf dem Manubrium Sterni und der Elektrode im 5. Interkostalraum. Die übliche Verstärkung liegt bei 1 mV/cm. Die Abtastrate muß über 50 Hz liegen, um P- und T-Welle ebenso wie die R-Zacke korrekt unterscheiden zu können. Im Schlaflabor müssen Herzfrequenzschwankungen, Arrhythmien und Endstreckenveränderungen erkennbar sein. Für wenige Fragestellungen (lokale Ischämien) müssen mehrere Ableitungen aufgenommen werden. Dies ist apparativ aufwendiger und speicherplatzintensiver, kann aber mit jedem handelsüblichen EKG-Gerät realisiert werden. Wie bereits erwähnt reicht zur alleinigen Erfassung der Herzfrequenz und ihrer Schwankungen für Screeningzwecke ein Pulsoxymeter oder ein Impedanzsignal aus.

Körperlage und Bewegung

Die Kopf- und Körperlage läßt sich technisch sehr einfach, beispielsweise mit Quecksilberschaltern messen. Die Sensoren werden auf dem Sternum, dem Respiband oder der Stirn angebracht. Bewegungssensoren, die äußerlich einer Armbanduhr ähneln, sind kommerziell erhältlich. Geräte wie das Edentec Monitoring System interpretieren Unstimmigkeiten der Signale EKG, Sauerstoffsättigung und Effort als Körperbewegung. Andere Geräte haben einen oder 2 Aufzeichnungskanäle für Körperlage und Bewegung reserviert. Die Unterscheidung zwischen flacher und aufrechter Körperhaltung wird für Abrechnungszwecke nicht gefordert und selten registriert, obwohl dies eine sinnvolle Ergänzung sein dürfte. Für genauere Analysen bietet sich die Videoregistrierung an (siehe unten).

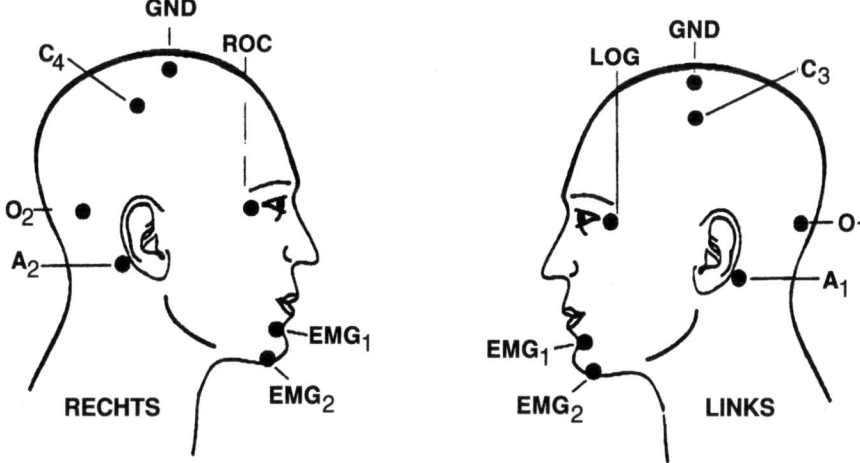

Abb. 8. Elektrodenplazierung für EEG und EOG

EEG, EOG, EMG

In Abgrenzung zu Screeninguntersuchungen und zur einfachen *Polygraphie* gehört zur echten *Polysomnographie* die zeitsynchrone Registrierung neurophysiologischer Parameter, die eine Schlafstadienanalyse gestatten. Hierzu müssen mindestens 2 *EEG*-Ableitungen (C3-A2, C4-A1) aufgezeichnet und ausgewertet werden. Plaziert wird nach dem 10:20 System. Es hat sich bewährt, die Ableitungspunkte A1 und A2 durch Ableitungen am Mastoid zu ersetzen. Bei der Auswertung werden die Stadien Wach, 1 bis 4, REM und MT unterschieden. Um REM-Schlafphasen und Schlafstadium 1 mit den langsamen Augenbewegungen zu erkennen, registriert man die Augenmuskelbewegungen mit dem *EOG*. Hierzu wird am rechten und linken Epikanthus abgeleitet (Abb. 8) Für EEG- und EOG-Signale muß die Verstärkung mindestens 7 µV/mm betragen. Bei Verwendung moderner Elektroden sind besondere Abschirmungsmaßnahmen für die Schlaflaborwände überflüssig. Zeitkonstanten von 0,3 s und Grenzfrequenzen von 70 Hz müssen von Aufnahme-, Speicher- und Ausgabeeinheit eingehalten werden. Das EMG am Kinn wird am Musculus mentalis oder Musculus submentalis abgeleitet. Periphere EMGs zum Aufdecken periodischer Beinbewegungen leitet man bipolar am Musculus tibialis anterior ab. Das EMG erfordert eine noch höhere Verstärkung von mindestens 2 µV/mm, die Zeitkonstante sollte 0,1 s nicht überschreiten.

Pulmonalarteriendruckmessung

Die nächtliche Dauermessung des pulmonal-arteriellen Druckes ist bei strenger Indikationsstellung mit einem üblichen Kathetermeßplatz realisierbar. Besondere Beachtung muß dabei der Patientensicherheit gewidmet werden. Ist die direkte visuelle Beobachtung durch geschultes Personal nicht möglich, so ist zumindestens eine Videoüberwachung zwingende Voraussetzung. Wir haben in unserem Schlaflabor den Druckwandler (Stathamelement) und den Monitor als einziges Gerät im Patientenraum untergebracht und leiten nur das elektrische Signal in den Registrierraum. Dies ist zwar bedienungstechnisch weniger elegant, liefert aber bessere, weil ungedämpfte Signale.

Video und Ton

Die kontinuierliche Videobeobachtung und -aufzeichnung des Patienten mag als Luxus angesehen werden. Für die Ausbildung und für die Patientenaufklärung hat es sich aber als außerordentlich eindrucksvoll und damit motivierend erwiesen, die schier endlosen Atempausen und das plötzliche Aufschrecken aufzunehmen und am Morgen dem Kranken vorzuspielen. Die eleganteste Lösung, um den Nachtschlaf nicht zu stören, ist natürlich das Arbeiten mit Infrarotlichtquellen und entsprechend empfindlichen Kameras. Eine kostengünstigere Alternative bietet die Verwendung einer normalen CCD-Chipkamera und einer schwachen Zimmerbeleuchtung. Das Emfindlichkeitsspektrum einer solchen Kamera zeigt, daß eine grüne Lampe am ehesten geeignet ist. Während die Patienten im Schlaflabor nur ein schwaches grünes Licht über dem Kopfende sehen, bei dem sie ungehindert schlafen können, erscheinen sie auf den Monitoren im Überwachungsraum und auf dem Videoband taghell. Eine sinnvolle Ergänzung ist die Fernsteuerung der Brennweite. Es hat auch Versuche gegeben, Videofilmsignale durch Computer mit Bildverarbeitungstechniken weiter auszuwerten, um damit berührungslos Atmung und Weckreaktionen zu quantifizieren. Bis zur Marktreife ist derzeit kein solcher Aufbau gelangt. Einfache Richtmikrophone über dem Patienten reichen aus, um Atem- und Schnarchgeräusche aufzunehmen. Es ist nicht notwendig, diese Mikrophone am Patienten anzubringen.

Mit sogenannten *Video-Overlay-Karten* ist es möglich, auf einem Monitor oder Videorekorder mit Fernseher die polysomnographischen Signale dem Videobild des schlafenden Patienten zu überlagern. Die zeitsynchrone Registrierung und Abspeicherung ist für wissenschaftliche Analysen wie für Demonstrationen gleichermaßen geeignet. Da moderne Overlay-Karten alle Standardvideosignale verarbeiten können, kann praktisch jeder bestehende Schlaflabormeßplatz damit nachgerüstet werden.

Aufzeichnungs- und Speicherverfahren

Prinzipiell besteht die Möglichkeit die vorgenannten Signale dauernd mitzuschreiben, mit voller Auflösung digital abzuspeichern oder vorverarbeitet und mit reduziertem Informationsgehalt auszudrucken. In bestimmten Analogmeßplätzen (z.B. SleepDoc, ML-Medizintechnik) werden *Tintenschreiber* eingesetzt.

5 Technische Aspekte der Diagnostik schlafbezogener Atemstörungen 77

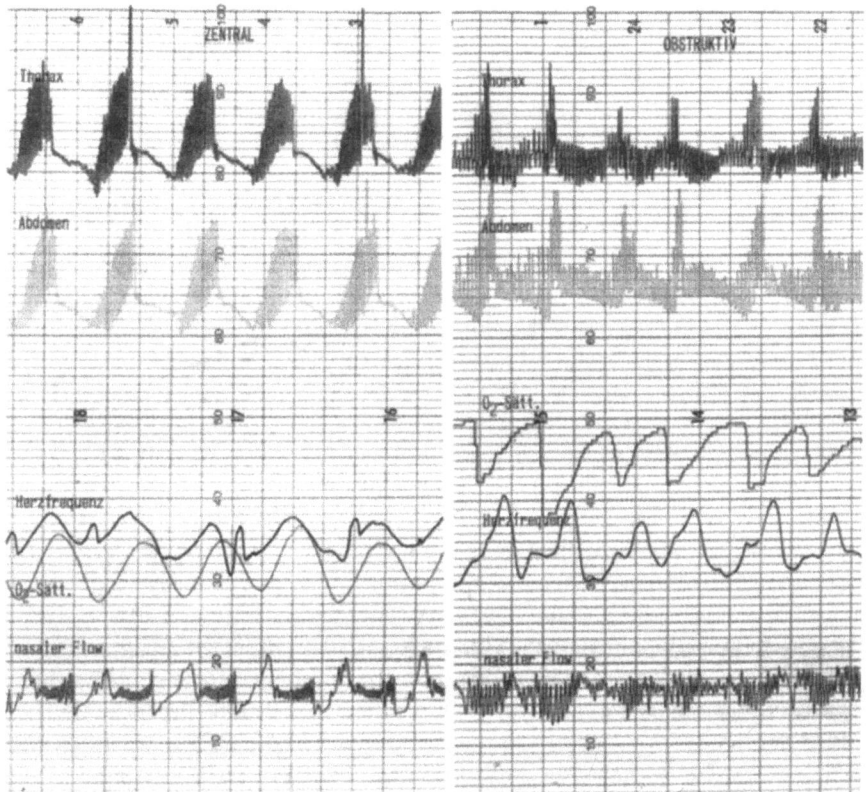

Abb. 9. a Analogmeßplätze, **b** Registrierung einer zentralen und einer obstruktiven Schlafapnoe

Die Qualität der Ausdrucke ist nicht zu übertreffen. Der Papierverbrauch bei der üblichen Aufzeichnungsgeschwindigkeit von 10 mm/s ist jedoch erheblich und die gesamte Auswertung muß naturgemäß „zu Fuß" vorgenommen werden. In der Praxis dauert das Zählen und die Quantifizierung der Apnoephasen jedoch nur wenige Minuten. Schwankungen der Herzfrequenz, der Sauerstoffsättigung, der thorakalen und abdominalen Atemexkursionen sowie des Atemgasflusses sind hervorragend erkennbar (Abb. 9).

Für höherfrequente Signale wie EKG, EOG und besonders EEG ist dieses Verfahren natürlich nicht praktikabel. Die hierbei notwendige Papiervorschubgeschwindigkeit begrenzt die Anwendbarkeit der Papierdauerregistrierung. „Going paperless" ist der allgemeine Trend in der Aufzeichnung physiologischer Meßdaten. Dies ist heute mit einfachen Personalcomputern preiswert zu realisieren. Zunächst müssen die von den Sensoren kommenden Signale der Peripheriegeräte mit Vorverstärkern aufbearbeitet werden. Nach dieser Pegelanpassung, d.h. Verstärkung oder Abschwächung und gegebenenfalls Filterung werden sie in einen *Analog-Digitalwandler* eingespeist. Üblich sind 12 Bit Wand-

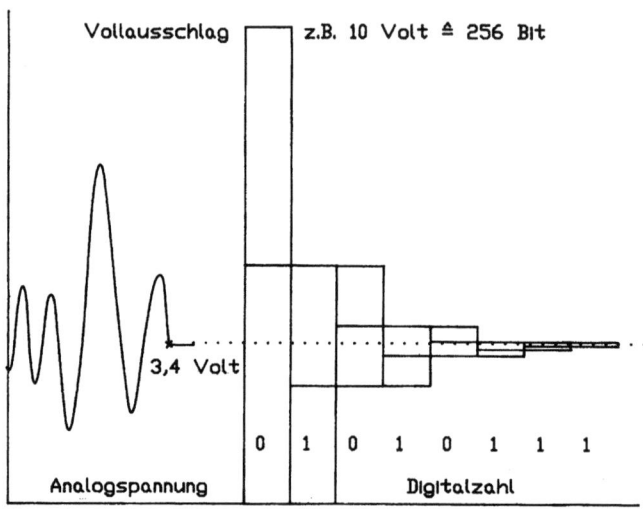

Abb. 10. Prinzip der sukkzessiven Approximation

ler mit bis zu 16 Kanälen. Das Prinzip der AD-Wandlung sei am Beispiel der Pulsoxymetrie und einem üblichen Wandlungsverfahrens, der sog. *sukkzessiven Approximation* erläutert (Abb. 10)

Im arteriellen Blut sind beispielsweise 87% der Erythrozyten mit Sauerstoff beladen. Wie im vorigen Abschnitt erläutert, wird bei der Pulsoxymetrie die Fingerbeere oder das Ohrläppchen mit rotem Licht durchstrahlt. Photozellen mit optischen Filtern messen die periodische Änderung der Lichtintensität (Pulswelle) sowie das Verhältnis der Lichtintensitäten bei 2 Wellenlängen. Dieses Verhältnis, entsprechend dem Anteil von Oxyhämoglobin zum Gesamthämoglobin kann als elektrische analoge Spannung am Ausgang des Pulsoxymeters abgegriffen werden. Aus einer Sauerstoffsättigung von 87% wird z.B. 8,7 Volt. Die Gesamtintensität steht als zweite Spannung zur Verfügung und kann als Pulswelle auf einem EKG-Monitor angeschaut werden. Die elektrische Spannung schwankt beispielsweise pulssynchron zwischen 2 und 4 Volt, bei Auftreten einer hämodynamisch wirksamen Extrasystole entsprechend weniger. Schließlich setzt ein interner Frequenzspannungswandler die Pulsabstände in ein drittes Signal um, welches der Herzfrequenz entspricht. Eine Spannung von 8 Volt entspricht beispielsweise einer Frequenz von 64 Schlägen pro Minute.

Nach Pegelanpassung in einem Interface wird diese Spannung durch den AD-Wandler in ein Digitalsignal umgesetzt. Wie bei einer Intervallschachtelung wird der analoge Meßwert in eine Digitalzahl umgesetzt. Die *Auflösung* ergibt sich bei diesem Verfahren aus der Zahl der Approximationsschritte. Mit einem 8 Bit-Wandler können 1/256 des Vollausschlages, mit einem 12 Bit-Wandler 1/4096 des Vollausschlages aufgelöst werden. Die Vorverarbeitung mit Pegelanpassung entscheidet also wesentlich darüber, ob die für eine diagnostische Interpretation notwendigen Informationen wirklich aufgezeichnet werden. Zu kleine Signale verschwinden völlig, Signale oberhalb des Vollausschlages können nicht mehr beurteilt werden.

Neben der quantitativen Signalauflösung spielt die *Abtastrate* eine entscheidende Rolle. Die *Frequenzauflösung* des Signals wird durch die Häufigkeit der Wandlung bestimmt. Die Abtastfrequenz muß doppelt so groß sein, wie der zu ermittelnde Frequenzanteil (Nyquistfrequenz). Um beispielsweise den 25 Hz Anteil eines EKG-Signals erfassen zu können, müssen mindestens 50 Wandlungen pro Sekunde durchgeführt und gespeichert werden. Die Wandlungsfrequenz bezieht sich dabei auf den einzelnen Kanal. Sollen beispielsweise 10 Kanäle gleichzeitig mit 50 Hz erfaßt werden, muß das System 500 Wandlungen in der Sekunde durchführen und abspeichern. Bei einer Aufzeichnung über 8 Stunden mit einer Speicherbreite von 12 Bit wären dies: $500 \cdot 12 \cdot 3600 \cdot 8 = 173$ Mio Bit. Es wird klar, warum dies bei Screeninggeräten mit begrenzter *Speicherkapazität* nicht möglich ist.

Die große Datenmenge ist von modernen Personalcomputern leicht zu bewältigen. Über interne *Netzwerke* in einem Krankenhaus können derartige Daten problemlos von einem Meßplatz zu einem Zentralrechner weitergeleitet werden, um sie dort z. B. zu verarbeiten, und zu archivieren. Eine echte *Datenfernübertragung* ist aber nicht möglich. Wollte man beispielsweise die Polysomnographiedaten in einer peripheren Schlaflaboreinheit (z.B. andere Klinik) aufnehmen und dann telefonisch per Modem an ein zentrales Schlaflabor zur Analyse übermitteln, entstünden völlig unpraktikable Übertragungszeiten. Selbst über eine moderne ISDN-Leitung mit einer Geschwindigkeit von 64 kByte/s müßte für den Rohdatensatz besagter Patientennacht 8 h lang ohne Unterbrechung gesendet werden.

In der Praxis werden die physiologischen Signale mit unterschiedlicher Frequenz abgetastet und gespeichert. Während für das EMG 100 Wandlungen pro Sekunde durchgeführt werden sollten, ist es völlig ausreichend, die Sauerstoffsättigung einmal pro Sekunde abzuspeichern. Hiermit kann Speicherplatz gespart und später die Analysezeit verkürzt werden. In der Praxis kann als Faustregel gelten, daß man, unter Ausnutzung von Kompressionstechniken für eine kardiorespiratorische Polygraphie 4 MByte, für eine komplette Polysomnographie mindestens 50 MByte Speicherplatz benötigt. Es ist aber nicht sinnvoll, z.B. die Rohdaten zu beschneiden, zu mitteln, um Platz auf dem Speichermedium wie der Festplatte zu sparen. Ohne die echten Rohdaten kann eine korrekte Analyse und eine Nachkontrolle nicht mehr durchgeführt werden. Würde man beispielsweise nur die R-R-Intervalle anstatt des echten EKG aufzeichnen, ließe sich zwar der Speicherbedarf einer Nacht von 4000 kByte auf 28 kByte reduzieren, Aussagen über Extrasystolen wären aber nicht mehr möglich.

Problematisch bleibt der Austausch von Daten zwischen verschiedenen Zentren. Derzeit gibt es leider ebenso viele Dateiformate wie Hersteller. Die Deutsche Gesellschaft für Schlafmedizin empfiehlt die Verwendung des „European Data Format (EDF)" zum Austausch digitaler Polysomnographien.

Innerhalb weniger Jahre sind die Preise für Speichermedien, bedingt durch die große Nachfrage im Konsumermarkt gefallen wie in keinem anderen Bereich. Große *Festplatten*, wiederbeschreibbare *Optical disks* und *magnetop-*

tische Laufwerke sind inzwischen Massenartikel. Für stationäre Schlaflaboreinheiten ist damit ein, noch vor wenigen Jahren stark limitierender Faktor entfallen. Die Zukunft gehört sicher den *selbstbeschreibbaren CD-ROMS*. Die Investition für das Laufwerk ist zwar erheblich, das Speichermedium kostet dann aber gegenüber einer Optical disk mit gleicher Kapazität nur noch ein Zwanzigstel.

Zusammenstellung mehrerer Schlaflaboreinheiten

Der praktische Aufbau der meisten kommerziell erhältlichen Kompaktanlagen besteht aus einer patientennahen *Headbox* mit eingebauten Vorverstärkern. Die gefilterten und im Pegel angepaßten elektrischen Signale werden über Kabelstränge zur Computereinheit geleitet. In dieser Einheit befinden sich die AD-Wandler und eine Festplatte. Nicht alle dieser *Workstations* müssen über Interpretations- und Darstellungsmöglichkeiten verfügen. Preiswerter ist ein *lokales Netzwerk* mit einem potenten Zentral-PC, auf dem die Analyse der Daten von den Workstations erfolgt. In diesem Rechner wird dann die Archivierung, z.B. auf einer CD-ROM vorgenommen. Die Ausgabeeinheit, z.B. ein Farbdrucker muß damit ebenfalls nur einmal beschafft werden.

Auswertung

Die Auswertung der Registrierungen ist leicht erlernbar und kann vom technischen Personal des Schlaflabors übernommen werden. Die Interpretation ist eine ärztliche Tätigkeit. Je überschaubarer die Daten sind, um so sicherer kann die Diagnose gestellt und beispielsweise ein Therapieerfolg überwacht werden.

Computergestützte Auswertung

Um die anfallende Datenmenge überschaubar zu präsentieren, besonders aber, um die verschiedenen Events wie Entsättigung, Schlafphase, Körperlage, Uhrzeit, Arrhythmiehäufigkeit usw. korrelieren zu können, gibt es keine vernünftige Alternative zur computergestützten Auswertung. Mit Methoden der *Zeitreihenanalyse* werden Muster erkannt und präsentiert. Zahlreiche Hersteller bieten inzwischen Komplettmeßplätze mit automatischer Auswerteeinheit an. Die Analysezeit mit Auflistung aller Events, Zuordnung zu den Schlafphasen, Zuordnung der Entsättigungen zu den Events und den Schlafphasen (3-dimensionale Datendarstellung), Histogrammerstellung usw. dauert auf modernen Rechnern mit Pentiumprozessoren weniger als 5 Minuten. Kein System ist aber derartig vollkommen, daß die Kontrolle durch den Arzt entfallen könnte. Der Rechner kann mit den heute verwendeten Algorithmen nur mit Schwellenwerten arbeiten. Hat sich beispielsweise eine Elektrode gelöst, oder ist ein Rohsignal aus anderen Gründen auch nur zu schwach, muß der Computer dies als sistierenden Atem-

5 Technische Aspekte der Diagnostik schlafbezogener Atemstörungen   81

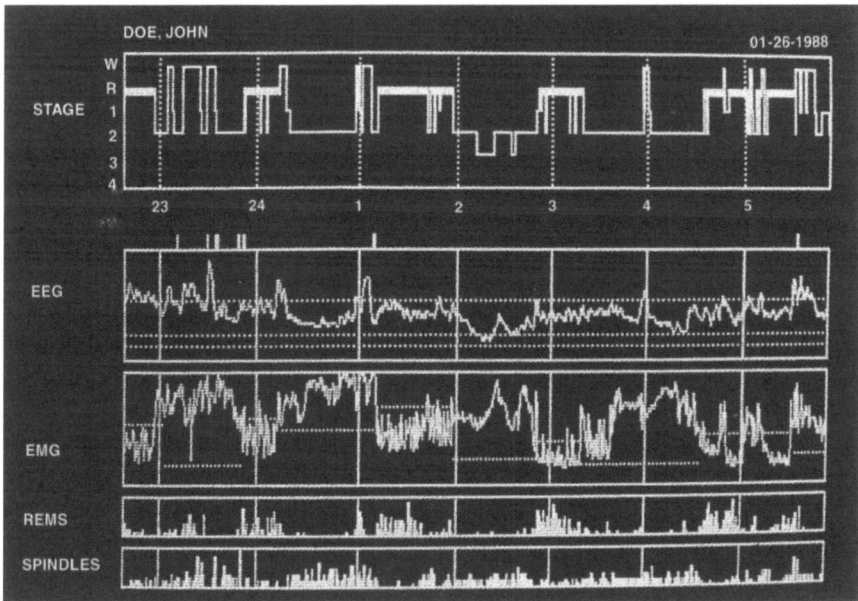

Abb. 11 a. SleepLab computerisierte Schlafstadienanalyse

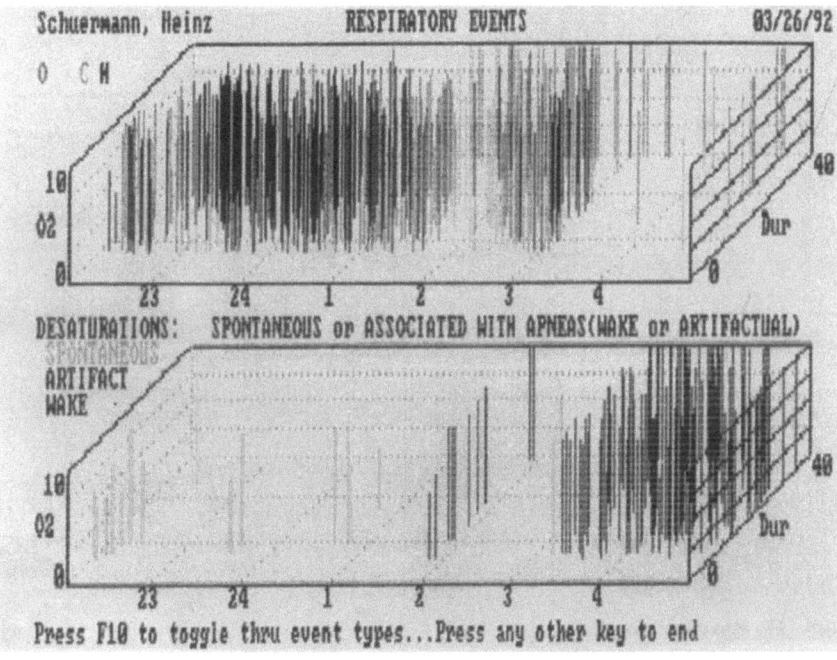

Abb. 11 b. Ausdruck der polysomnographischen Analyse als Histogramm

fluß, Wachzeit usw. einstufen. In jedem Fall sollte man sich daher einige als pathologisch eingestuften Phasen noch einmal als Rohdaten auf dem Bildschirm anschauen. Gegebenenfalls muß der Schwellenwert korrigiert und die Analyse erneut durchgeführt werden. Erst nach einer solchen Fehlerreduktion im Dialogverfahren darf die Interpretation und der Ausdruck erfolgen. Die Industrie bemüht sich natürlich um weitere Verbesserungen. Während der Aufzeichnung eines EEGs wird beispielsweise die Elektrodenimpedanz kontrolliert, Plausibilitätskontrollen werden in die Software eingebaut und moderne Analysetechniken (z.B. Fuzzy, neuronale Netzwerke) werden erprobt. Für die nahe Zukunft hängt jedoch die Qualität eines Schlaflabors ganz entscheidend von der Anlage der Elektroden, der Überwachung der Signalgüte und der sorgfältigen visuellen Kontrolle der Ergebnisse ab.

Beispiele für state of the art Geräte sind das *Sidas 2000* System (Fa. Stimotron), das *ALICE* System (Fa. Healthdyne) und das *Sleeplab* (Fa. Jäger). Letzteres verfügt über universelle Vorverstärker, an die bedarfsgerecht die verschiedensten Peripheriegeräte angeschlossen werden können (Abb. 11).

Inzwischen sind die Geräte derartig kompakt geworden, daß eine komplette Polysomnographieeinheit mit auslesbarem Speicher in einem Tragekoffer Platz findet. Ein solches Gerät wie beispielsweise das *ALICE 3* erlaubt es, in beliebigen Krankenzimmern aufzuzeichnen. Man muß zwar auf die Videoüberwachung und -aufzeichnung verzichten, erhält aber bei dem Aufwand einer einfachen

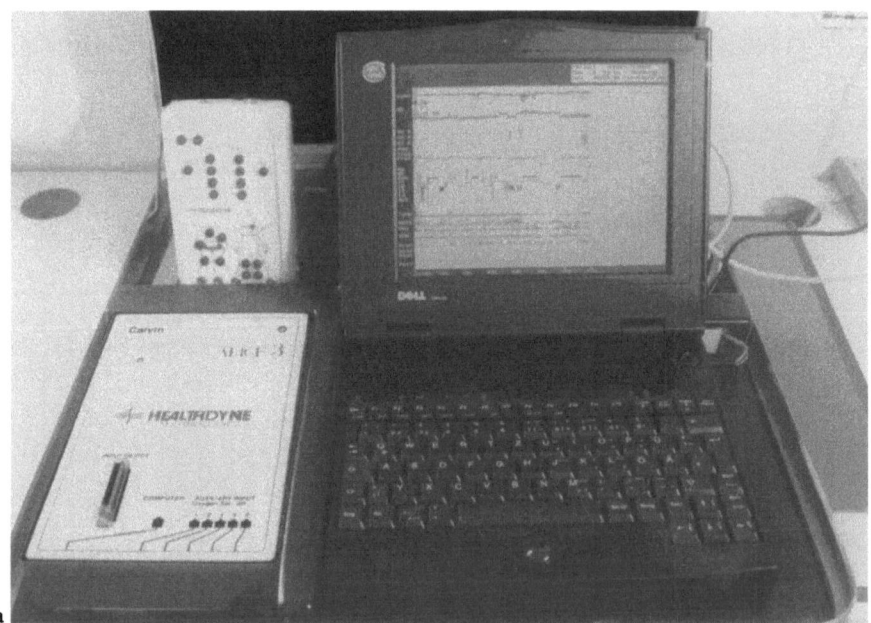

a

Abb. 12a-c. a Alice-System transportabel, b Ausdruck einer digital aufgezeichneten Polysomnographie mit dem ALICE-System, c Ausdruck einer Schlafstadienanalyse nach Übertragung der Daten an den Hauptrechner des Schlaflabors

5 Technische Aspekte der Diagnostik schlafbezogener Atemstörungen

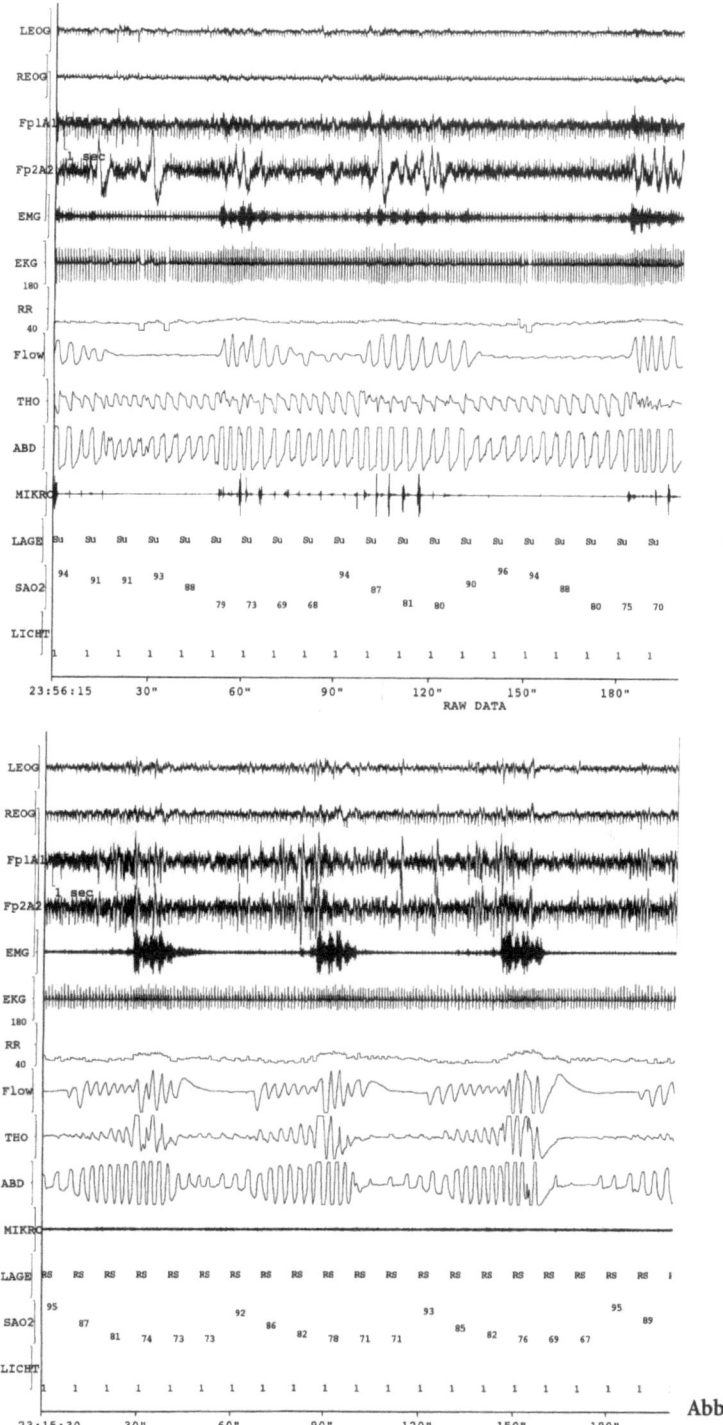

Abb. 12 b

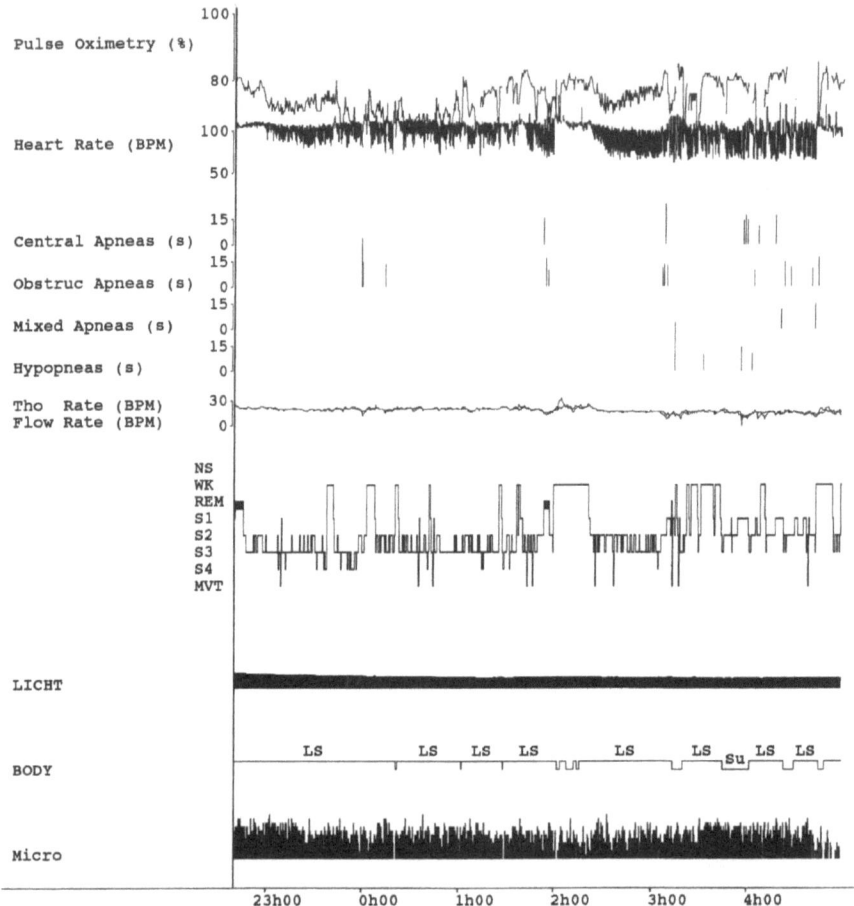

Abb. 12 c

Polygraphie die Aussagekraft einer Polysomnographie, einschließlich vollständiger Schlafstadienanalyse (Abb. 12).

Innerhalb weniger Jahre nach Erkennen des Problems haben zahlreiche Firmen Schlaflabormeßplätze und Screeninggeräte zur Marktreife entwickelt und bieten sie Kliniken und Niedergelassenen an. Beim Kauf sollte man darauf achten, daß die Anforderungen der zwischenzeitlich erarbeiteten Qualitätsstandards und Empfehlungen der DGSM erfüllt sind. Die Geräte sollten zukunftsorientiert, also adaptions- und ausbaufähig sind. Artefaktarme Registrierungen sind die Voraussetzung für eine sinnvolle und aussagekräftige Analyse. Man sollte darauf achten, daß eine hohe Signalgüte unter realistischen Bedingungen d.h. bei ungeschulten Patienten ebenso zu erreichen ist wie am Meßstand. Nicht zuletzt sollte man bei der Kalkulation die Folgekosten beachten. Neben den Elektroden usw. sind dies besonders die Speichermedien und Ausdrucksmaterialien.

Literatur

Akasaka K, Konno K, Ono Y, Mue S, Abe C, Kumagai M, Ise T (1975) Acoustical studies on respiratory sounds in asthmatic patients. Tohoku J exp Med 117:323-333

Ancoli-Israel S, Kripke DF, Mason W, Messin S (1981) Comparisons of home sleep recordings and polysomnograms in older adults with sleep disorders. Sleep 4:283-291

Becker-Carus C (1979) Elektische Hirnaktivität. In: Becker-Carus C, Heyden H, Ziegler G (eds) Psychophysiologische Meßmethoden Enke, Stuttgart

Beckerman RC, Wegmanns MJ, Waring WW (1982) Tracheal breath sounds for detection of apnea in infants and children. Critical Care Medicine 10 (6):363-366

Behbehani K, Lopez F, Yen FC, Lucas EA, Burk JR, Axe JP, Kamangar F (1997) Pharyngeal wall vibration detection using an artificial neural network. Med Biol Eng Comput 35 (3): 193-198

Borowiecki B, Pollak CP, Weitzman ED, Rakoff S, Imperato J (1978) Fibro-optic study of pharyngeal airway during sleep in patients with hypersomnia obstructive sleep apnea syndome. Laryngoscope 88:1310-1313

Bornstein SK (1982) Respiratory monitoring during sleep: polysomnography. In: Guilleminault C (ed) Sleeping and waking disorders: indications and techniques. Menlo Park: Addison-Wesley Publishing Co. 183-212

Brooks LJ, Byard PJ, Fouke JM, Strohl KP (1989) Reproducibility of measurements of upper airway area by acoustic reflections. J Appl Physiol 66:2901-2905

Cahan C, Decker MJ, Arnold J, Hoekje PL, Brown DP, Cheung PW (1988) Agreement between non-invasive oximetry values for oxygen saturation. Am Rev Respir Dis 138:451

Carskadon MA, Rechtschaffen A (1994) Monitoring and staging human sleep. In: Principles and practice of sleep medicine. Kryger MH, Roth T, Dement W (eds) W.B. Saunders Company, Philadelphia, 2. Auflage 943-960

Cohn MA, Rao AS, Broudy M, Birch S (1982) The respiratory inductive plethysmograph: A new non-invasive monitor of respiration. Bull Eur Physiopath Resp 18:643-658

Coleman RM, Roffwarg HP, Kennedy SJ (1982) Sleep-wake disorders based on a polysomnographic diagnosis, a national cooperative study. J Amer Med Ass 247:997-1003

Cox JR, Nolle FM, Fozzard HA (1986) AZTEC, a preprocessing program for real time ECG analysis. IEEE Trans Biomed Eng 15:128-132

Cummiskey J, Williams TC, Krumpe PE, Guilleminault C (1982) The detection and quantification of sleep apnea by tracheal sound recordings. Am Rev Resp Dis 126:221-224

Decker MJ, Hoekje PL, Strohl KP (1989) Ambulatory monitoring of arterial oxygen saturation. Chest 95:717-722

D'Urzo AD, Rubinstein I, Lawson V, Vassal KP, Rebuck AS, Slutsky AS, Hoffstein V (1986) Comparison of glottic areas measured by acoustic reflections vs. computerized tomography. J Appl Physiol 64:367-370

Edmunds AT, Godfrey S, Trolley M (1982) Cardiac output measured by transthoracic impedance cardiography at rest, during exercise and at various lung volumes. Clin Sci 63: 107-113

Emsellem HA, Corson WA, Rappapot BA, Hackett S, Smith LG, Hausfeld JN (1990) Verification of sleep apnea using a portable sleep apnea screening device. South Med J 83: 748-752

Erweiterungen der NUB-Richtlinien (1991): 3. Richtlinien zur Diagnostik und Therapie der Schlafapnoe. Dt. Ärzteblatt, 88, Heft 39, B2181-B2182

Farre R, Rotger M, Montserrat JM, Navajos D (1997) A system to generate simultaneous forced oscillation and continuous positive airway pressure. Eur Resp J 10(6):1349-1353

Fletcher EC (1986) History, techniques and definitions in sleep related disorders. In: Fletcher: Abnormalities of respiration during sleep. Grune & Stratton, Orlando 1-19

Forgacs P (1969) Lung sounds. Br J Dis Chest 63:1-12

Freitag L, Wendt M, Dankwart F (1983) Die Wertigkeit der Impedanz als nichtinvasives kardiorespiratorisches Monitoring. In: Rechnergestützte Intensivpflege Thieme, Stuttgart, New York 23-26

Freitag L, Schlanstein A, Saalfeld S (1987) Aufbau eines Schlaflabors zur Erfassung nächtlicher Atemstörungen. Atemw Lungenkrh 13:12, 73-80

Freitag L, Teschler H, Schroer M, Saalfeld S, Konietzko N (1989) Einsatz von Mikrocomputern in der Polysomnographie. Pneumologie 43:607-610

Fuchs EW, Bräutigam W, Meinzer K, Penzel T, Peter JH, Von Wichert P (1987) Erfahrungen mit apparativen Lösungen in der Apnoe-Diagnostik. Prax Klin Pneumol 41:367-369

Gavriely N, Palti Y, Alroy G, Grotberg JB (1984) Measurement and theory of wheezing breath sounds. J Appl Physiol 57:481-492

Goeller CJ, Sinton CM (1989) A microcomputer-based sleep stage analyzer. Computer Methods and Programs in Biomedicine 29:31-36

Gleadhill IC, Schwartz AR, Schubert N, Wise R, Permutt S, Smith PL (1991) Upper airway collapsibility in snorers and in patients with obstructive hypopnea and apnea. Am Rev Respir Dis 143:1300-1303

Green DE, Block AJ, Abbey N, Hellard D (1989) Magnetic resonance imaging measurement of pharyngeal volumes in asymptomatic snorers compared with nonsnoring volunteers. Am Rev Respir Dis 139:A373

Griffith CJ (1987) Combined display of video image with superimposed analogue waveforms for clinical applications. Clin Phys Physiol Meas 8:367-373

Guilleminault C (1980) Sleep apnea syndromes: impact of sleep and sleep states Sleep 3:227-234

Guilleminault C, Partinen M, Penzel T, Amend G, Meinzer K, Peter JH, Von Wichert P, Svanborg E, Larsson H, Nordlander B, Pirskanen R (1990) Technical issues related to obstructive sleep apnea syndrome. In: Obstructive sleep apnea syndrome. Guilleminault C und Partinen M (eds) Raven Press New York

Gyulay S, Gould D, Sawyer B (1987) Evaluation of a microprocessor-based portable home monitoring system to measure breathing during sleep. Sleep 10:130-142

Hierl T, Hümpfner-Hierl H, Heisgen U, Bosse-Henck A, Hemprich A (1997) Obstructive sleep apnoea syndrome: results and conclusions of a principal component analysis. J Cranio-Max-Fac Surg 25:181-185

Hilberg O, Jackson AC, Swift DL, Pedersen OF (1989) Acoustic rhinometry: evaluation of nasal cavity by acoustic reflection. J Appl Physiol 66:295-303

Hudgel DW, Harasick T, Katz RL, Witt WJ, Abelson TI (1991) Uvulopalatopharyngoplasty in obstructive apnea. Value of preoperative localization of site of upper airway narrowing during sleep. Am Rev Respir Dis 143:942-946

Hudgel DW, Martin RJ, Johnson B, Hill P (1984) Mechanics of the respiratory system and breathing pattern during sleep in normal humans. J Appl Physiol 56:133-137

Irrgang U (1979) Technische Voraussetzungen für eine qualifizierte EEG-Ableitung. EEG-Labor 1:89-99

Issa FG, Sullivan CE (1984) Upper airway closing pressures in obstructive apnea. J Appl Physiol 57:520-527

Jackson AC, Butler JP, Millett EJ, Hoppin FG Jr, Dawson SV (1977) Airway geometry by analysis of acoustic pulse response measurements. J Appl Physiol 43:523-536

Jäger L, Günther E, Gauger J, Nitz W, Kastenbauer E, Reiser M (1996) Funktionelle MRT des Pharynx bei obstruktiver Schlafapnoe (OSA) mit schnellen 2D-Flash-Sequenzen. Radiologe 36:245-253

Krieger J, Weitzenblum E, Vandeveene A, Stierle JL, Kurtz D (1985) Flow-volume curve abnormalities and obstrucive sleep apnea syndrome. Chest 87:163-167

Kubicek WG, Karnegis JN, Patterson RP, Witsoe DA, Mattson RH (1966) Development and evaluation of an impedance cardiac output system. Aerospace Med 37:1208-1212

Lenders H, Scholl R, Brunner M (1992) Akustische Rhinometrie: das Fledermausprinzip in der Nase. HNO 40:239-247

Lowe AA, Gionhaku N, Takeuchi K, Fleetham JA (1986) Three-dimensional CT reconstruction of tongue and airway in adult subjects with obstructive sleep apnea. Am J Orthod Dentofacial Orthop 90:364-374

Mosko SS, Dickel MJ, Ashurst J (1988) Night to night variability in sleep apnea and sleep-related periodic leg movements in the elderly. Sleep 11:340-348

Natke HG (1988) Einführung in Theorie und Praxis der Zeitreihen- und Modalanalyse. Vieweg & Sohn Verlag, Braunschweig, Wiesbaden

Nickerson BG, Sarkisan C, Tremper KT (1988) Bias and precision of pulse oximeters and arterial catheters. Chest 93:515–517

Phillipson EA, Remmers JE, chairmen (1989) Indications and standards for cardiopulmonary sleep studies. Am Rev Respir Dis 139:559–568

Penzel T, Hajak G, Hoffmann RM, Lund R, Podszus T, Pollmächer T, Schäfer T, Schulz H, Sonnenschein W, Spieweg I für die Deutsche Gesellschaft für Schlafforschung und Schlafmedizin (DGS) (1993) Empfehlungen zur Durchführung und Auswertung polygraphischer Ableitungen im diagnostischen Schlaflabor. Z EEG-EMG 24:65–70

Penzel T, Amend G, Meinzer K, Peter JH, von Wichert P (1990) MESAM: a heart and snoring recorder for detection of obstructive sleep apnea. Sleep 10:130–142

Penzel T (1997) Datenformat. In: Kompendium der Schlafmedizin für Ausbildung, Klinik und Praxis. Deutsche Gesellschaft für Schlafforschung und Schlafmedizin. H. Schulz (Hrsg) ecomed Landsberg I-4.13.3

Pilsbury D, Hibbert G (1987) An ambulatory system for long-term continous monitoring of transcutaneous PCO_2. Bull Eur Physiopathol Respir 23:9–13

Pollmacher T (1997) Grundlagen der Biosignalmessung, Elektroden und ihre Eigenschaften. In: Kompendium der Schlafmedizin für Ausbildung, Klinik und Praxis. Deutsche Gesellschaft für Schlafforschung und Schlafmedizin. H. Schulz (Hrsg) ecomed Landsberg: I-2.1.–I-2.1.2

Rauscher H, Popp W, Zwick H (1990) Flow-Volume curves in obstructive sleep apnea and snoring. Lung 168(4):209–214

Redline S, Tosteson T, Boucher MA, Milman RP (1991) Measurement of sleep-related breathing disturbances in epidemiologic studies. Assesment of the validity and reproducibility of a portable monitoring device. Chest 100(5):1281–1286

Rilea R, Guilleminault C, Herran J, Powell N (1983) Cephalometric analyses and flow loops in obstructive sleep apnea. Sleep 6:303–311

Rivlin J, Hoffstein V, Kalbfleisch J, McNicholas W, Zamel N, Bryan AC (1984) Upper airway morphology in patients with idiopathic obstructive sleep apnea. Am Rev Resp Dis 129:353–360

Rojewski TE, Schuller DE, Clark RW, Schmidt HS, Potts RE (1982) Synchronous video recording of the pharyngeal airway and polysomnograph in patients with obstructive sleep apnea. Laryngoscope 92:246–250

Sanders MH, Martin RJ, Pennock BE, Rogers RM (1981) The detection of sleep apnea in the awake patient. The saw-tooth sign. JAMA 245:2414–2418

Schulz H (Hrsg) (1997) Kompendium der Schlafmedizin für Ausbildung, Klinik und Praxis. Deutsche Gesellschaft für Schlafforschung und Schlafmedizin. ecomed Landsberg/Lech

Series F, Cormier Y, La Forge J (1991) Validity of diurnal sleep recording in the diagnosis of sleep apnea syndrome. Am Rev Respir Dis 143:947–949

Shepard JW Jr, Thawaley SE (1989) Evaluation of the upper airway by computerized tomography in patients undergoing uvulopalatopharyngoplasty for obstructive sleep apnea. Am Rev Respir Dis 140:711–716

Shepard JW Jr, Gefter WB, Guilleminault C, Hoffman EA, Hoffstein V, Hudgel DW, Suratt PM, White DP (1991) Evaluation of the upper airway in patients with obstructive sleep apnea. Sleep 14(4):361–371

Sinton AM, Suntheralingam (1988) Respiratory inductance plethysmography with an electrical impedance plethysmograph. Med & Biol Eng & Comput 26:213–217

Stearns SD (1988) Digitale Verarbeitung analoger Signale. R. Oldenbourg Verlag, München Wien

Strelzow VV, Blanks RHI, Basile A, Strelzow AE (1988) Cephalometric airway analysis in obstructive sleep apnea syndrome. Laryngoscope 98:1149–1158

Sullivan CE, Issa FG (1980) Pathophysiological mechanisms in obstructive sleep apnea. Sleep 3:235–246

Tobin MJ, Chada TS, Jenouri BA, Birch SJ, Gazeroglu HB, Sackner MA (1983) Breathing patterns. Diseased subjects. Chest 84(3):286–293

Walsh JK, Katsautonis GP (1984) Somnofluoroscopy as a predictor of UPPP efficacy. Sleep Res 13:21

Whyte KF, Gugger M, Gould GA, Molloy J, Wraith PK, Douglas NJ (1991) Accuracy of respiratory inductance plethysmograph in measuring tidal volume during sleep. J Appl Physiol 71(5): 1866–1871

Yen FC, Behbehani K, Lucas EA, Burk JR, Axe JR (1997) A noninvasive technique for detecting obstructive and central apnea. IEEE Trans Biomed Eng 44(12): 1262–1268

Yildrim N, Fitzpatrick MF, Whyte F, Jalleh R, Wightman JA, Douglas NJ (1991) The effect of posture on upper airway dimensions in normal subjects and in patients with the sleep apnea/hypopnea syndrome. Am Rev Resp Dis 144: 845–847

6 Ambulante Überwachung der Schlafapnoe

T. E. WESSENDORF und H. TESCHLER

Nächtliche Atem- und Kreislaufregulationsstörungen haben eine hohe Prävalenz in den westlichen Industrieländern (Young et al. 1993). Der Häufigkeit des obstruktiven Schlafapnoe-Syndroms (OSAS) beispielsweise steht die begrenzte Zahl stationärer Schlaflabore gegenüber. Daher wurde in Deutschland ein Stufenkonzept entwickelt (Fischer et al. 1994), welches es ermöglicht, die Dringlichkeit weiterer Diagnostik abzuschätzen, die Weichen für eine zielgerichtete Diagnostik zu stellen und die personell und apparativ aufwendigen Polysomnographie-Meßplätze und Zusatzeinrichtungen effizienter auszulasten (Abb. 1). Zudem haben ambulante Überwachungssysteme in der Verlaufsbeurteilung von Patienten einen festen Stellenwert, insbesondere nachdem eine allgemeine oder apparative Behandlung eingeleitet wurde.

Nach den Empfehlungen der Deutschen Gesellschaft für Pneumologie (Fischer et al. 1994) wird ein stufenweises Vorgehen in der Diagnostik nächtlicher Atem- und Kreislaufregulationsstörungen vorgeschlagen:

Anamnese und *körperliche Untersuchung* stehen dabei an erster Stelle. Die Diagnose eines voll ausgeprägten obstruktiven Schlafapnoe-Syndroms (OSAS) anhand der typischen Leitsymptome bietet dem Untersucher kaum Schwierigkeiten (s. Beitrag Konietzko et al.: „Diagnostik der Schlafapnoe"). Bei der Erhebung der Krankengeschichte werden verschiedene standardisierte Fragebögen eingesetzt.

In der *Stufendiagnostik* werden danach ambulante Geräte zur nächtlichen Überwachung zu Hause eingesetzt. Diese werden entweder in der Praxis durch das Fachpersonal oder nach entsprechender Einweisung durch den Patienten zu Hause selbst angelegt.

In diesem Kapitel soll weniger eine Entscheidungshilfe beim Kauf eines Gerätes geboten als vielmehr grundsätzliche Überlegungen zur ambulanten Überwachung wiedergegeben werden. Direkte Vergleiche zwischen Geräten findet der Leser an anderen Stellen (Rihs et al. 1995; Netzer et al. 1993).

Die ambulante Überwachung bietet gegenüber der kompletten Polysomnographie im stationären Schlaflabor folgende Vorteile:

- geringere Kosten durch weniger Personal-, Material- und Zeitaufwand,
- Untersuchung in der gewohnten Umgebung beim Patienten unter normalen Bedingungen,
- leichtere Verfügbarkeit und Wiederholbarkeit.

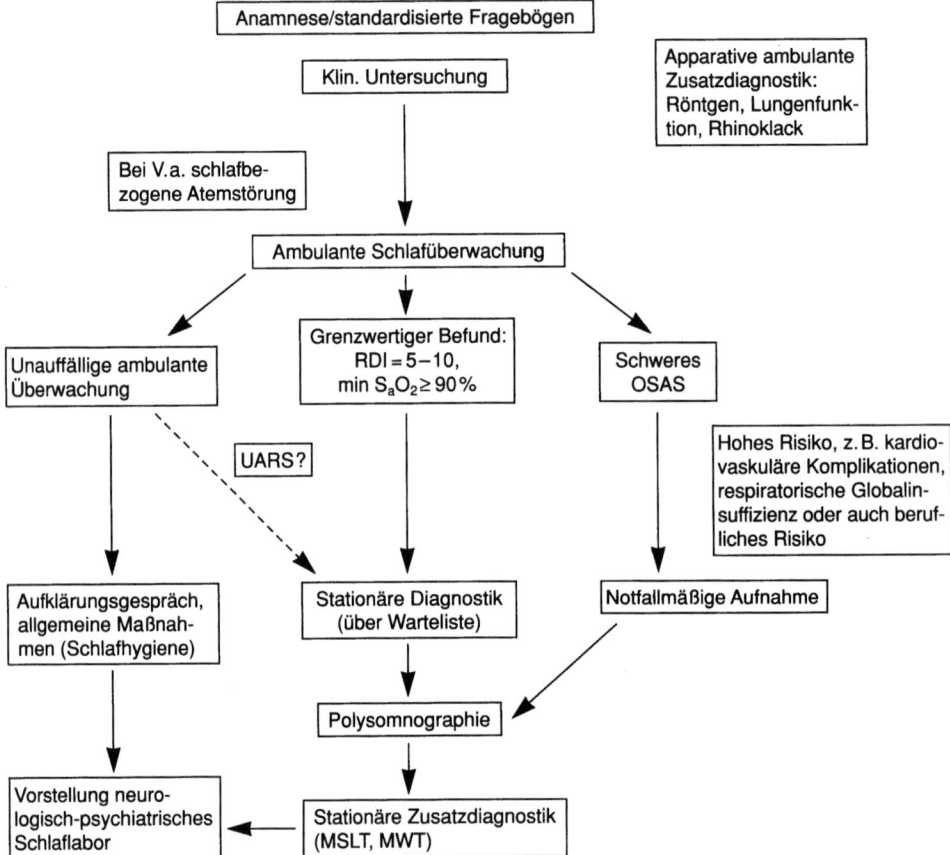

Abb. 1. Stufenschema der Ruhrlandklinik in der Diagnostik der schlafbezogenen Atemstörungen

Alle ambulanten Systeme haben bei teilweise guter bis sehr guter Sensitivität den Nachteil der geringeren Spezifität gegenüber dem „Goldstandard" der Polysomnographie hinsichtlich der Diagnose einer obstruktiven Schlafapnoe. Die Möglichkeit der differentialdiagnostischen Abgrenzung zu anderen schlafmedizinischen Krankheitsbildern bieten diese Geräte in der Regel nicht. Außerdem bietet die Überwachung im Schlaflabor den Vorteil der Interventionsmöglichkeit durch Fachpersonal, was bei der Therapieeinleitung derzeit unverzichtbar ist.

Technische Einzelheiten

Auf dem Markt ist eine Vielzahl von Geräten verfügbar. Nach den Empfehlungen (Fischer et al. 1994) sollten folgende Meßgrößen erfaßt werden:

- Atemstillstände (Häufigkeit und Dauer),
- S_aO_2-Abfälle (Häufigkeit und Ausmaß),
- Herzfrequenz,
- Schnarchanalyse (Häufigkeit und Intensität, nur in Verbindung mit einem weiteren relevanten Parameter!).

Die Richtlinien der NUB fordern außerdem die Lagekontrolle und die kontinuierliche Aufzeichnung dieser Daten über mindestens 6 h Dauer.

Eine Auswahl von in Deutschland verwendeten Systemen findet sich in Tabelle 1.

Die neuesten Geräteversionen werden als modulare Systeme angeboten, d.h. mehrere Kanäle sind wahlweise belegbar. Allerdings muß bei der Anwendung in der Praxis bedacht werden, daß das Anbringen der Sensoren zur Erfassung der Biosignale, die notwendige Kalibration der Kanäle und natürlich auch die Auswertung mit steigender Zahl der aufgezeichneten Parameter zeitaufwendiger wird und der Aufwand dann einer kompletten Polysomnographie nahe kommt.

Registrierungen der relevanten Biosignale sind durch folgende technische Ausstattungen realisierbar und werden in den üblichen Systemen in verschiedenen Kombinationen angeboten:

Atemfluß: Thermistor (oral-nasales Summensignal), Pneumotachograph

Die Registrierung der Atmung durch Thermistoren, analog zur Polysomnographie, stellt die am häufigsten verwendete Methode dar. Ob die durch einen Pneumotachographen erfaßbare Ventilation mit Charakterisierung der inspira-

Tabelle 1. Auswahl einiger ambulanter Überwachungsgeräte (*opt.* = optional)

Typ	Anz. Kanäle	Atemfluß	Effort	Lage	S_aO_2	Schnarchen	Druck	EKG	Hersteller
MESAM IV	4	–	–	+	+	+	–	–	MAP
polyMESAM	8	+	2	+	+	+	opt.	+	MAP
Apnoe-Check 7	7	+	1	+	+	+	–	–	Medanz
Apnoe-Screen I	4	+	–	+	+	–	–	–	Jaeger
Apnoe-Screen II +	8	+	2	+	+	+	+	+	Jaeger
Edentrace II	6	+	1	+	+	+	opt.	–	Nellcor
Sleep Doc Porti III	7	+	1	+	+	+	+	–	Fenyves und Gut
Digitrapper	8	+	1	+	+	+	opt.	+	Synectics
Merlin	9	+	2	+	+	+	+	+	Heinen + Löwenstein

torischen Flußlimitierung, wie sie bei einer Obstruktion der oberen Luftwege vor Entstehung von Apnoen oder Hypopnoen registriert werden kann, in Zukunft ein diagnostisches Kriterium sein wird, ist derzeit noch unklar (Condos et al. 1994).

Atemanstrengung: Plethysmographie (thorakal/abdominal), Static Charge Sensitive Bed (SCSB)

Nur durch Erfassung der Atemanstrengung kann bereits ambulant die Differenzierung in ein obstruktives oder zentrales Muster der Atemstörungen erfolgen. Die gleichzeitige Registrierung der thorakalen und der abdominalen Exkursionen bieten bei paradoxen Bewegungen eine zusätzliche Information, die aber bei einem typischen OSAS redundant sein dürfte.

Das SCSB („Finnische Matratze") ist eine in den skandinavischen Ländern weit verbreitete Methode: Durch Bewegungen werden elektrostatische Entladungen ausgelöst, die durch Verstärkung und Filterung drei Signale ergeben (Ballistokardiogramm, Atmung und Körperbewegungen). Der Vorteil der Methode liegt darin, daß am Körper des Patienten keine Sensoren befestigt werden müssen. Das SCSB ist in Deutschland noch wenig verbreitet, in der Kombination mit der Oxymetrie scheinen hier aber sehr gute Untersuchungsmöglichkeiten zu liegen (Penzel et al. 1996).

Sauerstoffsättigung (S_aO_2): Pulsoxymetrie

Die transkutane Pulsoxymetrie am Finger oder Ohrläppchen mittels Klip oder Klebesensor ist mittlerweile Standard. Bei der Wahl des Oxymeters ist auf eine ausreichend hohe zeitliche Auflösung (≤ 7 s) zu achten, da sonst relevante Ereignisse übersehen werden können (Kendrick et al. 1996).

Herzfrequenz: Oxymeter-Pulssignal, EKG

Die für das klassische OSAS typische zyklische Herzfrequenzalteration ist durch das Oxymetersignal durchaus erfaßbar. Es sollte bedacht werden, daß bei gleichzeitig bestehender autonomer Neuropathie, z. B. bei Diabetes mellitus oder unter β-Blockermedikation dieser Befund maskiert sein kann.

Das EKG bietet die Möglichkeit der Erfassung höhergradiger Herzrhythmusstörungen als möglichen Hinweis auf eine kardiale Begleiterkrankung, ist aber zur Diagnose einer schlafbezogenen Atemstörung entbehrlich. Das LangzeitEKG als alleinige Untersuchung bei Verdacht auf eine schlafbezogene Atemstörung ist wegen fehlender Sensitivität und Spezifität abzulehnen.

Schnarchgeräusch: Kehlkopfmikrophon

Körperposition: Lagesensor

Die Registrierung der Körperposition ist sinnvoll, um sicherzustellen, daß während der Diagnostik die Rückenlage eingenommen wurde. Bei fehlender Rückenlage werden respiratorische Ereignisse übersehen, die nur oder vorwiegend in dieser Körperposition auftreten; das wahre Ausmaß der Atemstörung wird dann unterschätzt.

Bewegungssensor: Actigraphie, SCSB

Die Actigraphie allein wird in erster Linie zur Langzeitbeobachtung des Schlaf-Wach-Rhythmus eingesetzt, aber auch der therapeutische Effekt einer nCPAP-Therapie konnte daran schon demonstriert werden (Aubert-Tulkens et al. 1987). Allerdings ergeben sich bei dieser Registrierung ebenso wie bei der Bewegungsaufzeichnung durch das SCSB auch Hinweise auf periodische Bewegungen, eine häufige nächtliche Störung, die aber nicht unbedingt Krankheitswert besitzt (s. Beitrag Blanke u. Gastpar: „Differentialdiagnose der Schlafapnoe"). Eine Differenzierung ist nur durch die Polysomnographie möglich.

Schlafstadien: EEG, EMG, EOG

Die Erfassung der neurophysiologischen Parameter dient der Klassifikation der Schlafstadien nach Rechtschaffen u. Kales (1968) ist aber für die Diagnose eines typischen OSAS nicht erforderlich (Douglas u. Thomas 1992). Nur durch Schlafstadienanalyse kann die Schlaffragmentation durch kortikale Weckreaktionen ermittelt werden. Die Unterteilung der Weckreaktionen in respiratorische und nichtrespiratorische Arousals ist ebenfalls nur durch eine Polysomnographie möglich. Die technischen Möglichkeiten zur ambulanten Polysomnographie sind gegeben. Die Überwachung im Schlaflabor unterscheidet sich davon durch die Möglichkeit zur nächtlichen Beobachtung, Videodokumentation und Intervention durch das Schlaflaborpersonal. Bevor hierzu jedoch Empfehlungen ausgesprochen werden können, müssen wissenschaftliche Studien die Gleichwertigkeit ambulanter Untersuchungen zeigen. Bis heute sind in der Literatur nur wenige Studien bekannt, in denen die Schlafstadienanalyse ambulanter Geräte (z.B. Sleep I/T (CNS), Compumedics portable) mit der Polysomnographie verglichen wurden (Orr et al. 1994). Ob die eingeschränkte Schlafanalyse mit einer Diskrimination nur von Wach, NREM- und REM-Schlaf, wie sie ebenfalls verfügbar ist, eine adäquate Alternative zur Polysomnographie darstellt, bleibt abzuwarten (Ajilore et al. 1995).

Auch wenn die Bedienungsfreundlichkeit der Systeme in den letzten Jahren ständig verbessert worden ist, bleibt die Kooperation des Patienten ein nicht zu unterschätzender Faktor. So sind nach unserer Erfahrung bei ca. 10 % der ambulanten Messungen gemäß den geltenden Richtlinien mit 4-Kanalsystemen Ausfälle aufgrund falscher Bedienung zu erwarten. Die Angaben in der Literatur schwanken von 0-24%, in denen Datenverlust die Aufzeichnung stört oder völlig wertlos macht. Neben Bedienungsfehlern durch die Patienten treten auch Bewegungs- oder Schwitzartefakte, Software- oder Hardwarefehler (unterbrochene Stromzufuhr!) auf.

Einsatz in der Diagnostik

In der Diagnostik dient die ambulante nächtliche Überwachung mittels tragbarer Monitoring-Geräte in erster Linie zur Abschätzung des Schweregrades der Atemstörung. Apnoe-Hypopnoe-Index (AHI) sowie Indizes der Sauerstoffsättigung geben neben dem sonstigen kardiovaskulären Risikoprofil eine Entscheidungshilfe über die Notwendigkeit und Dringlichkeit weiterer Maßnahmen, d.h. in erster Linie die Überwachung mit nachfolgender Therapieeinleitung im Schlaflabor. Dies ist insbesondere bei den langen Wartezeiten für eine komplette Polysomnographie und zur Planung der erforderlichen Zusatzdiagnostik (z.B. MSLT, MWT) von praktischer Relevanz.

In diesem Zusammenhang soll jedoch noch einmal darauf hingewiesen werden, daß kein kardiorespiratorischer Parameter existiert, der den Schweregrad einer schlafbezogenen Atemstörung hinreichend klassifiziert. Weder AHI noch minimale Sauerstoffsättigung oder maximale Dauer der respiratorischen Ereignisse sind ausreichend, um eine schwere von einer leichten Schlafapnoe zu unterscheiden oder um die Notwendigkeit zur Therapie zu begründen. Hierzu ist immer das klinische Gesamtbild, wie es sich dem behandelnden Arzt bietet, erforderlich.

Ein sicherer Ausschluß einer therapiebedürftigen nächtlichen Atemstörung durch eine ambulante Messung ist mit Systemen ohne Polysomnographie selbst bei optimaler Aufzeichnungsqualität nicht möglich: Die Qualität des Schlafes während der Untersuchungsnacht kann - außer bei gleichzeitiger Schlafstadienanalyse - nicht erfaßt werden, so daß der auswertende Arzt auf die Angaben des Patienten angewiesen ist. Auch wenn die Untersuchung beim Patienten zu Hause in gewohnter Umgebung stattfindet, kann die ungewohnte „Verkabelung" ebenso wie im Schlaflabor zu iatrogener Insomnie führen, so daß die nächtliche Ableitung nicht als diagnostisch relevant zu bewerten ist. Der Patient sollte vor Beginn der Untersuchung darauf hingewiesen werden, seine Lebensgewohnheiten wie üblich beizubehalten (Schlafzeit, Medikamenteneinnahme, gewohnter Alkoholkonsum etc.).

Durch die meisten ambulanten Überwachungsgeräte können Störungen im Sinne eines „upper airway resistance syndrome" (UARS) bzw. obstruktiven Schnarchens nicht hinreichend erfaßt werden. Hierbei kommt es durch Obstruktion der oberen Atemwege zu Weckreaktionen mit resultierender Schlaffragmentation, ohne daß meßtechnisch Apnoen, Hypopnoen oder Entsättigungen registriert werden können (Guilleminault et al. 1993). Trotzdem können diese Patienten klinisch fast das komplette Spektrum der Symptome eines OSAS bieten. Die Diagnose bleibt in solchen Fällen der kompletten Polysomnographie mit Schlafstadienanalyse und ggfs. Ösophagusdruckmessung unter stationären Bedingungen vorbehalten. Die Objektivierung der Tagessymptomatik mittels MSLT und der Ausschluß anderer Ursachen für Tagesmüdigkleit komplettiert die Diagnostik.

Hingegen kann durch die ambulante Diagnostik bei subjektiv beschwerdefreien Patienten, die zur Abklärung von Schnarchen bzw. durch den Partner beobachteten Atemstillständen in die Schlafambulanz kommen, ein Ausschluß therapiebedürftiger nächtlicher Atemstörungen erfolgen. Bei Ausschluß kardiovaskulärer Risiken ist bei normalem Sättigungsprofil (> 90%) und AHI < 5 ein abwartendes Verhalten angezeigt. Ein nur in der stationären Überwachung nachweisbares obstruktives Schnarchen hat bei fehlendem Leidensdruck eines ansonsten gesunden Patienten keine therapeutische Konsequenz.

Welche Parameter der nächtlichen Überwachung bieten die höchste Sensitivität und Spezifität?

Zunächst sei darauf hingewiesen, daß die automatische Analyse der aufgezeichneten Daten bei kaum einem Gerät befriedigende Resultate ergibt; die visuelle Kontrolle der Ergebnisse kann die Empfindlichkeit der nächtlichen Überwachung beträchtlich erhöhen und bleibt unerläßlich (Koziej et al). Nicht selten sieht man bei ambulant vordiagnostizierten Patienten mit scheinbar pathologischen Befunden massiv artefaktgestörte Aufzeichnungen, die sich bei der Überwachung im Schlaflabor nicht bestätigen.

Sensitivität und Spezifität im Hinblick auf die Diagnose des OSAS hängen von den Diagnosekriterien der Erkrankung ab:

Nächtliche Pulsoxymetrie allein bietet nach verschiedenen Validierungsstudien eine Sensitivität von 40–100% und eine Spezifität von 36–100% (Ferber et al. 1994). Je nachdem, ob als Diagnosekriterium für ein OSAS ein AHI von 5, 10 oder 15/h zugrundegelegt wird, ergeben sich für die Sensitivität Werte von 60, 75 und 100% und für die Spezifität Werte von 95, 86 und 80% (Cooper et al. 1991). Die Wertigkeit dieses einen Biosignals kann jedoch durch Erhöhung der Vortestwahrscheinlichkeit, z.B. durch Einbeziehung der Anamnese (Fragebogenscore etc.), deutlich gesteigert werden (Rauscher et al. 1993; Duchna et al. 1995).

Das MESAM-System, welches auch in größeren Feldstudien (Penzel et al. 1990; Stoohs et al. 1995; Bearpark et al. 1995) eingesetzt wurde, registriert die Sauerstoffsättigung, das EKG, Schnarchgeräusch und Körperlage. Bei vergleichendem Einsatz mit der Polysomnographie ergaben sich bei manueller Auswertung und einem respiratory disturbance index (RDI) von 20/h als Diagnosekriterium hohe Werte für die Sensitivität (96–98%), wobei die Werte für die Spezifität von der Erfahrung des Untersuchers abhängen (73–93%; Roos et al. 1993).

In einer anderen Untersuchung zeigte Stoohs (Stoohs u. Guilleminault 1992), daß die Kombination von Herzfrequenzvariabilität und Schnarchen mit der

Oxymetrie die Rate falsch-positiver Resultate deutlich senkt. Da die neueste Version des MESAM-Gerätes, das sogenannte Poly-MESAM, erstmals mit einem Thermistor zur Registrierung der Atmung ausgestattet ist, dürfte die Sensitivität und Spezifität der Diagnostik mittels MESAM sich weiter verbessert haben.

In einer Validierungsstudie von Teschler et al. (1995), in der das ambulante Sleep-Doc-Porti-System mit der stationären kardiorespiratorischen Polygraphie verglichen wurde, ergab sich eine Sensitivität von 71–72% sowie eine Spezifität von 91–100%, wiederum in Abhängigkeit vom angewandten Apnoeindex. Das Sleep-Doc-Porti-System registriert atemsynchrone Druckschwankungen als Maß für die Atmung.

Redline et al. (1991) fanden bei der Überprüfung der Validität und Reproduzierbarkeit des Edentec Monitoring Systems 4700 eine gute Übereinstimmung: Von 21 Patienten mit polysomnographisch gesichertem OSAS (RDI > 10/h) wurden 20 aufgrund der ambulanten Überwachung als pathologisch klassifiziert. Die Autoren kommen zu dem Schluß, daß ambulante Monitoringsysteme sich insbesondere für epidemiologische Fragestellungen eignen.

Bei der Untersuchung der 10kanaligen Registriereinheit SIDAS 2010 (welche als Nicht-Labor-System zur Anwendung in allgemeinen Krankenhausbetten gedacht ist), an 20 Patienten fanden Grote et al. (1993) eine gute (87–92%ige) Übereinstimmung des Gerätes mit der Polysomnographie hinsichtlich der Erfassung der Apnoen.

Einsatz in der Therapiekontrolle

Erste Versuche mit einem kompletten ambulanten Management der Patienten mit OSAS bis hin zur Einstellung einer nächtlichen Beatmungstherapie werden in den USA vereinzelt vorgenommen (Fletcher et al. 1996). In Deutschland wird der Einsatz ambulanter Untersuchungsgeräte zur Ersteinstellung einer nasalen Beatmung wegen möglicher Komplikationen und deutlich schlechterer Compliance im Langzeitverlauf nicht empfohlen (Stamnitz et al. 1995). Dies bietet in Deutschland sicherlich auch keine Kostenvorteile, da die Tagessätze erheblich geringer sind als in den USA. Die Vielzahl verfügbarer CPAP-Geräte mit entsprechender Zusatzausstattung trägt ebenfalls nicht zur Vereinfachung der Therapieeinleitung bei. Auch die nCPAP-Titration mit automatischen Geräten ist unserer Erfahrung nach als ambulante Ersteinstellung nicht geeignet (Teschler et al. 1996).

Hingegen muß bei der Vielzahl der bereits mit nasaler CPAP-Therapie behandelten Patienten (geschätzte Zahl verkaufter CPAP-Geräte in Deutschland 1995 > 10000) die Therapiekontrolle durch ambulante Systeme in Betracht gezogen werden, da die Kapazität der stationären Schlaflabore trotz zunehmender Zahl hierzu nicht ausreicht. Entsprechende Untersuchungen, ob die derzeitigen technischen Möglichkeiten in der ambulanten Überwachung eine entsprechende Qualität sichern können, sind jedoch erforderlich, bevor allgemeine Empfehlungen hierzu ausgesprochen werden können. Bei einem gesicherten schweren OSAS mit signifikanten Entsättigungen, welches mit nasaler CPAP-Therapie subjektiv gut eingestellt ist, sollte eine ambulante Überwachung evtl. mit Druckregistrierung ausreichend sein. Treten allerdings schon anamnestisch Probleme auf, die entweder auf eine unzureichende Einstellung oder auf eine Zweiterkrankung zurückzuführen sind, wird eine stationäre Überwachung nicht zu umgehen sein. In diesem Zusammenhang wird selbst von erfahrenen niedergelassenen Ärzten übersehen, daß ein unauffälliges ambulantes Schlafmonitoring keinesfalls relevante Probleme mit der nCPAP-Behandlung ausschließt, die z.B. durch zu hohen Druck, Mundatmung mit apparativ kompensierter Leckströmung oder undichte Maske zustande kommen. Diese Probleme mit Häufung nichtrespiratorischer Weckreaktionen können nur durch Beobachtung des Patienten im Schlaflabor in vollem Umfang erkannt und in der gleichen Nacht behoben werden.

Ebenso wie die Kontrolle einer nächtlichen Beatmungstherapie bietet sich ein ambulantes Monitoring zur Überwachung anderer Therapieformen – konservativ (Gewichtsreduktion, Positionstraining, medikamentöse Therapie) wie auch operativ (HNO- bzw. kieferchirurgisch) – an. Allerdings ist eine alleinige ambulante Überwachung *vor* Durchführung operativer Maßnahmen abzulehnen.

Zusammenfassung

Die ambulante Überwachung der schlafbezogenen Atemstörungen hat ihren festen Stellenwert im Stufenschema der Diagnostik. Die technische Entwicklung der Geräte ist in den letzten Jahren immer weiter fortgeschritten, so daß die ambulante Diagnose eines typischen OSAS mit ausreichender Sensitivität und Spezifität möglich ist. Je nach Schweregrad können dann die weiteren Maßnahmen erfolgen. Probleme ergeben sich bei nur leicht bis mäßig ausgeprägten Krankheitsbildern. Inwieweit eine mögliche ambulante Polysomnographie im Schlaflabor hier Verbesserungen ergibt und wieweit therapeutische Maßnahmen durchführbar sind, müssen kontrollierte Studien zeigen, die die ambulanten Methoden dem „Goldstandard" der kompletten Polysomnographie im Schlaflabor gegenüberstellen. Der sichere Ausschluß einer nächtlichen Atemstörung sowie die Einleitung einer Beatmungstherapie bleiben derzeit dem stationären Schlaflabor vorbehalten.

Literatur

Ajilore O, Stickgold R, Rittenhouse CD, Hobson JA (1995) Nightcap: laboratory and home-based evaluation of a portable sleep monitor. Psychophysiology 32(1):92–98

Aubert-Tulkens G, Culee C, Harmant-Van Rijckevorsel K, Rodenstein DO (1987) Ambulatory evaluation of sleep disturbance and therapeutic effects in sleep apnea syndrome by wrist activity monitoring. Am Rev Resp Dis 136(4):851–856

Bearpark H, Elliott L, Grunstein R, Cullen S, Schneider H, Althaus W, Sullivan C (1995) Snoring and sleep apnea. A population study in Australian men. Am J Respir Crit Care Med 151(5): 1459–1465

Condos R, Norman RG, Krishnasamy I, Peduzzi N, Goldring RM, Rapoport DM (1994) Flow limitation as a noninvasive assessment of residual upper-airway resistance during continuous positive airway pressure therapy of obstructive sleep apnea. Am J Resp Crit Care Med 150(2):475–480

Cooper BG, Veale D, Griffiths CJ, Gibson GJ (1991) Value of nocturnal oxygen saturation as a screening test for sleep apnea. Thorax 46:586–588

Douglas NJ, Thomas JMA (1992) Clinical value of polysomnography. Lancet 339:347–385

Duchna HW, Rasche K, Orth M, Schultze-Werninghaus G (1995) Sensitivität und Spezifität der Pulsoximetrie in der Diagnostik schlafbezogener Atmungsstörungen. Pneumologie 49 Suppl 1:113–115

Guilleminault C, Stoohs R, Clerk A, Cetel M, Maistros P (1993) A cause of excessive daytime sleepiness: The upper airway resistance syndrome. Chest 104:781–787

Ferber R, Millman R, Coppola M, Fleetham J, Murray CF, Iber C, McCall V, Nino-Murcia G, Pressman M, Sanders M et al. (1994) Portable recording in the assessment of obstructive sleep apnea. ASDA standards of practice. Sleep 17(4):378–392

Fischer J, Dorow P, Koehler D, Mayer G, Peter JH, Podszus T, Raschke F, Ruehle K-H, Schulz V (1994) Empfehlungen zur Diagnostik und Therapie nächtlicher Atmungs- und Kreislaufregulationsstörungen. Pneumologie 48:324–327

Fletcher E, Yang KL, Stich J (1996) Diagnosis and treatment of obstructive sleep apnea without the use of in-lab polysomnography. Am J Resp Crit Care Med 153(2):A773

Grote L, Meis D, Schneider H, Penzel T, Peter JH, Von Wichert P (1993) Validierungsstudie der 10kanaligen Registriereinheit Sidas 2010 zur Diagnose schlafbezogener Atmungsstörungen (SBAS). Pneumologie 47 [Suppl 1]:130–133

Kendrick AH, Wiltshire N, Catterall JR (1996) Comparison of the Minolta Pulsox-5 and Ohmeda Biox 3740 pulse oximeter for sleep studies. [Abstract] Am J Resp Crit Care Med 153:(4) A714

Koziej M, Cieslicki JK, Gorzelak K, Sliwinski P, Zielinski J (1994) Hand-scoring of MESAM 4 recordings is more accurate than automatic analysis in screening for obstructive sleep apnoea. Eur Respir J 7(10):1771–1775

Netzer N, Randelshofer W, Hollander P, Petro W (1993) Effizienz tragbarer Schlafapnoe-Screening-Geräte. Pneumologie, 47 Suppl 1:126–129

Orr WC, Eiken T, Pegram V, Jones R, Rundell OH (1994) A laboratory validation study of a portable system for remote recording of sleep-related respiratory disorders. Chest 105:160–162

Penzel T, Amend G, Meinzer K, Peter JH, Von Wichert P (1990) MESAM: A heart rate and snoring recorder for detection of obstructive sleep apnea. Sleep 13:175–182

Penzel T, Freitag G, Niess C et al. (1996) Der Stellenwert des „static charge sensitive bed" (SCSB) im Schlaflabor. [Abstract] Pneumologie

Petro W, Netzer N (eds) (1994) Schlafapnoe-Screening. 2 ed. München-Deisenhofen: Dustri-Verlag Dr. Karl Feistle

Rauscher H, Popp W, Zwick H (1993) Model for investigating snorers with suspected sleep apnea. Thorax 48:275–279

Rechtschaffen A and Kales A, editors (1968) A manual of standardized terminology: Techniques and scoring system for sleep stages of human subjects. Los Angeles: UCLA Brain Information Service/Brain Research Institute

Redline S, Tosteson T, Boucher MA, Millman RP (1991) Measurement of sleep-related breathing disturbances in epidemiologic studies. Assessment of the validity and reproducibility of a portable monitoring device. Chest 100:1281–1286

Rihs F, Mathis J, Gugger M, Hess CD (1995) Schlafapnoe-Screening: Klinischer Gebrauch von MESAM IV und Apnoe-Check. Schweiz Med Wochensch 995–1002

Roos M, Althaus W, Rhiel C, Penzel T, Peter JH, Von Wichert P (1993) Vergleichender Einsatz von MESAM IV und Polysomnographie bei schlafbezogenen Atmungsstörungen. Pneumologie 47 Suppl 1:112–118

Stamnitz A, Becker H, Schneider H, Peter JH, Von Wichert P (1995) Fehler und Gefahren bei der Einleitung der nasalen Beatmungstherapie obstruktiver Schlafapnoen. Pneumologie 49: 190–194

Stoohs RA, Bingham LA, Itoi A, Guilleminault C, Dement WC (1995) Sleep and sleep-disordered breathing in commercial long-haul truck drivers. Chest 107(5):1275–1282

Stoohs R, Guilleminault C (1992) MESAM 4: an ambulatory device for the detection of patients at risk for obstructive sleep apnea syndrome (OSAS). Chest 101 (5): 1221 – 1227

Teschler H, Hoheisel G, Schumann H, Wagner B, Konietzko N (1995) Validierung des Sleep-Doc-Porti-Systems für die ambulante Schlafapnoediagnostik. Pneumologie 49: 496 – 501

Teschler H, Berthon-Jones M, Wessendorf TE, Meyer FJ, Costabel U, Konietzko N (1996) Variability of cpap-pressure during long-term home autotitration in obstructive sleep apnea. Am J Respir Crit Care Med 153: A773 Abstract

Teschler H, Farhat AA, Exner V, Konietzko N, Berthon-Jones M (1997) AutoSet nasal CPAP titration: constancy of pressure, compliance and effectiveness at 8 month follow-up. Eur Respir J 10: 2073 – 2078

Young T, Palta M, Dempsey J, Skatrud J, Weber S, Badr S (1993) The occurence of sleep-disordered breathing among middle-aged adults. N Engl J Med 328: 1230 – 1235

7 Pneumologische Aspekte der Schlafapnoe

K.-H. RÜHLE

Pathophysiologie der Schlafapnoe

Schlaf kann bei Patienten mit Lungenerkrankungen zur Verschlechterung des Gasaustausches und zu geminderter Schlafqualität führen. Bei Patienten mit chronisch obstruktiver Bronchitis entwickeln sich v.a. im REM-Schlaf lang anhaltende Hypoxämien, deren Ursache in der Hypoventilation während dieser kritischen Phase des Schlafes zu sehen ist. Die reduzierte alveoläre Ventilation dürfte auf eine verminderte Chemosensitivität im REM-Schlaf zurückzuführen sein (Fleetham et al. 1982).

Auch Patienten mit Asthma bronchiale können nächtliche Hypoxämien entwickeln, wobei der Schweregrad der Hypoxämie wesentlich geringer ausgeprägt ist und hauptsächlich durch die Zunahme des Atemwegswiderstandes bedingt ist. Vor allem in den Tiefschlafstadien III und IV entwickeln die Patienten den höchsten Atemwegswiderstand, da die Weckreaktionen durch diese Schlafphase besonders stark abgeschwächt werden (Bellia et al. 1989; Montplaisir et al. 1982).

Patienten mit Lungenfibrose verbringen einen größeren Teil ihrer Schlafzeit mit leichter Hypoxämie, wobei jede zusätzliche Obstruktion der oberen Luftwege zu einer relativ ausgeprägten Hypoxämie führt, da die O_2-Reserven der Lunge vermindert sind (Perez-Padilla et al. 1985).

Bei Patienten mit Erkrankungen des Thoraxskeletts wie z.B. Kyphoskoliose wird in der Nacht insbesondere im REM-Schlaf eine verminderte alveoläre Ventilation beobachtet. Die Ursache dürfte in der ungünstigen Position des Zwerchfells zu sehen sein (Mezon et al. 1980).

Kommt zu diesen Erkrankungen eine Obstruktion der oberen Luftwege im Sinne eines Schlafapnoesyndroms (SAS) hinzu, kann sich die Oxygenation und Hämodynamik im kleinen Kreislauf deutlich verschlechtern. Dies gilt v.a. für Patienten mit chronisch obstruktiver Bronchitis und Emphysem („chronic obstructive lung disease", COLD).

Schweregrad der Hypoxämie bei SAS und COLD

Der Schweregrad der Hypoxämie als Folge eines Apnoeereignisses hängt von mehreren Faktoren ab: Findley et al. (1983) überprüften den Schweregrad der Hypoxämie in Abhängigkeit von den verschiedenen Lungenvolumina während Apnoen durch willentliches Atemanhalten. Bei Apnoen bis zu etwa 90 s fiel die

O_2-Sättigung um etwa 0,28% ab, zeigte also einen relativ geringen Abfall. Bei Atemanhalten bei funktioneller Residualkapazität fiel die O_2-Sättigung um 0,54% ab, und bei Atemanhalten bei Residualvolumenbedingungen kam es zu einem starken Absinken von 0,82% pro s. Damit ist klar gezeigt worden, daß das Ausmaß der Entsättigung vom initialen Lungenvolumen zu Beginn der Apnoephase abhängt. Hudgel et al. (1983) zeigten, daß bei Patienten mit chronisch obstruktiver Ventilationsstörung während des REM-Schlafes die funktionelle Residualkapazität endexspiratorisch um etwa 500 ml abfällt, wobei als Ursache die Tonusreduktion im REM-Schlaf die Apnoephasen länger dauern; die Ursache ist unbekannt. Als Folge der längeren Apnoedauer fallen die O_2-Sättigungswerte in dieser Phase besonders deutlich ab. Önal et al. (1985) überprüften bei 34 SAS-Patienten mit und ohne obstruktiver Ventilationsstörung den Zusammenhang zwischen Lungenfunktion und Apnoephasen. Sie fanden eine signifikante Beziehung zwischen der FRC in % des Sollwertes und dem Apnoe-/Hypopnoe-Index. Je geringer die FRC, desto höher lag der Apnoeindex. Die Ursache der Apnoe hat keinen Einfluß auf den Grad der Desaturation, d.h. obstruktive oder zentrale Apnoephasen führen zum gleichen prozentualen Abfall der O_2-Sättigung, sofern der initiale O_2-Sättigungswert identisch ist. Die Geschwindigkeit des Sättigungsabfalls hängt direkt von der initialen O_2-Sättigung ab und zeigt eine lineare Beziehung zu dem Grad der initialen Desaturation (Strohl et al. 1984). Die im REM-Schlaf auftretende Hypoxämie als Folge einer alveolären Hypoventilation dauert normalerweise mehrere Minuten, während die Apnoephasen im Schnitt etwa 20–30 s betragen, mit ebenso langen O_2-Sättigungen. Nach einer Weckreaktion mit Wiedereröffnung der extrathorakalen Atemwege und wenigen Atemzügen erhöht sich normalerweise die O_2-Sättigung bis zum Ausgangswert. Treten Apnoephasen bei Patienten kombiniert mit obstruktiver peripherer Obstruktion auf, addieren sich beide Effekte und führen zu den ausgeprägten Veränderungen. Fletcher et al. (1985) fanden die ausgeprägtesten und tiefsten O_2-Werte bei Patienten mit einer Kombination von intra- und extrathorakaler Obstruktion im REM-Schlaf. Nachdem bei den Patienten ein Tracheostoma angelegt wurde, verschwanden die obstruktiven Apnoephasen völlig. Die prolongierten hypoxämischen Episoden dagegen blieben erhalten und konnten erst durch O_2-Gabe beseitigt werden. Wurde gleichzeitig die gemischt-venöse O_2-Sättigung (S_vO_2) mittels blutiger Messung mit einem fiberoptischen Katheter bestimmt, fand sich v.a. bei Patienten mit COLD eine wesentlich tiefere S_vO_2. Der S_aO_2-Ausgangswert lag bei einem Patienten mit normaler Lungenfunktion bei 93%, bei einem Patienten mit COLD bei 38%, bei dem Patienten mit normaler Lungenfunktion bei 62%. Der tiefste Wert während der Apnoephasen lag beim COLD-Patienten bei 18% im Vergleich zu 54% bei normaler Lungenfunktion. Diese Messungen weisen nochmals auf die Bedeutung hin, die eine gestörte Lungenfunktion auf die periphere O_2-Versorgung (zentrales Nervensystem, blutbildende Organe und Hämodynamik) haben kann. Hypoxämie per se kann zusätzlich die Funktion der Atemmuskulatur beeinträchtigen (Jardim et al. 1981).

Schließlich finden wir bei Patienten mit chronisch-obstruktiver Ventilationsstörung eine verminderte Chemosensitivität auf Hypoxie und Hyperkapnie, so daß die Weckreaktion bei diesen Patienten vermindert ist und die Apnoedauer weiterhin verlängert wird (Fleetham et al. 1986).

Druckerhöhung im kleinen Kreislauf bei SAS und COLD

Die Auswirkung der bei jeder Apnoephase auftretenden Druckerhöhung im kleinen Kreislauf auf die Funktion des rechten Ventrikels ist nicht klar. Podszus et al. (1986) überprüften bei 65 Patienten mit SAS die pulmonalarteriellen Blutdruckwerte. Bei 13 Patienten fand sich eine pulmonale Hypertonie. Bei 31 Patienten trat unter der Belastung bis 100 W eine pathologische Druckerhöhung im kleinen Kreislauf auf. Damit war bei 55% eine pathologische Druckerhöhung nachzuweisen.

Weitzenblum et al. (1988) untersuchten 46 Patienten mit gesichertem obstruktiven SAS. Lediglich 20% hatten eine manifeste pulmonale Hypertonie mit einem pulmonalarteriellen Mitteldruck von mehr als 20 mmHg. Bei 14 Patienten, die mit 40 W im „steady state" belastet wurden, stieg der pulmonalarterielle Mitteldruck auf mehr als 30 mmHg an, sie weisen damit eine latente Hypertonie auf. Bei Differenzierung der Patienten mit manifester Hypertonie konnte eine Patientengruppe mit einem wesentlich tieferen O_2-Partialdruck (60,8 ± 7,6 mmHg gegenüber 76,2 ± 9,4 mmHg) ausgemacht werden. Der pCO_2 lag in der Gruppe mit pulmonaler Hypertonie bei 44,6 ± 4,2 im Vergleich zu 38,0 ± 4,0 mmHg in der Gruppe mit normalem pulmonalarteriellem Druck. Von den 9 Patienten mit pulmonaler Hypertonie hatten 5 Patienten eine leichte bis mäßige obstruktive Ventilationsstörung. Zwei Patienten hatten deutliches Übergewicht. Die pulmonale Hypertonie war eindeutig korreliert mit der Hypoxämie während des Tages, so daß die nächtlichen Apnoephasen nicht als wichtigster auslösender Faktor für die vermehrte Rechtsherzbelastung angesehen werden können (Weitzenblum et al. 1988). Diese Untersuchungen werden von den Ergebnissen von Bradley et al. (1985) bestätigt. Bei 50 Patienten mit obstruktivem SAS konnte bei 6 Patienten (12%) eine Rechtsherzinsuffizienz mit gestauten Halsvenen und/oder Leberstauung und Beinödemen nachgewiesen werden. Die Gruppen unterschieden sich lediglich durch den geringeren arteriellen pO_2 im Wachzustand mit 52 ± 4 mmHg in der Gruppe mit Rechtsherzinsuffizienz gegenüber 75 ± 2 mmHg in der Gruppe ohne Rechtsherzinsuffizienz. Die tagsüber festgestellte Hypoxämie bei den Patienten mit Rechtsherzinsuffizienz war Folge einer peripheren obstruktiven Ventilationsstörung mit einem erhöhten Residualvolumen und einer deutlich erniedrigten Sekundenkapazität.

Ob die nächtlichen Hypoxämien im Rahmen der gehäuften Apnoephasen zu einer abgeschwächten Chemosensitivität führen und damit zu einer auch tagsüber bestehenden Hypoxämie durch verminderte alveoläre Ventilation, ist noch nicht geklärt. Allerdings dürfte es sich hier um einen sehr geringen Prozentsatz von Patienten handeln.

Schlafassoziierte Störungen bei Lungenkrankheiten

Asthma bronchiale

Asthma bronchiale ist durch eine ausgeprägte zirkadiane Rhythmik der Atemwegsgeometrie charakterisiert. Die Zunahme der Obstruktion wird v. a. in der Nacht zwischen 22.00 Uhr und 6.00 Uhr beobachtet, d. h. vor allem während der Schlafzeit.

Die klinische Relevanz dieses Phänomens wird besonders deutlich, wenn man berücksichtigt, daß sich die Todesfälle bei Asthma bronchiale gehäuft in dieser Zeitspanne ereignen.

Schwerste obstruktive Attacken können bei Asthma bronchiale zu Hypoxie mit konsekutiven kardialen Rhythmusstörungen und ggf. zum Tode führen. Diese Patienten weisen eine verminderte Weckreaktion auf. Im Vergleich zum Gesunden besteht eine bis zum Dreifachen verlängerte Weckreaktion, sowohl im REM- wie auch im Tiefschlaf.

Methoden zur Erfassung der nächtlichen Obstruktion

Morgendliche Peak-flow-Registrierung. Eine auch im ambulanten Bereich einsetzbare Möglichkeit zur Erfassung der nächtlichen Obstruktion ist die Aufzeichnung des Peak-flow durch den Patienten unmittelbar nach dem Aufwachen. Es zeigt sich ein sehr guter Zusammenhang zu der nächtlichen Obstruktion. Es besteht eine lineare Korrelation zwischen dem Ausmaß der Peak-flow-Schwankung und dem höchsten Atemwegswiderstand während der Nacht, dem durchschnittlichen Atemwegswiderstand während der Nacht und der Zeit, in der der Atemwegswiderstand sich verdoppelt. Damit ist die Peak-flow-Schwankung ein zuverlässiger Indikator für die Schwere der nächtlichen Asthmaattacken.

Registrierung des Peak-flow während der Nacht. Mittels dieser Registrierung, z. B. in zweistündigem Abstand, kann sich der Untersucher einen Eindruck über den Verlauf der nächtlichen Obstruktion verschaffen. Es handelt sich dabei um punktuelle Messungen, bei denen der Patient geweckt werden muß. Damit interagiert die Untersuchungsmethode mit dem Schlaf und gibt kein exaktes Bild über die Obstruktion während des Schlafs. Unter anderem ändern sich im Wachzustand die Atemmittellage, die Position des Patienten und hormonale Faktoren.

Mikrophonregistrierung von Atemgeräuschen. Eine zunehmende Obstruktion ist charakterisiert durch Auftreten trockener Rasselgeräusche wie Brummen und Giemen. Diese können mittels eines oder mehrerer Mikrophone registriert und in ihrem Frequenzspektrum sowie ihrem Bezug zu den einzelnen Atemzügen beurteilt werden. Mit automatisierten Auswertungsverfahren kann z. B. eine Spektralanalyse erfolgen. Danach besteht eine signifikante Korrelation zwischen der gemessenen Sekundenkapazität und dem zeitlichen prozentualen Anteil des Giemens während des gesamten Atemzyklus.

Registrierung thoracaler und abdomineller Bewegungen mittels Induktionsplethysmographie. Die Registrierung der thorakalen und abdominellen Bewegungen mittels Induktionsplethysmographie ermöglicht die Erfassung akuter Asthmaattacken. So kann beobachtet werden, daß von einer überwiegend abdominellen Atmung mit inspiratorischer Einziehung des Thorax ein Wechsel zu abdomineller paradoxer Atmung stattfindet, wobei es zusätzlich zu einer verstärkten Kontraktion der Interkostalmuskulatur bei gleichzeitiger Verspätung der abdominellen Exkursion kommt (Deegan u. McNicholas 1994).

Messung des Atemwegswiderstands mittels Ösophaguskatheter und direkter Flußmessung. Eine kontinuierliche Messung des Atemwegswiderstandes ist nur durch Direkterfassung des Alveolardrucks und des Flusses möglich. Durch Plazieren eines Ballons im unteren Drittel des Ösophagus und des Druckes oberhalb der Glottis sowie durch Erfassung des inspiratorischen und exspiratorischen Flusses mittels Pneumotachograph kann die Resistance kontinuierlich auch während des Schlafes registriert werden.

Ursachen der nächtlichen Zunahme der Obstruktion

Diskutiert werden folgende Faktoren:

Parasympathische Aktivität. Während der Nacht überwiegt die parasympathische Aktivität, abzulesen u. a. an der verringerten Herzfrequenz. Patienten, die Anticholinergika inhalieren, zeigen eine Reduktion der nächtlichen Obstruktion.

Zirkadiane Rhythmik von Adrenalin. Der Peak-flow und der Adrenalinspiegel liegen in der Nacht um 4 Uhr im tiefsten Bereich. Gleichzeitig ist das Plasmahistamin erhöht. Die klinische Bedeutung dieses Phänomens bleibt unklar, da selbst hohe Dosen von β_2-Mimetika die Zunahme der nächtlichen Obstruktion nicht verhindern können. Auch über die systemische Applikation von Histamin ist keine gezielte Beeinflussung des Atemwegswiderstands zu erreichen.

Abkühlung der Atemwege. Zufuhr von kalter Luft kann die Abnahme der Sekundenkapazität deutlich beeinflussen.

Gastroösophagealer Reflux. Bei etwa 50% der Patienten mit Asthma bronchiale kann ein gastroösophagealer Reflux diagnostiziert werden. H_2-Blocker führen zur Verbesserung der Beschwerden, aber zu keiner Verminderung der morgendlichen Atemwegsobstruktion.

Schnarchen. Schweres Schnarchen kann zur nächtlichen Obstruktion führen. Eine deutliche Beeinflussung der Peak-flow-Rate in den frühen Morgenstunden gelingt unter CPAP. Der Auslöser der Obstruktion dürfte die mechanische Vibration beim Schnarchen sein.

Schlafstadien und nächtliche Obstruktion

Werden nur die Asthmaattacken während des Schlafes beobachtet und quantifiziert, die zu einem Aufwachen des Patienten führen, kann sich ein falsches Bild hinsichtlich der Zuordnung zu den einzelnen Schlafstadien ergeben. Asthmaattacken ereignen sich im letzten Drittel der Nacht mit fast der Hälfte aller Atemnotanfälle, am häufigsten im Stadium 2 mit 77 %; im Schlafstadium 3 und 4 werden keine Asthmaattacken beobachtet, die zu einer Weckreaktion führen. Allerdings findet man den höchsten Anstieg des Atemwegswiderstandes nachts um 3.30 Uhr und einen geringfügigen Abfall bis morgens 6.30 Uhr. Während des Tiefschlafstadiums 3 und 4 werden die höchsten Atemwegswiderstände erreicht, deutlich geringere im REM-Schlaf. Überraschenderweise ist damit die Tiefschlafphase diejenige, in der der Patient die schwerste Atemwegsobstruktion erleidet. Sie dürfte damit die größte Gefährdung darstellen, da fehlende antiobstruktive Therapie evtl. schwere Hypoxämie mit Rhythmusstörungen nach sich ziehen kann.

Im REM-Schlaf fällt die tonische Aktivität der Interkostalmuskulatur ab, dagegen steigt die Zwerchfellaktivität. Als Folge davon kommt es zu einer deutlichen Retraktion der Interkostalräume während der Inspiration. Das Atemzugvolumen fällt ab. Insgesamt fällt die Atemmittellage (funktionelle Residualkapazität) während des REM-Schlafes am ausgeprägtesten ab, so daß in dieser Schlafphase der Atemwegswiderstand ansteigt.

Da die tonische Aktivität der Interkostalmuskulatur, des Zwerchfells und des Musculus sternocleiomastoideus, objektiviert mit elektromyographischen Untersuchungen, im REM-Schlaf reduziert wird, entfällt auf der anderen Seite der Vorteil der Lungenüberblähung, die ja durch Verminderung der Atemarbeit zu einer Reduktion der Muskelkraft während der Inspiration führt. Die Reduktion des Lungenvolumens während des Schlafes zieht demnach günstige und ungünstige Folgen nach sich (Ballard et al. 1993).

Zusammengefaßt führen die oben erwähnten Mechanismen in ihrer Gesamtheit zu einer deutlichen Verschlechterung der Obstruktion während der Nacht. Aktivität und Ruhephasen (Schlaf) führen zu einer zirkadianen Rhythmik, wobei Ruhephase (Schlaf eine besondere Gefährdung der Patienten mit Asthma bronchiale beinhaltet. Einfache Meßverfahren, bedrohliche Verschlechterungen des Asthmas im Tiefschlaf zu beobachten, gibt es derzeit nicht; um so wichtiger ist eine konsequente Behandlung der Atemwegsobstruktion.

Therapie

Theophyllin

Um die Obstruktion v. a. während der Morgenstunden optimal mindern oder beseitigen zu können, sind hohe therapeutische Spiegel erforderlich. Die heute zur Verfügung stehenden β_2-Mimetika reichen nicht aus, um das Tief in den frühen Morgenstunden ausreichend zu beeinflussen. Retardiertes Theophyllin, etwa 1 h vor dem Schlafengehen appliziert, führt zu einem ausreichenden Blutspiegel auch nach 8 h. Da die Resorption in der Nacht verzögert wird, ist es häufig sinnvoll, die abendliche Dosis gegenüber der Morgendosis zu verdoppeln. Mit hohen Dosen Theophyllin gelingt es, den Peak-flow-Abfall morgens fast vollständig zu verhindern. Dosen, die ohne größere Nebenwirkungen toleriert werden, bewirken aber meistens eine komplette Aufhebung der Obstruktion im Rahmen der zirkadianen Rhythmik. Die Schlafqualität unter Theophyllin ist deutlich eingeschränkt, die Schlafeffizienz fällt um etwa 10%, die Dauer der Tiefschlafstadien – um etwa 30%. Dennoch fühlen sich die Patienten unter Theophyllin deutlich besser.

β_2-Sympathikomimetika

Systemisch applizierte β-Adrenergika zeigen keine entscheidenden Unterschiede zur nächtlichen Theophyllintherapie im Hinblick auf die Bronchodilatation. Die Kombination beider Substanzen bringt keinen zusätzlichen Effekt. Die nächtliche Therapie dürfte demnach hauptsächlich von der individuellen Ansprechbarkeit und v. a. von den Nebenwirkungen abhängig gemacht werden. Langfristig wirksame inhalative β-Mimetika dagegen stellen eine weitere nebenwirkungsarme Alternative zur Theophyllintherapie dar. Gegenüber konventionellen β-Mimetika führt z. B. die Inhalation von Formoterol abends vor dem Schlafengehen inhaliert, in den frühen Morgenstunden zu einer signifikant höheren FEV1.0 (Maesen et al. 1990). Gegenüber einer Theophyllintherapie erwies sich Salmeterol wesentlich wirksamer bei geringerer Nebenwirkungsrate (Muir et al. 1992).

Anticholinergika

Aufgrund der längeren Wirksamkeit im Vergleich zu β_2-Mimetika sind Anticholinergika geeignet, die Zunahme des nächtlichen Vagotonus zu reduzieren. Es zeigt sich eine deutliche Beeinflussung des morgendlichen Tiefs im Vergleich zum Ausgangswert.

Kortikoide

Der Wert einer abendlichen oder nächtlichen Kortikoidtherapie ist nicht geklärt. Mehrheitlich kann kein positiver Effekt einer nächtlichen Kortikosteroidtherapie nachgewiesen werden.

Chronisch obstruktive Bronchitis und Lungenemphysem

Pathophysiologie

Während des Schlafes sinkt schon beim Gesunden die alveoläre Ventilation ab. Die Verminderung der alveolären Ventilation ist schlafstadienabhängig. Insbesondere während des REM-Schlafes fällt die Sensitivität der Chemorezeptoren ab. Während ausgeprägter phasischer Aktivität im REM-Schlaf findet man die ausgeprägtesten Veränderungen der Atemfrequenz und der einzelnen Atemzüge. Bei Patienten mit Ventilations-Perfusions-Verteilungsstörungen und damit erhöhter Totraumventilation wie beim Lungenmephysem wirkt sich die Minderung der alveolären Ventilation sehr viel gravierender aus; es wird – abhängig vom Schweregrad und der Funktionseinschränkung und der Dauer der Hypoventilation – eine Verminderung der arteriellen O_2-Sättigung beobachtet. Die Tonusabnahme der Atemmuskulatur, insbesondere der Interkostalmuskulatur im REM-Schlaf verschlechtert die Situation weiterhin. Der verminderte Atemantrieb bei Hypoxämie bzw. Hyperkapnie kann schon während des Tages geprüft werden. Der verminderte Atemantrieb dürfte damit ebenfalls zur im REM-Schlaf festgestellten Hypoxie beitragen. Die Chemosensitivität ist bei Patienten vom Typ des „bluebloater" vermindert, dagegen weisen Patienten vom Typ des „pinkpuffer" eine normale Atemregulation auf.

Ventilationsverteilungsstörungen

Wird die alveoloarterielle O_2-Druckdifferenz während der hypoxämischen Episoden berechnet, findet man eine Zunahme. Diese könnte durch Ventilationsverteilungsstörungen oder Perfusionsstörungen oder Auftreten eines Rechts-links-Shunts ausgelöst werden. Allerdings befindet sich die Atmung während dieser REM-Phasen im „unsteady state", wobei ein Teil des anfallenden CO_2 im Gewebe gespeichert wird. Auch das wechselnde Herzminutenvolumen könnte zu Ventilations-Perfusions-Inhomogenitäten führen. Der geschätzte Anteil dieser Mechanismen an der Ausprägung der Hypoxie dürfte aber sehr gering sein. Der ausschlaggebende Faktor der Hypoxie ist die Hypopnoe mit alveolärer Hypoventilation.

Extrathorakale Obstruktion

Ein Teil der hypoxämischen Episoden und Hypopnoen im REM-Schlaf wird von einer deutlichen Zunahme des Ösophagusdrucks begleitet, überwiegend bei Schnarchern. Es ist deshalb wahrscheinlich, daß der Widerstand in den oberen Luftwegen als Folge der partiellen Obstruktion ansteigt. Die Zunahme der Obstruktion in der oropharyngealen Region trägt bei ineffektiver Atemmechanik zu einer weiteren Verminderung der Ventilation bei. Die schwersten Hypoxämien findet man bei der Kombination einer chronisch obstruktiven

Ventilationsstörung mit Apnoephasen, hier spricht man von einem sog. Overlapsyndrom. Diese Patienten fallen durch ihre besonders ausgeprägte Tagessymptomatik mit imperativem Schlafzwang auf.

Pulmonale Hypertonie

Als Folge der schwersten Hypoxämie steigt der pulmonalvaskuläre Widerstand im Rahmen des von Euler-Liljestrand-Reflexes an – und damit auch der pulmonalarterielle Druck. Abhängig von der jeweiligen Gefäßgeometrie finden sich lineare Bezüge zwischen dem Ausmaß der O_2-Entsättigung und dem Anstieg des pulmonalarteriellen Drucks. Das Herzminutenvolumen steigt ebenfalls, wenn auch nicht regelmäßig, während dieser hypoxämischen Episoden von 2,7 auf 3,8 l pro min und qm Körperoberfläche an. Dieses Phänomen kommt auch bei Gesunden unter Hypoxieatmung vor. Der maximale Druckanstieg während der Nacht und der gemittelte pulmonalarterielle Druck während der Nacht korreliert mit dem Schweregrad der während des Wachzustandes gemessenen Hypoxie.

Der arrhythmogene Effekt der Hypoxämie und der Hypokapnie während der REM-Phasen führt häufig zu kardialen Rhythmusstörungen. Die Häufigkeit ventrikulärer Extrasystolen bei Patienten mit COLD während der Nacht ist mit derjenigen von Patienten in der Postinfarktphase durchaus zu vergleichen. Die Anzahl ventrikulärer Extrasystolen bei Patienten mit COLD liegt in der Nacht doppelt so hoch wie am Tag. Eine direkte Zuordnung der Extrasystolen zu den hypoxämischen Episoden ist aber nicht möglich. Schätzt man den kardialen Blutdurchfluß während der hypoxämischen Episoden ab, so liegen die Werte in der Nähe des myokardialen Blutdurchflusses während maximaler körperlicher Belastung.

Schlafqualität

Patienten mit chronisch obstruktiver Ventilationsstörung im Rahmen einer chronischen Bronchitis mit Emphysem schlafen in der Regel schlecht. Einige der Patienten erreichen weder die Tiefschlafstadien 3/4 noch REM-Schlaf. Die Gesamtschlafzeit ist im Vergleich zum Gesunden deutlich reduziert. Auch die Anzahl der Schlafstadienwechsel während des Nachtschlafes liegt im Vergleich zum Gesunden etwa 3mal höher. Die Entsättigung ist schlafstadienabhängig; im Schnitt liegt die Entsättigung während des Schlafstadiums 2 bei etwa 8%. Abhängig vom Schweregrad der Lungenerkrankung und der Dauer der alveolären Hypoventilation finden sich Entsättigungen in der Größenordnung bis zu 50%. Die ausgeprägtesten Veränderungen sind demnach während des REM-Schlafes zu sehen.

Therapie

Die O_2-Therapie erhöht den alveolären und damit arteriellen pO_2, so daß auch während der alveolären Hypoventilation im REM-Schlaf der Schweregrad der Hypoxämie im Vergleich zur Luftatmung wesentlich geringer ausfällt. Die früher gefürchtete Hyperkapnie während der O_2-Gabe infolge des verminderten Atemantriebs konnte durch kontinuierliche Messung des pCO_2 während der Nacht nicht bestätigt werden. Der pCO_2 steigt im Schnitt während des Schlafes bei O_2-Atmung im Vergleich zur Luftatmung um weniger als 6 mmHg an. Dieser pCO_2-Anstieg wird schon während der ersten 2 h nach Beginn des Schlafes registriert und zeigt keine Tendenz zu weiterem Anstieg. Nur Patienten mit zusätzlicher extrathorakaler Obstruktion (Schnarchen oder SAS) zeigen ausgeprägtere pCO_2-Anstiege während der Nacht. Es handelt sich demnach im stabilen Zustand des Patienten um eine sehr effiziente Methode, Hämodynamik und Schlafqualität zu verbessern. Auch die weitere Erhöhung des Flusses von 4 l/min O_2-Gabe führt zu keiner signifikanten Veränderung des höchsten pCO_2-Wertes während des Schlafs.

Einer der wichtigsten Effekte unter O_2-Atmung während des Schlafes ist die Senkung des Gefäßwiderstandes und damit des pulmonalarteriellen Druckes. Bei Patienten mit einer mittelgradigen manifesten pulmonalen Hypertonie fällt während der Nacht unter O_2-Atmung der pulmonalarterielle Mitteldruck um etwa 20% des Ausgangswerts unter Luftatmung ab. Die Zeitdauer mit deutlicher Druckerhöhung fällt um etwa 50% ab (Abb. 1 a, b). Die Häufigkeit kardialer Rhythmusstörungen wird durch O_2-Therapie während der Nacht deutlich vermindert. Die Schlafqualität wird durch O_2-Gabe eindeutig verbessert. Die verlängerte Schlaflatenz wird um etwa die Hälfte reduziert. Die Gesamtschlafzeit wird um etwa 1 h verlängert, ebenso die Tiefschlafphasen 3/4 und der REM-Schlaf. Der oberflächliche Schlaf (Schlafstadium 1) wird dagegen durch O_2-Gabe vermindert. Höhere O_2-Flußraten (4 l O_2/min) scheinen im Vergleich zu der geringeren Flußrate von 2 l/min einen zusätzlichen Effekt hinsichtlich der Schlafqualität zu erreichen.

Intermittierende positive Überdruckbeatmung. Bei Patienten mit COLD, die sich trotz O_2-Langzeittherapie verschlechtern, d.h. eine zunehmende alveoläre Hypoventilation entwickeln, sollte eine intermittierende Überdruckbeatmung mit nasaler Maske versucht werden. Etwa zwei Drittel der Patienten tolerieren nach entsprechender Übungsphase diese Beatmungsmethode. Unter der nächtlichen Beatmung wird v. a. eine Verbesserung der Gesamtschlafzeit um mehr als 1 h und u. a. der Schlafeffizienz beobachtet. Allerdings ist die Anzahl der Weckreaktionen und die Schlaflatenz nicht verändert.

Als Folge der nächtlichen Beatmung fällt auch während des Tages der pCO_2 auch ohne Beatmung während des Tages um 5–10 mmHg als Ausdruck einer Verbesserung der Funktion des Atemzentrums und des Zwerchfells ab (Elliott et al. 1992).

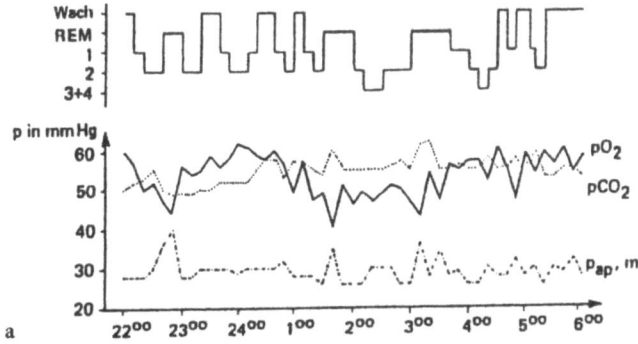

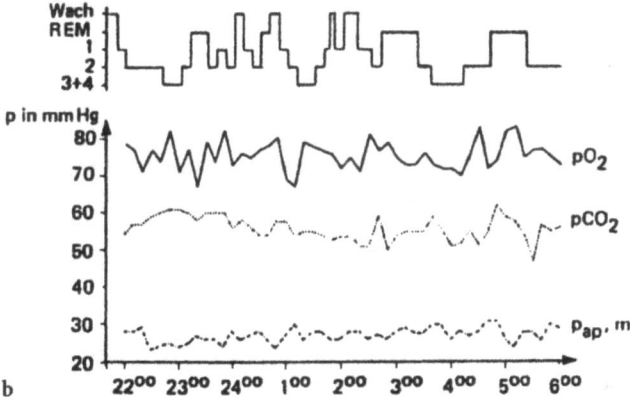

Abb. 1. Pulmonalarterieller Mitteldruck (MPAP), pO_2 und pCO_2 **a** bei Atmung ohne O_2-Gabe und **b** mit O_2-Gabe

Lungenfibrose

Auch Patienten mit Lungenfibrose entwickeln während des Schlafes leichte hypoxämische Episoden, ursächlich bedingt durch die geringeren Lungenvolumina mit verminderter funktioneller Residualkapazität sowie durch die episodische Hypoventilation während des REM-Schlafes. Die Schlafarchitektur dieser Patienten ist gestört. Die REM-Schlafdauer ist vermindert. Die Dauer des leichten oberflächlichen Schlafes (Schlafstadium 1) ist verlängert.

Die Anzahl der Weckreaktionen pro Stunde ist gegenüber einer Normalgruppe etwa verdoppelt. Jede zusätzliche Störung der Atemmechanik wie oropharyngeale Obstruktion erhöht die Anzahl der nächtlichen Entsättigungsraten. Untersuchungen zur Therapie mit O_2-Gabe während der Nacht sind dringend erforderlich, da eine Verbesserung der Schlafqualität denkbar wäre.

Kyphoskoliose

Patienten mit schwerer Kyphoskoliose zeigen ausgeprägte nächtliche Hypoxämien im Rahmen einer alveolären Hypoventilation, insbesondere im REM-Schlaf. Im Vergleich zum Gesunden hat das Zwerchfell dieser Patienten einen verringerten Wirkungsgrad, so daß die Interkostalmuskulatur zusätzlich aktiviert werden muß. Diese wird allerdings während des REM-Schlafs hypoton, so daß während dieser Zeitspanne eine verminderte funktionelle Residualkapazität und damit ein geringeres O_2-Volumen in der Lunge vorliegt. Damit bilden sich ausgeprägte Ventilations-Perfusions-Verteilungsstörungen mit Hypoxämie und Hyperkapnie aus.

Die ausgeprägte nächtliche Hypoxie kann zu einer massiven Druckerhöhung im kleinen Kreislauf und nicht selten zum Cor pulmonale mit Rechtsherzinsuffizienz führen. Die Gesamtschlafzeit ist häufig verkürzt und der leichte Schlaf (Schlafstadium 1) ist durch Reduktion von Schlafstadium 2 und REM-Schlaf verlängert.

Als besonders erfolgreich hat sich die nächtliche intermittierende positive Überdruckbeatmung mittels nasaler Maske herausgestellt. Vor allem die im REM-Schlaf gefundenen tiefsten Sättigungswerte steigen von etwa 45 auf über 90% 3 Monate nach Behandlungsbeginn an. Die tiefsten Sättigungswerte im Non-REM-Schlaf steigen von etwa 80 auf über 90% an. Der (negative) maximale inspiratorische Druck (PI max) verbessert sich von 40 auf 80 cm H_2O als Ausdruck der Verbesserung der Zwerchfellfunktion. Durch Erhöhung der Chemosensitivität und Verbesserung der Muskelkontraktilität auch während des Tages fällt der arterielle pCO_2 von etwa 60 auf 50 mm Hg ab, der pO_2 steigt von etwa 50 auf etwa 65 mm Hg an. Die Dauer des REM-Schlafs wird deutlich verlängert. Die Tagesschläfrigkeit nimmt ab und die Belastbarkeit während des Tages steigt durch die nächtliche Heimbeatmung an (Ellis et al. 1988).

Literatur

Abraham AS, Cole RB, Bishop JM (1968) Reversal of pulmonary hypertension by prolonged oxygen administration to patients with chronic bronchitis. Circ Res 23:147

Alford NJ, Fletcher EC, Nickeson D (1986) Acute oxygen in patients with sleep apnea and COPD. Chest 89:30–38

ATS (1989) Indication and standards for cardiopulmonary sleep studies. Am Rev Respir Dis 139:559–568

Ballard RD, Saathoff MC, Patel DK, Kelly PL, Martin RJ (1989) The effect of sleep on nocturnal bronchoconstriction and ventilatory patterns in asthmatics. J Appl Physiol 67:243–249

Ballard RD, Clover CW, White DP (1993) Influence of Non-REM-sleep on inspiratory muscle activity and lung volume in asthmatic patients. Am Rev Respir Dis 147:880–886

Barnes P, Fitzgerald G, Brown M, Dollery C (1980) Nocturnal asthma and changes in circulating epinephrine, histamine and cortisol. N Engl J Med 303:263

Barnes P, Neville L, Greening AP, Timmers J (1982) Single-dose slow release aminophylline at night prevents nocturnal asthma. Lancet I: 299

Baughman RP, Loudon RG (1985) Lung sound analysis for continuous evaluation of airflow obstruction in asthma. Chest 88:364–368

Bellia V, Visconti A, Insalaco G, Cuttitta G, Ferrara G, Bonsignore G (1988) Validation of morning dip of peak expiratory flow as an indicator of the severity of nocturnal asthma. Chest 94:108–110

Bellia V, Cuttitta G, Insalaco G, Visconti A, Bonsignore G (1989) Relationship of nocturnal bronchoconstriction to sleep stages. Am Rev Respir Dis 140:363–367

Boysen PG, Block AJ, Wynne JW, Hunt LA, Flick MR (1979) Nocturnal pulmonary hypertension in patients with chronic obstructive pulmonary disease. Chest 76:536–542

Bradley TD, Rutherford R, Grossman RF, Lue F, Zamel N, Moldofsky H, Phillipson EA (1985) Role of daytime hypoxemia in the pathogenesis of right heart failure in the obstructive sleep apnea syndrome. Am Rev Respir Dis 131:835–839

Brown R, Ingram RH, Wellmann JJ, Fadden ER (1977) Effects of intravenous histamine on pulmonary mechanics in nonasthmatic and asthmatic subjects. J Appl Physiol (Respist Environm Exercise Physiol 42:221

Bye P, Issa F, Berthon-Jones M, Sullivan CE (1984) Studies of oxygenation during sleep in patients with interstitial lung disease. Am Rev Respir Dis 129:27–32

Calverley PMA, Brezinova V, Douglas NJ, Catteral J, Flenley DC (1982) The effect of oxygenation on sleep quality in chronic bronchitis and emphysema. Am Rev Respir Dis 126:206

Catteral JR, Rhind GB, Whyte KF, Shapiro CM, Douglas NJ (1988) Is nocturnal asthma caused by changes in airway cholinergic activity? Thorax 43:720–724

Chan CS, Woolcock AJ, Sullivan CE (1988) Nocturnal asthma: role of snoring and obstructive sleep apnea. Am Rev Respir Dis 137:1502–1504

Chen WY, Chai H (1982) Airway cooling and nocturnal asthma. Chest 81:675

Cochrane GM, Clark TJH (1975) A survey of asthma mortality in patients between ages 35 and 64 in the greater London hospitals in 1971. Thorax 30:300

Coe CI, Barnes PJ (1986) Reduction of nocturnal asthma by inhaled anticholinergic drug. Chest 90:485–485

Deegan PC, McNicholas WT (1994) Continuous non-invasive monitoring of evolving acute severe asthma during sleep. Thorax 49:613–614

Douglas NJ, White DP, Weil JV, Pickett CK, Martin RJ, Hudgel DW, Zwillich CW (1982) Hypoxic ventilatory response decreases during sleep in normal men. Am Rev Respir Dis 125:286

Elliott MW, Simonds AK, Carroll MP, Wedzicha JA, Branthwaite MA (1992) Domiciliary nocturnal nasal intermittent positive pressure ventilation in hypercapnic respiratory failure due to chronic obstructive lung disease: effects on sleep and quality of life. Thorax 47:342–348

Ellis ER, Grunstein RR, Chan S, Bye PTP, Sullivan CE (1988) Noninvasive ventilatory support during sleep improves respiratory failure in kyphoscoliosis. Chest 94:811–815

Fairfax AJ, McNabb WR, Davies HJ, Spiro SG (1980) Slow-release oral salbutamol and aminophylline in nocturnal asthma: relation of overnight changes in lung function and plasma drug levels. Thorax 35:526–530

Findley L, Ries A, Tisi G, Wagner P (1983) Hypoxemia during apnea in normal subjects – mechanics and impact of lung volume. J Appl Physiol 55:1777–1783

Findley LJ, Wilhoit SC, Suratt PM (1985) Apnea duration and hypoxemia during REM sleep in patients with obstructive sleep apnea. Chest 87:432–436

Fleetham J, West P, Mezon B, Conway W, Roth T, Kreiger M (1982) Sleep, arousals and oxygen desaturation in chronic obstructive pulmonary disease. Am Rev Respir Dis 126:429–433

Fletcher EC, Brown D (1985) Nocturnal oxyhemoglobin desaturation following tracheostomy for obstructive sleep apnea. Am J Med 79:35–42

Goodall RJR, Earis JE, Cooper DN, Bernstein A, Temple JG (1981) Relationship between asthma and gastro-oesophageal reflux. Thorax 36:116

Guilleminault C, Quera-Salva MA, Powell N et al. (1988) Nocturnal asthma: snoring, small pharynx and nasal CPAP. Eur Respir J 1:902–907

Höppner VH, Cockroft DW, Dosman JA, Cotton DJ (1984) Nighttime ventilation improves respiratory failure in secondary kyphoscoliosis. Am Rev Respir Dis 129:240–243

Hudgel DW, Kellum R, Martin RJ, Johnson B (1982) Depressed arousal response to airflow obstruction – a possible factor in near-fatal nocturnal asthma. Am Rev Respir Dis 125:202

Hudgel DW, Martin R, Capehart M, Johnson B, Hill P (1983) Contribution of hypoventilation to sleep oxygen desaturation in chronic obstructive pulmonary disease. J Appl Physiol 55: 669–677

Jardim J, Farkas G, Prefaut C (1981) The failing inspiratory muscles under normoxic and hypoxic conditions. Am Rev Respir Dis 124:274–279

Johnson AJ, Nunn AJ, Sommer AR, Stableforth DE, Stewart CJ (1984) Circumstances of death from asthma. Br Med J 288:1870

Kearley R, Wynne JW, Block AJ, Boysen PG, Lindsey S, Martin C (1980) The effect of slow flow oxygen on sleep-disordered breathing and oxygen desaturation. Chest 1 78:682

Kneubühler HR, Kyd K, Benoit RC, Scherrer M (1980) Das neue anticholinergische Bronchospasmolytikum Oxitropiumbromid. Sein lang anhaltender Schutz über die Nacht hinweg. Schweiz Med Wochenschr 21:789

Koo KW, Sax DS, Snider GL (1975) Arterial blood gases and pH during sleep apnea syndromes. Am J Med 58:663

Littner MR, Dennis J, Arrand DL (1980) Determinants of oxygen desaturation in the course of ventilation during sleep in chronic obstructive pulmonary disease. Am Rev Respir Dis 129:849

Maesen FPV, Smeets JJ, Gubbelmans HLL, Zweers PGMA (1990) Formoterol in the treatment of nocturnal asthma. Chest 98:866–870

Marco FJ de, Wynne JW, Block AJ, Boysen PG, Taasan VC (1981) Oxygen desaturation during sleep as a determinant of the blue and bloated syndrome. Chest 79:621

Martin RJ, Sanders MH, Gray BA, Pennock BE (1982) Acute and long term ventilatory effects of hyperoxia in the adult sleep apnea syndrome. Am Rev Respir Dis 125:175–180

Martin RJ, Fernandez E, Parsons PE, Shoemaker S, Pluss W, Hudgel DW (1983) The treatment of nocturnal asthma. Am Rev Respir Dis 127:109

Mays EE (1976) Intrinsic asthma in adults: associated with gastroesophageal reflux. J Am Med Assoc 236:2626

McDonald JB, Seaton A, Williams DA (1976) Asthma deaths in Cardiff 1963–1974: deaths in hospital. Br Med J I:721

Mezon BL, West P, Israels J, Kryger M (1980) Sleep breathing abnormalities in kyphoscoliosis. Am Rev Respir Dis 122:617–621

Millledge JS, Morris J (1979) A comparison of slow-release salbutamol with slow release aminophylline in nocturnal asthma. J Int Med Res 7:106

Montplaisir J, Walsh J, Malo JL (1982) Nocturnal asthma: features of attacks, sleep and breathing patterns. Am Rev Respir Dis 125:18–22

Muir JF, Girault C, Cardinaud JP, Polu JM (1994) French Cooperative Study Group Survival and long-term flow-up of tracheostomized patients with COPD treated by home mechanical ventilation. A multicenter French study in 259 patients. Chest 106:201–209

Önal E, Leech JA, Lopata M (1985) Relationship between pulmonary function and sleep-induced respiratory abnormalities. Chest 87:437–441

Perez-Padilla R, West P, Lertzman M, Kryger MH (1985) Breathing during sleep in patients with interstitial lung disease. Am Rev Respir Dis 132:224–229

Perez-Padilla R, Conway W, Roth T, Anthonisen N, George C, Kryger M (1987) Hypercapnia and sleep O_2-desaturation in chronic obstructive pulmonary disease. Sleep 10:216–223

Podszus T, Bauer W, Mayer J, Penzel T, Peter JH, Wichert P von (1986) Sleep apnea and pulmonary hypertension. Klin Wochenschr 64:131–134

Rhind GB, Connaughton JJ, McFie J, Douglas NJ, Flenley DC (1985) Sustained release choline theophylinate in nocturnal asthma. Br Med J 291:1605

Rühle KH, Huber G, Klein G, Matthys H (1983) Influence of continuous oxygen inhalation on noctural cardiac arrhythmias in patients with chronic obstructive lung disease. Z Cardiol 72:604

Rühle KH, Klein G, Köhler D, Matthys H (1985) Effects of 2 and 4 l/min oxygen breathing on pulmonary artery pressure, blood gases and sleep stages in patients with chronic obstructive lung disease. In: Allegra L, Rizzato G (eds) Societas Europea Pneumologica, 4th Congress Bronchitis and Emphysema. (Milano) A 144

Rühle KH, Klein G, Costabel U, Matthys H (1986) Effect of oxygen breathing on nocturnal pulmonary hypertension and predictive value of blood gas analysis in chronic obstructive lung disease. Am Rev Respir Dis 133:A150

Rühle KH, Dorow P, Schmitz-Schumann H (1990) Effects of a combined treatment of Theophylline and Tolubuterol on nocturnal chronic asthma. Lung 168:192–193

Sawicka EH, Branthwaite MA (1987) Respiration during sleep in kyphoscoliosis. Thorax 42: 801–808

Shepard JW, Schweitzer PK, Keller CA, Chun DS, Dolan GF (1984) Myocardial stress: exercise versus sleep in patients with COPD. Chest 86:366–374

Smith PL, Haponik EF, Bleeker ER (1984) The effects of oxygen in patients with sleep apnea. Am Rev Respir Dis 130:958–963

Soutar CA, Costello J, Ijaduola O, Turner-Warwick M (1975) Nocturnal and morning asthma. Thorax 30:436–440

Strohl KP, Altose MD (1984) Oxygen saturation during breath-holding and during apneas in sleep. Chest 85:181–186

Tirlapur VG, Mir MA (1982) Nocturnal hypoxemia and associated electrocardiographic changes in patients with chronic obstructive airways disease. N Engl J Med 306:125–130

Weitzenblum E, Krieger J, Apprill M, Vallee E, Ehrhard M, Ratomaharo J, Oswald M, Kurtz D (1988) Daytime pulmonary hypertension in patients with obstructive sleepapnea syndrome. Am Rev Respir Dis 138:345–349

White DP, Douglas NJ, Pickett CK, Weil JV, Zwillich CW (1982) Hypoxic ventilatory response during sleep in normal premenopausal women. Am Rev Respir Dis 126:530

8 Kardiovaskuläres Risiko bei schlafbezogenen Atemstörungen

T. Podszus und J. H. Peter

Die schlafbezogenen Atemstörungen (SBAS) werden eingeteilt in Störungen mit und ohne Obstruktion der oberen Atemwege (Peter et al. 1991). Hierbei imponieren bei den Störungen mit extrathorakaler Atemwegsobstruktion die obstruktive Schlafapnoe (kompletter Verschluß der extrathorakalen Atemwege) sowie das Schnarchen (partielle Obstruktion). Diese beiden klinischen Bilder finden sich bei der überwiegenden Mehrzahl der Patienten mit schlafbezogenen Atemstörungen und seit 2 Jahrzehnten ist insbesondere die obstruktive Schlafapnoe Gegenstand intensiver Forschungsarbeiten.

Bereits in den 60er Jahren konnten Jung u. Kuhlo (1965) zeigen, daß Patienten mit einem Pickwick-Syndrom, einer Extremvariante der obstruktiven Schlafapnoe, im Schlaf exzessive Anstiege des pulmonalarteriellen Blutdrucks und im Langzeitverlauf ein Cor pulmonale entwickelten. Schon damals war es auch gelungen, durch Anlage eines Tracheostomas die Atemregulationsstörung zum Verschwinden zu bringen und auch die begleitenden hämodynamischen Folgen wieder zu normalisieren (Kuhle u. Doll 1972; Kuhlo et al. 1989).

Seit Anfang der 70er Jahre haben sich verschiedene Arbeitsgruppen mit den Problemen der pathologischen Veränderungen im kleinen und im großen Kreislauf bei Patienten mit SBAS befaßt. Übereinstimmend fanden die Arbeitsgruppen in Bologna und Standford (Buda et al. 1981; Coccagna et al. 1972; Guilleminault et al. 1986; Motta et al. 1978; Scharf 1984; Tilkian et al. 1976), daß der systemisch-arterielle und der pulmonalarterielle Blutdruck während der obstruktiven Schlafapnoe ansteigen und z. T. krisenhaft hohe Werte erreichen können. Sogar die Entwicklung eines Lungenödems im Schlaf während der obstruktiven Apnoe (Chaudhary et al. 1982) konnte als Folge der Apnoe beschrieben werden. Von den meisten Autoren (Coccagna et al. 1972; Guilleminault et al. 1975; Lugaresi et al. 1987; Motta et al. 1978) wurden diese beobachteten hämodynamischen Veränderungen auf die durch die Apnoe induzierte Hypoxie und Hyperkapnie zurückgeführt. Ursprung hierfür ist der von Euler u. Liljestrand (1946) beschriebene Mechanismus der hypoxischen Vasokonstriktion. Die beiden Autoren hatten beschrieben, daß es bei Katzen unter Hypoxieatmung zu einem Anstieg des pulmonalarteriellen Blutdrucks kommt – auf dem Boden einer Vasokonstriktion der präkapillären pulmonalarteriellen Gefäße. Der Beweis der hypoxischen Vasokonstriktion bei Patienten mit Schlafapnoe konnte bisher jedoch noch nicht erbracht werden.

Beim Auftreten einer extrathorakalen Atemwegsobstruktion im Schlaf bzw. bei der obstruktiven Schlafapnoe fallen bei der Betrachtung der Blutdrücke im großen und kleinen Kreislauf primär an die Atmungsbemühung assoziierte ausgeprägte Blutdruckschwankungen auf. Diese Druckschwankungen sind streng an die Atmung gekoppelt. Es scheint daher von besonderer Bedeutung, den Interaktionen zwischen Herz/Kreislauf und Lunge in der Erklärung dieser Blutdruckschwankungen besondere Bedeutung beizumessen. Sicher kann bei gleichzeitig bestehender Hypoxie und individueller Prädisposition eine hypoxische Vasokonstriktion zusätzliche Einflüsse auf die Hämodynamik von Herz und Kreislauf ausüben (Fishman 1976). Im folgenden werden daher primär die mechanischen Einflüsse dargelegt, die beim Auftreten einer extrathorakalen Atemwegsobstruktion bzw. -okklusion wirksam werden und die Hämodynamik von Herz und Kreislauf beeinflussen.

Atmung

Die extrathorakalen Atemwege können unter physikalischen Gesichtspunkten mit einem Starling-Resistor verglichen werden (Smith et al. 1988). In diesem System hängt der effektive Fluß nicht nur von dem Druckgradienten zwischen dem zuführenden und dem abführenden Schenkel ab, sondern wird entscheidend determiniert durch den Druckgradienten zwischen dem Umgebungsdruck des kollabilen Segments und dem intraluminalen Druck an dieser Stelle. Der Oropharyngealbereich und der Hypopharyngealbereich stellen das für die Obstruktion der Atemwege relevante kollabile Segment im menschlichen Körper dar. Bei einem Nachlassen des Muskeltonus in diesem Segment steigt der Gewebedruck an und kann sich dem Druck, der in den Luftwegen herrscht, angleichen bzw. diesen übersteigen. Je nach Ausprägung entsteht dann eine partielle Obstruktion (obstruktives Schnarchen) oder bei einem weiteren Ansteigen des Druckgradienten die komplette Obstruktion in Form der obstruktiven Schlafapnoe. Durch geeignete Meßverfahren können die Druck-Fluß-Beziehungen in den extrathorakalen Atemwegen gemessen und quantifiziert werden. Üblicherweise wird hierbei der effektive Fluß mittels eines Pneumotachographen gemessen und der Druck im Thoraxraum mittels des intraösophagealen Drucks, der den Pleuradruck widerspiegelt.

Abbildung 1 zeigt ein Registrierbeispiel unbehinderter Atmung. Man erkennt neben der EKG-Registrierung einen unbehinderten Luftfluß sowie die negativen inspiratorischen Ösophagusdrücke, die üblicherweise als Ausdruck des Pleuradrucks registriert werden. Die arterielle Sauerstoffsättigung zeigt sich in einer derartigen Situation stabil.

Abbildung 2 zeigt mit denselben Atmungsparametern ein Registrierbeispiel während des Schnarchens. Inspiratorisch fallen wesentlich ausgeprägtere ösophageale Druckschwankungen auf; gleichzeitig läßt sich ein Abbruch des Luftflusses erkennen, der Ausdruck der Begrenzung des Luftflusses durch die extrathorakale Atemwegsobstruktion ist.

Da die hämodynamischen Auswirkungen der Atmung auf Herz und Kreislauf bestimmt werden vom Alveolardruck, vom Lungenvolumen sowie vom Pleuradruck, darf nicht angenommen werden, daß diese ausgeprägten intrathorakalen Druckschwankungen ohne Folgen für Herz und Kreislauf bleiben.

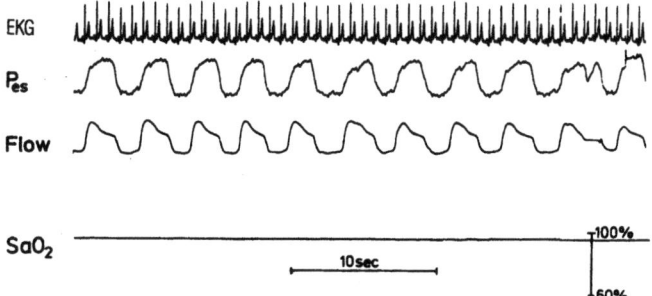

Abb. 1. Registrierbeispiel unbehinderter Atmung. Dargestellt sind EKG, Ösophagusdruck (p_{es}), Atemfluß und arterielle Sauerstoffsättigung. Begleitend zur inspiratorischen Atemaktivität (p_{es}) erkennt man einen ungehinderten Luftfluß am Pneumotachographen

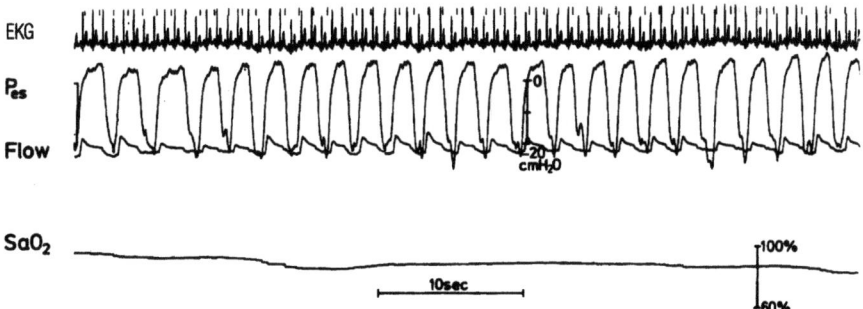

Abb. 2. Registrierbeispiel einer Periode mit extrathorakaler Atemwegsobstruktion im Schlaf (Schnarchen). Dargestellt sind EKG, Ösophagusdruck (p_{es}), Atemfluß und arterielle O_2-Sättigung. Im Vergleich zur Normalatmung fallen hier inspiratorisch erhebliche negative intrathorakale Druckschwankungen – bis 20 cm H_2O – auf; der Luftfluß läßt inspiratorisch einen Abbruch und eine Begrenzung des Luftflusses erkennen. Unterschiedlich ausgeprägt kann es hierbei zu Abfällen der arteriellen O_2-Sättigung kommen

Rechtes Herz

Physiologischerweise führt ein negativer intrathorakaler Druck in der Inspiration bei gleichzeitigem Anstieg des abdominellen Druckes zu einem Anstieg des venösen Blutrückstroms zum rechten Herzen (Guyton u. Adkins 1954). Dieser Effekt ist jedoch limitiert, da es bei ausgeprägt negativen intrathorakalen Drücken zu einem Kollaps der inferioren und superioren V. cavae kommt, die dann eine Begrenzung des venösen Blutrückstroms bedingen und somit das Herz vor einer Volumenüberlastung schützen. Da gegenüber der normalen Atmung sich während des Schnarchens bzw. der obstruktiven Schlafapnoen wesentlich ausgeprägtere negative inspiratorische intrathorakale Druckschwankungen messen lassen, erhebt sich die Frage, inwieweit hierdurch Veränderungen des venösen Blutrückstroms zum rechten Herzen bedingt werden. Bereits in einer früheren Untersuchung (Podszus et al. 1987) konnten wir zeigen, daß während der obstruktiven Schlafapnoe der Blutdruck im rechten Herzvorhof ansteigt. Da der Druck im rechten Vorhof primär Ausdruck der Füllung des rechten Herzens ist, ergibt sich daraus ein Anstieg des venösen Blutrückstroms zum rechten Herzen für die Zeit der Apnoe. Via Frank-Starling-Mechanismus resultiert daraus ein erhöhtes rechtsventrikuläres Schlagvolumen, wie durch Mahlo et al. (1990) belegt werden konnte. Da bei extrathorakaler Atemwegsobstruktion in der Inspirationsphase der Atemmanöver die Pulmonalarterien nicht in der Lage sind, ein geeignetes Blutpooling durchzuführen (Brecher 1956), führt diese Volumenverschiebung in den kleinen Kreislauf direkt zu einem Anstieg des Blutdrucks in der pulmonalen Zirkulation.

Der Anstieg des Füllungsvolumens des rechten Herzens in der Inspiration bedingt zusätzlich einen Anstieg der systolischen Wandspannung des rechten Ventrikels. Diese sowie der pulmonalarterielle Blutdruck und der pulmonalvaskuläre Widerstand stellen die entscheidenden Größen der rechtsventrikulären Nachlast dar, und daraus bemißt sich die Kraft, gegen die der rechte Ventrikel sein effektives Schlagvolumen auswerfen muß. Der Anstieg der systolischen Wandspannung sowie ein möglicher Anstieg des pulmonalvaskulären Widerstandes (auf dem Boden des Euler-Liljestrand-Mechanismus) durch die apnoeinduzierte Hypoxie machen wahrscheinlich, daß es in der obstruktiven Apnoe inspiratorisch zu einem Anstieg der rechtsventrikulären Nachlast kommt. Inwieweit sich retrograde Veränderungen hieraus ergeben, die sich als erhöhter rechtsatrialer Druck widerspiegeln und ebenfalls in einem erhöhten Füllungsdruck des rechten Herzens messen lassen, ist derzeit nicht geklärt. Hier werden weitere Untersuchungen benötigt, die sich mit den Fragen der Vor- und Nachlast bzw. dem kontraktilen Status des rechten Herzens in der obstruktiven Apnoe beschäftigen. Gegenwärtig bleibt festzuhalten, daß die extrathorakale Atemwegsobstruktion bzw. die obstruktive Schlafapnoe zu einem Anstieg der rechtsventrikulären Vor- und Nachlast führen, auch wenn über das Verhalten des kontraktilen Status des rechten Ventrikels in derartigen Situationen derzeit noch keine Untersuchungen in der Literatur vorliegen.

Der pulmonalvaskuläre Widerstand (PVR) setzt sich aus 2 Kompartimenten zusammen, die einerseits parallel und andererseits seriell geschaltet sind (Cassidy et al. 1978). Ein Anstieg des Alveolardrucks in der Inspiration führt bei einer Atemlage oberhalb der funktionellen Residualkapazität zu einer mechanischen Konstriktion der intraalveolären Gefäße und somit mechanisch zu einem Druckanstieg in diesem Kompartiment und zu einer Erhöhung des PVR. Parallel hierzu werden die extraalveolären (intraparenchymalen) pulmonalarteriellen Gefäße längsgestreckt und gedehnt und bewirken einen zusätzlichen Anstieg des PVR. Entscheidend für die Auswirkungen auf den PVR ist hierbei die Atemruhelage. Unterhalb der funktionellen Residualkapazität verlaufen die intraparenchymalen Gefäße geschlängelt, so daß bei einer normalen Inspiration die Streckung und elastische Dehnung dieser Gefäße eine Abnahme des PVR bedingt. Erst bei einem Anstieg der Atemlage über die funktionelle Residualkapazität hinaus wirken sich die mechanischen Kräfte gegenteilig im Sinne einer

Zunahme des PVR aus. Die parallel wirksame Komponente des PVR findet ihre Grundlagen in dem West-Modell der Lungendurchblutung. Danach läßt der Anstieg des intrapulmonalen Blutvolumens eine Verschiebung der Lungendurchblutung von Zone 2 nach Zone 3 erwarten. Unter Voraussetzung einer Atemruhelage auf der Ebene der funktionellen Residualkapazität ergibt sich aus dem Dargelegten, daß das in der obstruktiven Apnoe erhöhte Schlagvolumen des rechten Herzens eine Druckerhöhung im kleinen Kreislauf nach sich zieht. Zukünftige Untersuchungen werden die spezifischen Anteile der verschiedenen Teilaspekte zu berücksichtigen haben; insbesondere liegen derzeit noch keine detaillierten Untersuchungen zur Frage des PVR während obstruktiver Apnoe vor.

Durch Messungen des Blutdrucks im kleinen Kreislauf konnte gezeigt werden, daß es bereits beim „banalen" Schnarchen, d. h. der partiellen extrathorakalen Atemwegsobstruktion, zu einem Anstieg des pulmonalarteriellen Blutdrucks kommt. Hierbei können pathologisch erhöhte Werte erreicht werden, ohne daß das Schnarchen von einem Abfall der arteriellen Sauerstoffsättigung begleitet werden muß (Podszus 1991). Der Mechanismus einer hypoxischen Vasokonstriktion wird demnach nicht die entscheidende Bedeutung in der Erklärung der erhöhten Blutdrücke im kleinen Kreislauf bei solchen Patienten finden, sondern kann, wenn hierzu eine individuelle Prädisposition besteht, zusätzlich vorhandene mechanisch bedingte Probleme aggravieren.

Linkes Herz und arterieller Blutdruck

Im Atemzyklus des Gesunden sind die hämodynamischen Veränderungen in der Inspiration gekennzeichnet durch einen Abfall des linksventrikulären Schlagvolumens sowie durch einen Abfall des systolischen arteriellen Blutdrucks. Bestimmt wird das linksventrikuläre Schlagvolumen ebenfalls, wie das des rechten Ventrikels, durch Veränderungen von Vorlast und Nachlast und durch den Status der myokardialen Kontraktilität. Bezüglich der Beurteilung der linksventrikulären Vorlast liegen derzeit keine Untersuchungen über den Einfluß des venösen Rückstroms auf das linke Herz während obstruktiver Apnoe vor. Indirekte Untersuchungen der Vorlast in Form von Messungen des pulmonalkapillären Verschlußdrucks – der unter bestimmten Bedingungen den linksventrikulären enddiastolischen Druck widerspiegelt – haben ergeben, daß der pulmonalkapilläre Verschlußdruck inspiratorisch sowie im Verlauf der Apnoe kontinuierlich und pathologisch hoch ansteigen kann (Buda et al. 1981; Podszus et al. 1986).

Abbildung 3 zeigt ein Registrierbeispiel des pulmonalkapillären Verschlußdrucks bei obstruktiver Apnoe. Hierbei fällt auf, daß der pulmonalkapilläre Verschlußdruck ebenfalls ausgedehnte, an die Atmung assoziierte Druckschwankungen aufweist und zum Ende der Apnoe hin kontinuierlich ansteigt. Am Ende der gezeigten Episode konnte exspiratorisch bei diesem Patienten ein Druck von 30 mm Hg gemessen werden. In diesem Registrierbeispiel ist der Druck relativ zum Atmosphärendruck gemessen und nicht als transmuraler Druck dargestellt.

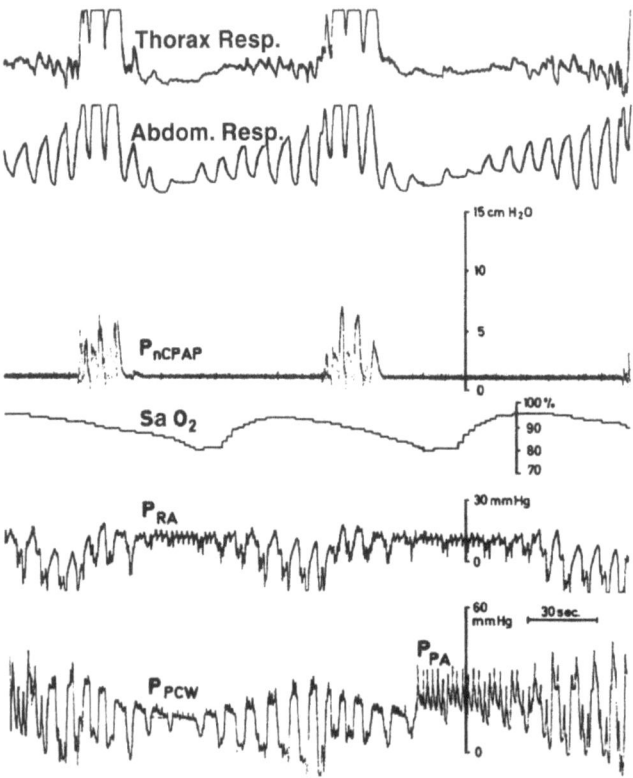

Abb. 3. Registrierbeispiel obstruktiver Schlafapnoe. Dargestellt sind die Atemaktivität mittels Induktionsplethysmographie (Thorax und Abdomen). Manometerdruck an einer nasalen CPAP-Maske, arterielle O_2-Sättigung, rechtsatrialer Vorhofdruck, pulmonalkapillärer Verschlußdruck. Im Verlauf der obstruktiven Apnoe fallen atmungsassoziierte Druckschwankungen des pulmonalkapillären Verschlußdrucks auf, mit einem pathologisch hohen Anstieg der exspiratorischen Druckwerte bis auf 30 mmHg am Ende der Apnoe. Die dargestellten Drücke stellen die intravasalen Drücke (relativ zum Atmosphärendruck) dar

Da es von entscheidender Bedeutung ist, den transmuralen Druck, berechnet als intravasaler Druck relativ zum Pleuraldruck, zu bestimmen, können insbesondere die inspiratorisch gemessenen Werte in einer derart registrierten Situation nicht weiter interpretiert werden. Da es exspiratorisch auch in der obstruktiven Apnoe nicht zu signifikanten Anstiegen des intrathorakalen Druckes kommt, steht zu vermuten, daß derart pathologisch hohe Werte als Ausdruck einer linksventrikulären Dysfunktion in der obstruktiven Apnoe angesehen werden können. Untersuchungen des Schlagvolumens des linken Ventrikels sind unter den Bedingungen der obstruktiven Apnoe methodisch sehr schwierig und nur mit eingeschränkter Aussagekraft durchführbar. Insbesondere die Anwendung der allgemein anerkannten Thermodilutionsmethode läßt bestenfalls sehr grobe Veränderungen des Herzzeitvolumens in einer obstruktiven Apnoe erkennen, da im Verlauf eines jeden Atemzuges sich rasche Änderungen vollziehen, die mit dieser Methode nicht erfaßt werden können. Die bisher durchgeführten Untersuchungen (Guilleminault et al. 1986; Podszus et al. 1986) fanden jedoch mit dieser Methode übereinstimmend, daß es im Verlauf der obstruktiven Apnoe zu einem Abfall des linksventrikulären Schlagvolumens kommt. Dieser Schlagvolumenabfall stellt bei gleichzeitigem Anstieg der linksventrikulären enddiastolischen Füllungsdrücke eine Beeinträchtigung der linksventrikulären Herzarbeit in der obstruktiven Apnoe dar, so daß hier möglicherweise die Erklärung für die beobachtete Entwicklung eines Lungenödems (Chaudhary et al. 1982) während der obstruktiven Apnoe gefunden werden kann.

Der arterielle Blutdruck zeigt (im Gegensatz zur normalen Atmung) in der Inspirationsphase der Atemzüge während obstruktiver Apnoe keinen Blutdruckabfall, sondern einen Anstieg des systolischen wie auch des diastolischen Druckes. Zusätzlich findet sich in der Regel über den Verlauf der obstruktiven Apnoe hinweg ein kontinuierlicher Anstieg der Drücke in der obstruktiven Apnoephase. Die Beurteilung der linksventrikulären Nachlast setzt jedoch ebenfalls voraus, daß bei negativen intrathorakalen Druckverhältnissen der transmurale arterielle Blutdruck kalkuliert werden muß. Die Korrektur der intravasal gemessenen arteriellen Blutdruckwerte zeigt hierbei sogar noch höhere transmurale arterielle Druckwerte an, verglichen mit den intravasal gemessenen Werten (Peter 1990). Die Registrierung der intravasalen Werte resultiert somit in einer Unterschätzung der transmuralen arteriellen Druckwerte und somit der linksventrikulären Nachlast.

Abbildung 4 zeigt ein Registrierbeispiel einer obstruktiven Apnoephase; begleitend dargestellt ist der arterielle Blutdruck (relativ zum Atmosphären-

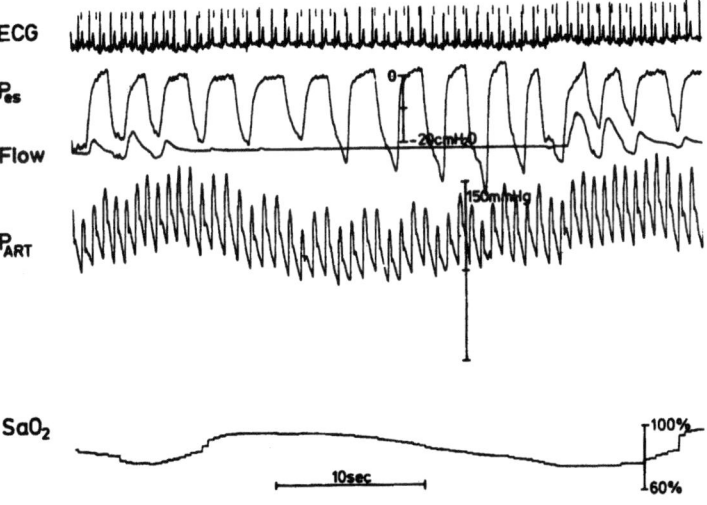

Abb. 4. Obstruktive Apnoeepisode; hier dargestellt: Verlauf des arteriellen Blutdrucks in der obstruktiven Apnoe mit atmungsassoziierten Schwankungen und einem Anstieg zum Ende der Apnoe hin

druck), der einen kontinuierlichen Anstieg über den Verlauf der Apnoephase hinweg zeigt und parallel zu den obstruktiven Atembemühungen assoziierte Druckschwankungen.

Für die Gesamtfunktion des linken Ventrikels steht daher zu vermuten, daß es in der obstruktiven Apnoe nicht nur zu einem Anstieg der linksventrikulären Vorlast, sondern auch zu einem Anstieg der linksventrikulären Nachlast kommt und daß somit die Funktionsweise des linken Ventrikels beeinträchtigt wird. Inwieweit die während der extrathorakalen Atemwegsobstruktion im Schlaf akut auftretenden hämodynamischen Veränderungen im Langzeitverlauf die Entwicklung einer Herzinsuffizienz bei betroffenen Patienten begünstigt bzw. inwieweit die Manifestation eines Hypertonus hierdurch gefördert wird, ist derzeit unter pathophysiologischen Gesichtspunkten nicht geklärt und bedarf der weiteren Untersuchung.

Ein zusätzliches Risiko ergibt sich bei Patienten mit obstruktiver Schlafapnoe aus der Tatsache, daß es im Verlauf einzelner obstruktiver Apnoen ebenfalls zu drastischen Abfällen des arteriellen Blutdrucks kommen kann (Podszus et al. 1986). Hierbei konnte gezeigt werden, daß kontinuierlich bis zum Ende einer obstruktiven Apnoe der arterielle Blutdruck abfallen kann. In eigenen Untersuchungen wurden Werte bis unter 60/40 mm Hg am Ende sehr langer Apnoen gemessen. Auch wenn die pathophysiologischen Grundlagen dieser Veränderungen derzeit als ungeklärt angesehen werden müssen, könnte unter klinischen Gesichtspunkten hier ein Mechanismus gesehen werden, der mitverantwortlich ist für das erhöhte Risiko der Schlafapnoepatienten, im Schlaf eine zerebrale Ischämie zu entwickeln. Auffällig ist, daß es in den Situationen mit Abfall des arteriellen Blutdrucks nur zu sehr gering ausgeprägten intrathorakalen Druckschwankungen in der Apnoe kommt, was sich in den nur sehr geringen Fluktuationen des rechtsatrialen Drucks widerspiegelt. Entscheidend für die Erklärung derartiger Veränderungen sind bei den Apnoen mit Blutdruckabfall wahrscheinlich nicht die rein mechanisch bedingten Auswirkungen der gestörten Atmung auf Herz und Kreislauf, sondern möglicherweise Veränderungen des peripheren Widerstands im Sinne einer hypoxischen Vasodilation.

Morbidität und Mortalität

Durch Untersuchungen aus Bologna (Coccagna et al. 1972) und Stanford (Guilleminault et al. 1975), bereits in den 70er Jahren wissen wir, daß Patienten mit schlafbezogenen Atemstörungen ein hohes Risiko haben, Komplikationen auf dem Gebiet der Herz-Kreislauf-Erkrankungen zu entwickeln. In den letzten Jahren wurden daher zunehmend Untersuchungen vorgestellt, die sich mit der Epidemiologie, aber auch den pathophysiologischen Zusammenhängen zwischen schlafbezogenen Atemstörungen und Herz-Kreislauf-Erkrankungen befassen (Ehlenz et al. 1989; Fletcher et al. 1987; Podszus et al. 1994). Die Pathophysiologie ist bisher nicht endgültig geklärt, jedoch herrscht über das Risikoprofil, welches Patienten mit obstruktiver Schlafapnoe haben, weitgehend Übereinstimmung. Da die obstruktive Schlafapnoe (OSA) das häufigste Krankheitsbild der schlafbezogenen Atemstörungen darstellt, wurden bei diesen Patienten die meisten Untersuchungen zur Klärung dieser Zusammenhänge durchgeführt. Für die im folgenden aufgeführten Krankheiten gilt heutzutage, daß sie in inhaltlichem Zusammenhang zur obstruktiven Schlafapnoe zu sehen sind.

> *Zusammenhang von obstruktiver Schlafapnoe und Herz-Kreislauf-Erkrankungen*
>
> - Essentielle Hypertonie,
> - Pulmonale Hypertonie,
> - Koronare Herzkrankheit,
> - Nächtliche zerebrale Ischämie,
> - Nächtlicher plötzlicher Herztod.

Patienten mit obstruktiver Schlafapnoe leiden häufig zusätzlich an einer essentiellen Hypertonie. Die Prävalenz der essentiellen Hypertonie bei obstruktiver Schlafapnoe wird hierbei auf 70–90% geschätzt. Bei Patienten mit primär bestehender essentieller Hypertonie konnte eine Prävalenz der obstruktiven Apnoe von im Mittel 30% aufgezeigt werden (Kales et al. 1984; Peter et al. 1995). Da die meisten der Patienten mit OSA übergewichtig sind, stand die Vermutung nahe, daß der in der Literatur bekannte Zusammenhang zwischen Adipositas und Hypertonie bei den Patienten mit OSA ausschlaggebender Faktor für die Entwicklung der Hypertonie ist. Neuere Untersuchungen konnten jedoch ein vom Gewicht unabhängiges Risiko für die Entwicklung einer Hypertonie bei Patienten mit OSA belegen. Untersuchungen des Blutdrucks im 24-Stundenrhythmus ergeben übereinstimmend, daß Patienten mit OSA der Gruppe der Non-dipper zuzuordnen sind. Dieses Non-dipping wurde in neueren Untersuchungen auch bei Schnarchen ohne OSA aufgezeigt (Hoffstein et al. 1988).

Zusammenfassend wird heutzutage in der Literatur davon ausgegangen, daß die OSA für die Entwicklung der Hypertonie einen unabhängigen Risikofaktor darstellt. Schon in den 70er Jahren konnte gezeigt werden, daß Patienten mit OSA gefährdet sind, eine pulmonale Hypertonie zu entwickeln (Coccagna et al. 1972; Guilleminault et al. 1975). Als Ursache wurden hier die repetitiven, die Apnoe begleitenden Hypoxämien und konsekutiv der Mechanismus der hypoxischen Vasokonstriktion der präkapillären Lungenstrombahn angenommen (Euler u. Liljestrand 1946). Andere Autoren postulierten eine nicht nur apnoebegleitende, sondern in den Tag anhaltende Hypoxie als Ursache der pulmonalen Hypertonie. Die umfangreichste, vergleichende Untersuchung zu diesem Thema wurde von der PHISA („pulmonary hypertension in sleep apnea")-Study-Group als Abstract vorgestellt (Lates et al. 1992). Neben dem beschriebenen Mechanismus der hypoxischen Vasokonstriktion wird hier auch eine linksventrikuläre Funktionsstörung als Ursache der pulmonalen Hypertonie diskutiert.

Der Zusammenhang zwischen OSA und der koronaren Herzkrankheit ist Gegenstand mehrerer Untersuchungen. Epidemiologische Hinweise auf das gehäufte Vorkommen der koronaren Herzerkrankung bei schnarchenden Patienten mit OSA ergeben sich aus mehreren großen Studien, die Bedeutung der OSA als möglicher Risikofaktor für die Entwicklung einer koronaren Herzkrankheit ist jedoch derzeit noch nicht endgültig geklärt (Hung et al. 1990). Möglicherweise tragen die in der Nacht beobachtbaren hämodynamischen Phänomene dazu bei, daß die Inzidenz des Myokardinfarktes in den Morgenstunden am höchsten ist. Gezeigt werden konnten bisher ausgeprägte stumme Ischämien, die parallel zu den ausgedehnten Hypoxämien während OSA auftreten (Koehler et al. 1991).

Verglichen mit der Bevölkerung eines Landes haben Patienten mit OSA ein höheres Mortalitätsrisiko im 9-Jahresverlauf. Dies konnte eindrucksvoll in der von He et al. (1988) vorgestellten Studie demonstriert werden. Ebenso scheint durch eine frühzeitige therapeutische Intervention dieses Risiko deutlich gesenkt zu werden. Erste Untersuchungen geben auch Anlaß zu der Hoffnung, daß durch eine effiziente und konsequente Therapie die hämodynamischen Abläufe im Schlaf positiv beeinflußt werden können und somit evtl. Langzeitschäden auf dem Herz-Kreislauf-Sektor vermieden werden können.

Zusammenfassung

Die schlafbezogene extrathorakale Atemwegsobstruktion (obstruktives Schnarchen) bzw. -okklusion (obstruktive Schlafapnoe) führt zu mannigfachen hämodynamischen Veränderungen von Herz und Kreislauf. Seitens der Respiration sind für diese Veränderungen hauptsächlich die Veränderungen des Lungenvolumens sowie des intrathorakalen Drucks verantwortlich. Während des Schnarchens bzw. der obstruktiven Schlafapnoe kommt es zu einem Anstieg des venösen Rückstroms zum rechten Herzen und damit zu einer Steigerung der Vorlast. Weiterhin kommt es via Frank-Starling-Mechanismus zu einem Anstieg des Schlagvolumens und somit zu einem erhöhten Blutvolumen in der pulmonalen Zirkulation, der sich als Anstieg des pulmonalarteriellen Blutdrucks ausdrückt. Veränderungen des pulmonalvaskulären Widerstands, die einerseits mechanisch, weiterhin durch Veränderungen des Blutvolumens in den Lungen sowie auf dem Boden einer hypoxischen Vasokonstriktion wirksam werden können, scheinen hier von besonderer Bedeutung zu sein und benötigen weitere Untersuchungen. Die auffallendsten hämodynamischen Veränderungen seitens des linken Herzens stellen sich in einem Anstieg des linksventrikulären enddiastolischen Drucks und damit der Vorlast sowie einem Anstieg der transmuralen arteriellen Blutdrücke und damit der Nachlast dar, gleichzeitig fällt das Schlagvolumen des linken Ventrikels ab. Diese Veränderungen spiegeln eine eingeschränkte linksventrikuläre Leistungsfähigkeit wider, die möglicherweise die Entstehung einer akuten Linksherzinsuffizienz bzw. sogar eines manifesten Lungenödems während der obstruktiven Schlafapnoe begünstigen kann. Zusätzlich kann es jedoch auch im Verlauf der obstruktiven Apnoe zu gravierenden

Abfällen des arteriellen Blutdrucks kommen – bis hin zu Situationen, die für eine Minderperfusion des Organismus verantwortlich sein können.

Heutzutage kann davon ausgegangen werden, daß schlafbezogene Atemstörungen in Form von Schnarchen bzw. obstruktiver Schlafapnoe in das Risikokonzept von Herz-Kreislauf-Erkrankungen mit einbezogen werden müssen. Dies gilt für die arterielle und pulmonale Hypertonie, die koronare Herzkrankheit als auch den nächtlichen zerebralen Insult. Die Bedeutung der pathologischen Veränderungen, die durch die schlafbezogenen Atemstörungen induziert werden, liegt insbesondere darin, daß ein frühzeitiges effektives therapeutisches Eingreifen präventive Wirkung hat und somit vor den Langzeitschäden schützt.

Literatur

Brecher GA (ed) (1956) Venous return. Grune & Stratton, New York London
Buda AJ, Schroeder JS, Guilleminault C (1981) Abnormalities of pulmonary artery wedge pressures in sleepinduced apnea. Int J Cardiol 1:67–74
Cassidy SS, Robertson CH, Pierce KA, Johnson RL (1978) Cardiovascular effects of positive end-expiratory pressure in dogs. J Appl Physiol 44:743–750
Chaudhary BA, Ferguson DS, Speir WA (1982) Pulmonary edema as a presenting feature of sleep apnea syndrome. Chest 82:122–124
Coccagna G, Mantovani M, Brignani F, Parchi C, Lugaresi E (1972) Continuous recording of the pulmonary and systemic arterial pressure during sleep in syndromes of hypersomnia with periodic breathing. Bull Physiopathol Respir 8:1159–1172
Doll E, Kuhlo W, Steim H, Keul J (1968) Zur Genese des Cor pulmonale beim Pickwick-Syndrom. Dtsch Med Wochenschr 49:2361–2365
Ehlenz K, Schmidt P, Becker A, Podszus T, Peter JH, Kaffarnik H, Wichert P von (1989) Does determination of atrial natriuretic factor have significance in the assessment of cardiac stress in sleep apnea patients. Pneumologie 43:580–583
Euler US von, Liljestrand G (1946) Observations on the pulmonary arterial blood pressure in the cat. Acta Physiol Scand 12:301–320
Fishman AP (1976) Hypoxia on the pulmonary circulation. Circ Res 38:221–231
Fletcher EC, Schaaf JW, Miller J, Fletcher JG (1987) Long-term cardiopulmonary sequelae in patients with sleep apnea and chronic lung disease. Am Rev Respir Dis 135:525–533
Guilleminault C, Eldridge FL, Simmon FB, Dement WC (1975) Dement: Sleep apnea syndrome. Can it induce hemodynamic changes? West J Med 123:7–16
Guilleminault C, Motta J, Mihm F, Melvin K (1986) Structive sleep apnea and cardiac index. Chest 89:331–334
Guyton AC, Adkins ZH (1954) Quantitative aspects of the collapse factor in relation to venous return. Am J Physiol 177:523–527
He J, Kryger MH, Zorick FJ, Conway W, Roth T (1988) Mortality and apnea index in obstructive sleep apnea. Chest 94:9–14
Hoffstein V, Mateika S, Rubinstein I, Slutsky AS (1988) Determinants of blood pressure in snorers. Lancet II:992–994
Hung J, Whitford EG, Parsons RW, Hillman DR (1990) Association of sleep apnoea with myocardial infarction in men. Lancet 336:261–264
Jung R, Kuhlo W (1965) Neurophysiological studies of abnormal night sleep and the pickwickian syndrome. In: Ackert K, Bally C, Schade (eds) Progress in brain research 18. Elsevier, Amsterdam, pp 140–159
Kales A, Bixler EO, Cadieux RJ, Schneck DW, Shaw L, Locke TW, Vela-Bueno A, Soldatos CR (1984) Sleep apnea in a hypertensive population. Lancet II:1005–1008

Koehler U, Dübler T, Junkermann H, Lübbers C, Ploch T, Peter JH, Pomykay T, Wichert P von (1991) Nocturnal myocardial ischemia and cardiac arrhythmia in patients with sleep apnea and without coronary disease. Klin Wochenschr 69:474-482

Kuhlo W, Doll E (1972) Pulmonary hypertension and the effect of tracheotomy in a case of Pickwickian syndrome. Bull Physiopathol Resp 8:1205-1216

Kuhlo W, Doll E, Franck MC (1969) Erfolgreiche Behandlung eines Pickwick-Syndroms durch eine Dauertrachealkanüle. Dtsch Med Wochenschr 94:1286-1290

Laks L, Krieger J, Podszus T (1992) Pulmonary hypertension in obstructive sleep apnea. Am Rev Respir Dis 145:A865

Lugaresi E, Coccagna G, Cirignotta F, Montagna P (1987) Sleep-related hemodynamic changes in health and respiratory disorders. Interdisc Topics Gerontol 22:37-46

Mahlo HR, Podszus T, Penzel T, Peter JH, Wichert P von (1990) Right ventricular stroke volume at the end of obstructive apneas. Sleep Res 19:250

Motta J, Guilleminault C, Schroeder JS, Dement WC (1978) Tracheostomy and hemodynamic changes in sleep-induced apnea. Ann Intern Med 89:454-458

Peter JH (1990) Transmural systemic pressure in obstructive apnea. In: 10th Congress of the European Sleep Research Society Abstract Book, pp 85 ff

Peter JH, Becker H, Blanke J et al. (1991) Empfehlungen zur Diagnostik, Therapie und Langzeitbetreuung bei Schlafapnoe. Med Klin 86/1:46-50

Peter JH, Koehler U, Grote L, Podszus T (1995) Manifestations and consequences of obstructive sleep apnea. Eur Respir J 8:1572-1583

Podszus T (1991) Schnarchen und pulmonalarterieller Blutdruck. Pneumologie 45:233-238

Podszus T, Köhler U, Mayer J, Penzel T, Peer JH, Wichert P von (1986) Veränderungen des pulmonalcapillären Verschlußdruckes im Schlaf bei obstruktiver Schlaf-Apnoe. Klin Wochenschr 64:246-247

Podszus T, Köhler U, Mayer J, Penzel T, Peter JH, Wichert P von (1986) Systemic arterial blood pressure decreases during obstructive sleep apnea. Sleep Res 15:155

Podszus T, Penzel T, Mayer J, Peter JH, Wichert P von (1986) Nocturnal hemodynamics in patients with sleep apnea. Eur J Resp Dis 69 [Suppl 146]:435-442

Podszus T, Köhler U, Mayer J, Penzel T, Peter JH, Wichert P von (1987) Right and left atrial blood pressures changes during sleep apnea. 5th International Congress of Sleep research Abstracts, pp 10 sequ

Podszus T, Greenberg H, Scharf SM (1994) Influence of sleep state and sleep-disordered breathing on cardiovascular function. In: Saunders NA, Sullivan CE (eds) Sleep and breathing. Dekker, New York Basel, pp 257-309

Scharf SM (1984) Influence of sleep state and breathing on cardiovascular function. In: Saunders NA, Sullivan CE (eds) Sleep and breathing. Dekker, New York Basel, pp 221-240

Smith PL, Wise RA, Gold AR, Schwartz AR, Permutt S (1988) Upper airway pressure-flow-relationships in obstructive sleep apnea. J Appl Physiol: 789-795

Tilkian AG, Guilleminault C, Schroeder JS, Lehrman KL, Simmons FB, Dement WC (1976) Hemodynamics in sleep-induced apnea. Studies during wakefulness and sleep. Ann Intern Med 85:714-719

9 Atmungsregulationsstörungen beim Kind

T. Schäfer und M. E. Schläfke

Mit der Geburt müssen sich innerhalb kurzer Zeit tiefgreifende Veränderungen der vegetativen Regulationsfunktionen vollziehen, die Voraussetzung für das extrauterine Leben sind. Teile dieser Anpassungsreaktionen geschehen prompt, wie etwa das Einsetzen und Aufrechterhalten regelmäßiger Atembewegungen, andere nehmen einen längeren Zeitraum in Anspruch, wie etwa die Ausreifung des Schlaf-Wach-Rhythmus. Bei der Betrachtung der Atmungsregulationsstörungen des Kindes müssen deshalb der Entwicklungsstand und das Alter berücksichtigt werden. Jeder Altersstufe, dem Früh- und Neugeborenen, dem Säugling und Kleinkind, Schulkind und Adoleszentem sind daher typische Atmungsregulationsstörungen zuzuordnen (Schläfke u. Schäfer 1992).

Im folgenden soll der Begriff „Atmungsregulationsstörungen", der sich strenggenommen auf Probleme der rückgekoppelten Atmungsantriebe in Form mangelnder Anpassung der Ventilation an die metabolischen Erfordernisse bezieht, weitergefaßt werden. Auch Störungen der Atmungssteuerung, der Koordination der an der Atmung beteiligten Atem- und Atemhilfsmuskulatur und der oberen Luftwege sollen erörtert werden. Viele dieser vegetativen Funktionsstörungen manifestieren sich im Schlaf und werden somit als „schlafbezogene Atemstörungen" (SBAS) bezeichnet. Zunächst sollen wesentliche Entwicklungsschritte der komplexen zentralnervösen Regulationsprozesse für Schlaf und Atmung beim Menschen aufgezeigt werden.

Entwicklung von Schlaf und Atmung beim Kind

Schon vor der Geburt können um die 28. SSW REM-schlafähnliche EEG-Muster abgeleitet werden. Ab der 36. SSW treten langsame, hochamplitudige δ-Wellen als Zeichen des tiefen Non-REM-Schlafes auf. Beim Neugeborenen nimmt der Schlaf gut zwei Drittel, also 16 h des Tages in Anspruch. Dieser Schlaf unterscheidet sich auch qualitativ von dem des Erwachsenen. REM-Schlaf nimmt 50% der Schlafzeit ein. Er ist gekennzeichnet durch niedrigamplitudige EEG-Aktivität, kurze, abrupte Bewegungen der Extremitäten und des Gesichtes, unregelmäßige Atemfrequenzen und Atemzugtiefen. Diese motorischen Aktionen führten auch zur Benennung als „aktiver Schlaf" („active sleep", AS). Bei einer Phasendauer von etwa 20 min wird der aktive Schlaf abgelöst durch den sog. „ruhigen Schlaf" („quiet sleep", QS), der beim Neugeborenen mit Tracé alternant, der periodischen Abfolge von hohen δ-Wellen und nahezu Nullinien-EEG,

Ausbleiben von Körperbewegungen und streng regelmäßigen Atembewegungen einhergeht. Dauerhafte δ-Aktivität in dieser Schlafphase entwickelt sich oft erst im Laufe der ersten Lebenswochen. Das Neugeborene zeigt darüber hinaus Schlafphasen, die nicht eindeutig dem AS oder QS zuzuordnen sind und deshalb als „indeterminierter Schlaf" („indeterminate sleep", IS) bezeichnet werden. Ihr Anteil verschwindet im ersten Lebenshalbjahr. Schlafspindeln und κ-Komplexe treten erst im Verlauf des ersten Lebensjahres auf, wie auch das Überwiegen der Leichtschlafstadien 1 und 2 gegenüber den Stadien 3 und 4. Hieraus ergab sich die Notwendigkeit, die Schlafstadien des Neugeborenen und Säuglings zumindestens in den ersten Lebensmonaten nach von Rechtschaffen und Kales abweichenden Kriterien zu beurteilen. Das Pendant hierzu liegt als Manual von Anders et al. (1971) vor. In den ersten 3 Lebensmonaten ist der Schlaf noch polyphasisch über den ganzen Tag verteilt. Schlafen und Wachen wird vom Hunger diktiert. Erst später konzentriert sich der Schlaf auf die Nacht und die Mittagszeit. Daß dem Atemmuster stärker als beim Erwachsenen Einflüsse der Schlafstadien aufgeprägt werden, deutet auf eine enge Beeinflussung der beiden Regelsysteme Schlaf und Atmung beim Säugling hin.

Diese Zusammenhänge sind auch bei der Diagnostik und Therapie schlafbezogener Atemstörungen zu beachten. Bereits vor der Geburt sind „frustrane" Atembewegungen feststellbar, die zunächst vorzugsweise, kurz vor der Geburt ausschließlich an REM-schlafartige EEG-Aktivität geknüpft sind (Bryan et al. 1986). Mit der Geburt muß augenblicklich eine effektive, kontinuierliche und den Anforderungen der Homöostase entsprechende Lungenventilation begonnen und aufrechterhalten werden. Der Atmungsbeginn wird begünstigt durch die massiven Umgebungsstimuli unter der Geburt, wie die Kompression im Geburtskanal, Temperatursturz, Licht, Geräusche u.a. Spätestens mit dem Abklemmen der Nabelschnur entwickeln sich rasch Hypoxie, Hyperkapnie und Azidose. Unter der Voraussetzung einer raschen Oxygenierung kommt es zum sog. „Resetting" des zentralen CO_2-empfindlichen Atmungsantriebs. Die Schwelle wird auf etwa 40 mm Hg CO_2 gesenkt, wodurch innerhalb kurzer Zeit die Einstellung eines normokapnischen CO_2-Wertes erfolgt (Karlberg u. Wennergren 1986). Bei Frühgeborenen allerdings wird ein Reifungsprozeß beobachtet. Zunächst ist die CO_2-Empfindlichkeit deutlich reduziert und erreicht erst zum errechneten Geburtstermin Normalwerte (Schäfer u. Schläfke 1995a). Die Schwelle der Sauerstoffmangelempfindlichkeit, vermittelt durch die Aktivität der peripheren Chemorezeptoren, bleibt jedoch noch über Tage bei niedrigen pO_2-Werten. Ihr „Resetting" ist erst nach der Neonatalperiode abgeschlossen. Bei intakter CO_2-Regulation vollziehen sich im ersten Lebensjahr tiefgreifende Entwicklungsschritte, die sowohl den peripheren Atemapparat wie auch die zentralnervösen Steuer- und Regelmechanismen betreffen. Dies äußert sich im Auftreten periodischer und paradoxer Atmung, Apnoen und Obstruktionen und letztendlich in einem Ansteigen mittlerer und minimaler Sauerstoffpartialdrucke bei erhöhter Stabilität (Schäfer et al. 1993).

Reifung von Schlaf und Atmung legen nahe, daß die klinische Betrachtung schlafbezogener Atemstörungen in der Pädiatrie altersbezogen zu erfolgen hat. Beim Säugling ist mit einem anderen Spektrum und einer anderen Ausprägung zu rechnen als beim Kleinkind.

Diagnostisches Vorgehen

Erwähnt werden muß, daß sich die polysomnographischen und ambulanten Untersuchungen des Säuglings und Kleinkindes in wichtigen Punkten von denen des Erwachsenen unterscheiden (Schläfke et al. 1993; Schäfer et al. 1992; Penzel et al. 1993). Zur stationären Diagnostik ist ein deutlich höherer Personalaufwand für Pflege und Meßüberwachung anzusetzen, die Sensoren müssen kindgerecht und artefaktarm sein, redundante Messungen (z. B. Sauerstoffsättigung und transkutane Sauerstoffpartialdruckmessung) haben sich sehr bewährt. Da insbesondere bei Säuglingen z.T. schwere schlafbezogene Atemstörungen sporadisch auftreten können, ist eine Polysomnographie über mindestens eine komplette Nacht zu fordern. Zur ambulanten Messung eignen sich Monitore mit Langzeitrekordern, die neben EKG, Atembewegungen und Luftfluß auch die Sauerstoffsättigung und einen Index für die Signalqualität aufzeichnen. Da Säuglinge und Kleinkinder in der Trigeminusregion sehr empfindlich sind, ist das Aufkleben von Thermistoren oder Schläuchen zur Messung des Luftflusses an Mund und Nase oft problematisch. Ersatzweise kann hier die respiratorische Induktionsplethysmographie eingesetzt werden, die als nichtinvasive Atmungsbewegungsmessung eine Quantifizierung der Ventilation und damit die Erkennung von Obstruktionen zuläßt.

Die Krankheitsbilder

Frühgeborenenapnoe

Synonyme. „Apnea of prematurity" (AOP)

Definition. Zentrale und/oder obstruktive Apnoen länger als 20 s oder kürzer, wenn sie mit Zyanose, Blässe oder muskulärer Hypotonie einhergehen, bei Frühgeborenen, meist im Schlaf auftretend.

Epidemiologie. Frühgeborenenapnoen können wiederholt, mehrmals pro Stunde, aber auch sporadisch, wie etwa einmal pro Woche, jedoch altersabhängig auftreten. Dieser Alterszusammenhang ist in Tabelle 1 dargestellt. Geschlechts-

Tabelle 1. Alterskorrelation bei Frühgeborenenapnoen

Schwangerschaftsdauer	Prävalenz (%)
Vor der 31. Woche	50–80
Vor der 34. Woche	12–15
34.–35. Woche	7

unterschiede und genetische Faktoren sind nicht bekannt. Ehemalige Frühgeborene neigen zu postoperativen Apnoen, die etwa 4–6 h nach der Narkose auftreten. Von fatalen Folgen wird berichtet (Spear 1992).

Ätiologie. Das Auftreten von zentralen und obstruktiven Apnoen wird der Unreife der zentralnervösen Atmungsregulation zugeschrieben. Zwei Drittel treten im Schlaf auf, ein Drittel bei Bewegungen. Letztere sind dann meistens obstruktiv. In der Regel kommt es spontan zur Öffnung der Obstruktion und zum Wiedereinsetzen regelmäßiger Atembewegungen. Sensorische Stimulation führt zur Beendigung der Episoden. In seltenen Fällen ist eine kardiopulmonale Wiederbelebung erforderlich. Apnoen können durch eine Vielzahl von Erkrankungen begünstigt oder ausgelöst werden, so z.B. durch Atemwegsinfekte (besonders RSV, Chlamydien), Hyper- oder Hypothermie, Hyper- oder Hypoglykämie, Elektrolytstörungen, Anämie, Sepsis, intraventrikuläre Hämorrhagien, Hypoxie, Azidose und Krampfanfälle.

Diagnostik. Neben direkter Beobachtung ausbleibender Atembewegungen erfolgt die Diagnose in der Regel durch geeignetes Langzeitmonitoring (EKG/Apnoe/Sauerstoff) auf der Frühgeborenenstation. Zur Differentialdiagnostik zentraler und obstruktiver Apnoen ist eine polygraphische Untersuchung erforderlich. Zur ursächlichen Abklärung ist eine breite Differentialdiagnostik sinnvoll, um kausal behandeln zu können.

Therapie. Zunächst kausale Therapie der möglichen Grunderkrankung. Medikation mit Theophyllin, bezüglich Anwendungsform und Dosierung sei auf entsprechende Literatur verwiesen. Bei längerfristigen Phasen von Hypoxämien ist unter Beachtung der Kontraindikationen (*cave* retrolentale Fibroplasie) eine Langzeitsauerstofftherapie zu erwägen. Oft ist nur eine minimale Erhöhung der inspiratorischen Sauerstoffkonzentration zur Vermeidung dieser Hypoxien notwendig. Ein konsequentes kardiorespiratorisches Monitoring inklusive der Erkennung von Obstruktionen (Pulsoximetrie) ist erforderlich.

Prognose. Frühgeborenenapnoen verschwinden in der Regel mit dem Erreichen des erwarteten Geburtstermins. Folgen der mit den Apnoen auftretenden Hypoxien, Hyperkapnien und Reduzierungen des zerebralen Blutflusses sind derzeit nicht isoliert abschätzbar, da diese auch ohne Apnoen auftreten können.

Säuglingsapnoe und anscheinend lebensbedrohliche Ereignisse (ALE)

Weitere Begriffe. „Apnea of infancy" (AOI), „apparently life-threatening events" (ALTE), „near-miss sudden infant death syndrome" (near miss SIDS, nicht mehr gebräuchlich).

Definitionen. Vier Typen von schlafbezogenen Atemstillständen sind zu nennen: zentrale Apnoen, periodische (zentrale) Apnoen, obstruktive Apnoen, sowie sog. anscheinend lebensbedrohliche Ereignisse (ALE):

- *Zentrale Apnoen* über 15 s Dauer oder kürzer, wenn sie mit Hypoxie, Hyperkapnie oder muskulärer Hypotonie einhergehen.
- *Periodische Atmung* als regelmäßige Abfolge zentraler Apnoen (ab 3 s Dauer), unterbrochen durch wenige Atemzüge für mindestens 3 Zyklen.
- *ALE* als eine von Beobachtern als offensichtlich lebensbedrohlich beurteilte Situation mit Atemstillstand und/oder Zyanose oder Blässe und/oder Schlaffheit und Apathie bei Säuglingen, die zur Intervention mit Stimulation bis hin zur kardiopulmonalen Reanimation zwang; die Beteiligung zentraler oder obstruktiver Apnoen bleibt offen.
- *Obstruktive Apnoen* länger als 3 s, partielle Obstruktionen der oberen Luftwege mit mindestens 3 s Dauer und Abfall der Sauerstoffsättigung über 4%, bzw. unter 87%, betroffen sind Säuglinge im ersten Lebensjahr.

Zentrale Apnoen und ALE im Säuglingsalter

Epidemiologie. Apnoen bei Säuglingen wurden einerseits bei sonst asymptomatischen Kindern durch Beobachtung, aber auch durch den Einsatz von Apnoemonitoren festgestellt. Ihre Inzidenz wie auch die klinische Bedeutung ist unklar. Indizes der Häufigkeit zentraler Atempausen, z. B. ab 2 s Dauer in Sekunden gesamter Apnoezeit pro Stunde Schlaf scheinen bei Risikogruppen für den plötzlichen Kindstod erhöht zu sein. Klinisch sind diese Kinder jedoch oft nicht symptomatisch. Periodische Atmung ist bei Frühgeborenen und Neugeborenen bis zum Alter von 6 Monaten häufig zu finden und muß deshalb zunächst als altersentsprechend physiologisch gelten (Schäfer et al. 1993). Als pathologisch hingegen gilt periodische Atmung beim Auftreten von Hypoxien und Bradykardien.

Symptomatische Apnoen im Sinne eines ALE treten bei 1,6 von 1000 Säuglingen auf. Der Inzidenzgipfel liegt im Alter zwischen 5 und 11 Wochen, seltene Fälle von ALE sind jedoch auch nach 12 Monaten beschrieben. Postoperativ kann es bei Säuglingen und Kleinkindern zur Manifestation von Apnoen kommen (Spear 1992). Diese treten als zentrale Apnoen oft mit obstruktiver Komponente (sog. gemischte Apnoen) innerhalb von 8 h nach Narkoseende auf, weshalb eine entsprechende postoperative Überwachungszeit dringend empfohlen wird. Präoperative Untersuchungen lassen keine Aussagen über das postoperative Auftreten von Apnoen zu.

Ätiologie. Zentrale Apnoen bis zu einer Dauer von 15 s treten auch im Schlaf gesunder Säuglinge auf (Schäfer et al. 1993), häufig in Form eines Hering-Breuer-Reflexes nach stärkerer Lungendehnung durch einen „Seufzer". Darüber hinaus kommt es im REM-Schlaf bei unregelmäßigem Atemmuster zu spontanen Atemstillständen, die jedoch bei Gesunden nicht zu stärkeren oder längeren

Tabelle 2. Klinische Diagnosen bei Kindern mit ALE (n = 2779) (Nach Kahn et al. 1988)

Bekannte Ursachen	61,0 %
	davon
Verdauung, Gastrointestinaltrakt	46,0 %
Neurologische Erkrankungen	30,0 %
Störungen des Atmungssystems	10,4 %
Metabolische und endokrine Störungen	2,4 %
Kardiovaskuläre Erkrankungen	2,0 %
Sonstige	
Unbekannte Ursachen	39,0 %
	davon
Wahrscheinlich harmlos	25,0 %
Offensichtlich lebensbedrohlich	14,0 %

Hypoxien führen. Intakte chemische Atmungsantriebe und eine intakte Arousal-Reaktion auf Hypoxie scheinen hierfür verantwortlich zu sein. Störungen in diesen Systemen können daher pathologische Apnoen mit der Folge stärkerer Blutgasabweichungen und Herzfrequenzreaktionen hervorrufen. Neben dieser Disposition durch schwache Atmungsantriebe greifen Erkrankungen in die Mechanismen der Atmungsregulation ein, so z. B. Infekte (Pertussis, RSV, Chlamydien u. a.), metabolische Störungen, Krampfanfälle. Eine Häufigkeitsverteilung von Differentialdiagnosen zum ALE zeigt Tabelle 2.

Diagnostik. Zentrale Apnoen können durch geeignete Monitore erfaßt werden. Die alleinige Alarmierung bei Ausbleiben von Atembewegungen reicht für die Diagnose nicht aus, da eine Abgrenzung zu Artefakten nicht möglich ist. Moderne Systeme zeichnen die Originalsignale von Atembewegungen und weiteren Parametern dauerhaft oder in einem begrenzten Zeitbereich vor und nach der Überschreitung von Alarmgrenzen auf. Die exakte Differentialdiagnostik sollte im Schlaflabor erfolgen, um im Rahmen der Polysomnographie neben der Erkennung zentraler, periodischer und obstruktiver Apnoen zeitgleich das Hirnstrombild zum Ausschluß von Krampfanfällen heranzuziehen und darüber hinaus Tests zur Erfassung der chemischen Atmungsregulation durchzuführen (Schläfke et al. 1993). Zu den klinischen Auffälligkeiten zählen vegetative Begleitsymptome wie Blässe, Zyanose, Muskelhypotonie und exzessives Schwitzen im Schlaf, ein blasses Munddreieck beim Stillen oder Füttern sowie Koordinationsstörungen beim Schlucken und Atmen.

Eine umfassende, klinische Ausschlußdiagnostik ist anzuraten, da viele Erkrankungen lebensbedrohliche Ereignisse hervorrufen können (Kahn et al. 1988). Hierzu zählen die Pylorusstenose, Aspirationen, gastroösophagealer Reflux, Fehlbildungen, Dysfunktion und Infektion des Gastrointestinaltrakts, Epilepsie, Hirntumoren, subdurale Hämatome, vasovagale Reflexe, Fehlbildungen und Infektionen des Respirationstrakts, angeborene oder erworbene Hypoventilationssyndrome, Elektrolytstörungen, Hypoglykämie, Hypothyreose, Karnitinmangel, Leigh- und Reye-Syndrom, Fruktosämie, Lebensmittelallergien,

Kardiomyopathie, Arrhythmien, Fehlbildungen der großen Gefäße und des Herzens, Sepsis, Fehlernährungen, aber auch Gewalteinwirkung durch Unfall und Mißhandlung.

Therapie. Zunächst ist die diagnostizierte Grunderkrankung zu behandeln, wodurch in der Regel auch die Atemstörungen verschwinden. Persistieren die schlafbezogenen Atemstörungen in Form von zentralen Apnoen oder periodischer Atmung, ist eine Theophyllintherapie zu erwägen. Hierbei sind die Kontraindikationen und Nebenwirkungen sorgfältig zu berücksichtigen. Hierzu gehören der gastroösophageale Reflux, Herzrhythmusstörungen, Steigerung der zerebralen Anfallsbereitschaft, Hyperexzitabilität und Schlafstörungen. Medikamente mit atemdepressorischer Wirkung sind zu meiden. In Einzelfällen kann eine niedrigdosierte Sauerstofflangzeittherapie indiziert sein, bei deren Einstellung und Verlaufskontrolle besonderes Augenmerk einer möglichen Hyperkapnie gilt. Treten die Apnoen sporadisch auf, ist eine Überwachung mit einem geeigneten Monitor anzuraten. Dieser muß bezüglich der Parameter (z. B. Herzfrequenz, Atemfrequenz, Atemtiefe, Sauerstoffsättigung) individuell für den Patienten ausgewählt werden. Die Eltern sind in Notfallmaßnahmen zu unterrichten, technische und medizinische Unterstützung muß rund um die Uhr gewährleistet sein. Von Vorteil sind Geräte mit Speicherung der Originaldaten, um Alarmsituationen bewerten zu können. Extremfälle langanhaltender Hypoventilation sind durch maschinelle Beatmungstherapie zu behandeln. Seit kurzem bieten sich hierzu nichtinvasive Verfahren wie die Negativdruckbeatmung und insbesondere die druckgesteuerte Maskenbeatmung an (s. Erläuterungen zum Hypoventilationssyndrom).

Prognose. Während bei den meisten Säuglingen sporadisch auftretende zentrale Apnoen reifungsbedingt verschwinden, fallen einige Kinder auch über das erste Lebensjahr hinaus durch längere Atemstillstände auf. Zu dieser Gruppe gehören v. a. solche Kinder, bei denen im Säuglingsalter ein Apnoemonitoring begonnen und wegen bleibender Symptomatik nicht beendet wurde. In der Regel sind diese Kinder klinisch asymptomatisch. Die Prognose ist derzeit unklar, möglicherweise besteht ein Zusammenhang zu den im Erwachsenenalter auftretenden schlafbezogenen Atemstörungen (Guilleminault u. Stoohs 1992). Wiederholte ALE dagegen gehen mit einem 10- bis 100fach erhöhten Risiko für den plötzlichen Kindstod einher, dem 2–6% dieser Kinder zum Opfer fielen. Bei etwa 30% handelt es sich um ein einmaliges Ereignis, in 50% kommt es zur Wiederholung noch in derselben Woche. Erstmanifestationen im Schlaf und bei älteren Säuglingen bedeuten ein erhöhtes Wiederholungsrisiko.

Obstruktive Apnoen im Säuglings- und Kindesalter

Epidemiologie. Obstruktive Apnoen treten bei Säuglingen sporadisch auf und wurden signifikant häufiger bei späteren Opfern des plötzlichen Kindstodes gefunden. Ihre Inzidenz ist sehr gering. Genaue Zahlen liegen nicht vor.

Fehlbildungen im Gesichts- und Halsbereich sowie funktionelle Störungen der oberen Luftwege prädisponieren zum Auftreten von Obstruktionen insbesondere im Schlaf, wenn die Hypotonie der Zungen- und Pharynxmuskulatur verstärkend wirkt. Entsprechende Diagnosen sind im folgenden aufgeführt.

> *Disposition zu obstruktiven Apnoen*
>
> - Kraniofaziale Fehlbildungen: z. B. Pierre-Robin-Sequenz, Mikrognathie, Makroglossie, Down-Syndrom, Choanalatresie;
> - Anomalien von Trachea und Bronchien: z. B. Tracheomalazie, Instabilität des Larynx;
> - Gefäßfehlbildungen: z. B. gedoppelter Aortenbogen;
> - Hyperplasie lympathischen Gewebes: z. B. adenoide Vegetationen, Tonsillenhyperplasie.

Für 4- bis 6jährige wird schweres Schnarchen mit einer Inzidenz von 7,1–9,7 % angegeben (Gaultier 1992). Im Alter zwischen 6 Monaten und 6 Jahren wird die Häufigkeit obstruktiver Schlafapnoe auf 1,6–3,4 % geschätzt.

Ätiologie. Ursache der Obstruktion ist, wie wahrscheinlich im Fall der sporadischen Apnoen des Säuglings, entweder in funktionellen Störungen oder durch anatomische Einengung der Luftwege zu suchen. Enge Querschnitte mit hohen Luftflußgeschwindigkeiten begünstigen den Kollaps der oberen Luftwege beim Säugling und Kleinkind. Bei Kindern ab etwa 2 Jahren werden Obstruktionen der oberen Luftwege vorwiegend durch adenoide oder tonsilläre Hypertrophie hervorgerufen. Ein noch tolerabler Befund unter den Bedingungen des Wachseins kann im Schlaf zu schweren Obstruktionen führen. Neben der Hyperplasie des lymphatischen Gewebes spielen nicht selten zusätzlich auch funktionelle Störungen eine Rolle, da bei einigen Kindern mit adenoider Hyperplasie die operative Entfernung nicht zum vollständigen Verschwinden der Obstruktionen im Schlaf führt (Rosen et al. 1994). Häufiger wurden Komplikationen bei Kindern unter 2 Jahren, kraniofazialen Fehlbildungen, Gedeihstörungen, muskulärer Hypotonie, Cor pulmonale, Obesitas sowie bei den präoperativ erhobenen polygraphischen Befunden eines respiratorischen Distress-Index (RDI) über 40 und minimalen Sauerstoffsättigungswerten unter 70 % gefunden.

Diagnostik. Die Symptomatik obstruktiver schlafbezogener Atemstörungen beim Säugling und Kleinkind unterscheidet sich deutlich von der des Erwachsenen, bei dem lautes, unregelmäßiges Schnarchen und exzessive Tagesmüdigkeit im Vordergrund stehen. Beim Säugling können lediglich Gedeihstörungen, verstärkte Infektneigung, exzessives Schwitzen im Schlaf und motorische Unruhe auf eine Obstruktion hinweisen. Atemgeräusche sind oft dauerhaft stridorös. Beim Kleinkind stellen sich Untergewicht, oft regelmäßiges Schnarchen bei Mundatmung (auch im Wachsein), kloßige Sprache mit verzögerter Sprachentwicklung, abnorme Schlafpositionen zur Stabilisierung der Atemhilfsmuskulatur (Knie-Ellenbogen-Lage), nächtliches Schwitzen, Enuresis, manchmal auch Müdigkeit oder Hyperaktivität am Tag als Symptome ein. Beim Schulkind führen die Obstruktionen zu Kopfschmerz, Konzentrations- und Lernschwierigkeiten, aggressivem oder zurückgezogenem Verhalten, manchmal auch zu Müdigkeit am Tage. Die Diagnostik der obstruktiven Atemstörung hat durch geeignete Messung von Atembewegungen und Flow und – im Dienst der Differentialdiagnostik – in Kombination weiterer Parameter zu erfolgen. Beim Säugling und Kleinkind ist hierzu in der Regel eine Polysomnographie über die gesamte Nacht erforderlich. Bei älteren Kindern können zunächst ambulante Systeme eingesetzt werden. Abklärung des oto-rhino-laryngologischen Status ist erforderlich. Kardiale Symptome wie rechtsventrikuläre Hypertrophie, Herzrhythmusstörungen, Sinusarrest, AV-Blocks 2. Grades, paroxismale Tachykardie, nächtlicher Hypertonus sind häufig anzutreffen.

Periodisches Auftreten der Obstruktionen mit zyklischen Herzfrequenzvariationen, wiederholten Sauerstoffsättigungsabfällen mit kurzfristiger Normalisierung in den Arousal-Phasen mit schnarchender Atmung, die die typische Symptomatik in der Polygraphie des Erwachsenen darstellen, treten in dieser Form oft erst im Schulkindalter auf. Kleinkinder können aufgrund der Obstruktion der oberen Luftwege über lange Phasen paradoxe Atembewegungen mit Einziehungen der Interkostalräume und der Supraklavikulargegend zeigen, die zu längerfristigen Entsättigungen führen (Sackner 1993). Unter Umständen können unter erheblicher Steigerung der Atemarbeit die Blutgase noch im Normbereich liegen. Als Ursache wird ein Unterschied im Arousal-Verhalten bei Säuglingen, Kindern und Erwachsenen diskutiert.

Das vom Erwachsenen abweichende Muster schlafbezogener Obstruktionen der oberen Luftwege beim Säugling und Kleinkind muß beim Einsatz automatischer, ambulanter oder stationärer Diagnosesysteme beachtet werden, deren Auswertealgorhythmus auf den oben beschriebenen zyklischen Veränderungen beruhen. Screeninggeräte für den Erwachsenen sind für Kinder deshalb nur eingeschränkt verwendbar.

Therapie. Therapeutische Konzepte sind gegenwärtig noch nicht einheitlich. Zunächst ist der Schweregrad der Obstruktion oder Widerstandserhöhung zu objektivieren. Bei anatomischer Ursache der Störung ist in der Regel eine operative Therapie indiziert. Kann diese aus Altersgründen noch nicht erfolgen, kann die Wartezeit durch nasopharyngeale Intubation, besser durch nasale CPAP („continuous positive airway pressure")-Behandlung überbrückt werden (Rosen et al. 1994). Die seltenen kraniofazialen Fehlbildungen werden Mund-Kiefer-chirurgisch angegangen. Das Hauptaugenmerk liegt auf Adenotomie und/oder Tonsillektomie. Zu berücksichtigen sind jedoch auch Ursachen wie überlanger weicher Gaumen, fliehendes Kinn oder vermehrtes Bindegewebe in

Zungengrundnähe. Diese Faktoren scheinen auch eine Rolle zu spielen, wenn die Adenotonsillektomie nicht zum erwarteten Erfolg führte. Eine sorgfältige Nachuntersuchung zu verschiedenen Zeitpunkten ist anzuraten. Unmittelbar postoperativ kann es zu einer Verschlechterung der Symptomatik kommen. Gerade von Kindern mit obstruktiven schlafbezogenen Atemstörungen wird von Atmungsantriebsstörungen, zentralen und obstruktiven Apnoen nach der Narkose berichtet (Helfaer u. Wilson 1994). Als Ultima Ratio ist die Tracheotomie anzusehen. Bei fehlender Operationsindikation oder Therapieversagen bewährt sich der Einsatz der nichtinvasiven CPAP-Therapie oder BiLevel-Therapie unter Verwendung von Nasen- oder Nasen-Mund-Masken.

Prognose. Säuglinge mit obstruktiven Schlafapnoen scheinen ein erhöhtes Risiko für den plötzlichen Kindstod zu haben (s. dort). Dank verbesserter Diagnostik zur Früherkennung und Abschätzung des Schweregrades obstruktiver Atemstörungen sowie der Fortschritte in der nichtinvasiven Beatmungstherapie und Atemhilfe verbessert sich die Prognose erheblich. Inwieweit die Symptome unter adäquater Therapie rückbildungsfähig sind, ist ein derzeitiger Forschungsschwerpunkt.

Plötzlicher Kindstod

Synonyme. „Sudden infant death" (SID), Krippentod, plötzlicher Säuglingstod.

Definition. Als plötzlicher Kindstod wird der unerwartete, plötzliche Tod eines anscheinend gesunden Säuglings im ersten Lebensjahr verstanden, bei dem auch durch ausführliche Post-mortem-Untersuchung eine Todesursache nicht zu finden ist.

Epidemiologie. In westlichen Industrieländern sind etwa 0,6–2,0 von 1000 Lebendgeborenen betroffen. Der plötzliche Kindstod ist damit die häufigste postneonatale Todesart im ersten Lebensjahr. Das Verhältnis von Jungen zu Mädchen beträgt 3:2. Der Altersgipfel liegt zwischen 5. und 11. Lebenswoche. Im ersten Lebenshalbjahr ereignen sich etwa 90% aller Fälle, nach 12 Monaten treten nur noch 2% der Fälle auf. In den Wintermonaten steigt die Inzidenz gegenüber den Sommermonaten deutlich an. 80% der Fälle sollen sich im Schlaf ereignen. Als Risikogruppen konnten z.B. Frühgeborene, Mehrlingsgeburten, Kinder mit anscheinend lebensbedrohlichen Ereignissen, mit Neigung zu obstruktiven Schlafapnoen, mit Wachstumsretardierung, bei Drogen- oder Nikotinabusus in der Schwangerschaft identifiziert werden (Hoffman et al. 1988). Durch diese Risikogruppen werden jedoch nur etwa 30% der plötzlichen Kindstodfälle erfaßt. Nachgeborene Geschwisterkinder haben allenfalls ein geringgradig erhöhtes Risiko, das möglicherweise auf eine kleine Subpopulation beschränkt ist. Genetische Faktoren wurden bislang nicht gefunden (Beal u. Blundell 1988).

Ätiologie. Neben teilweise seltenen, fulminant verlaufenden Infektions- und Stoffwechselkrankheiten, die bei einer entsprechenden Diagnostik zu erklärbaren Todesursachen zählten, muß von einem multifaktoriellen Geschehen ausgegangen werden. Störungen vegetativer Regelsysteme der Atmung, des Blutdruckes oder der Körpertemperatur disponieren zu Instabilitäten, die durch eigentlich banale auslösende Faktoren wie Luftwegsinfekte, Fieber, Durchfälle mit Elektrolytstörungen fatale Folgen haben können. Zahlreiche experimentelle wie auch morphologische Befunde stützen diese Hypothese (Schläfke 1989). So konnten auch strukturelle Veränderungen im Bereich der in die Atmungsregulation involvierten Kerngebiete der Medulla oblongata nachgewiesen werden.

Diagnostik. Der plötzliche Kindstod stellt eine Ausschlußdiagnose dar, die strenggenommen eine Obduktion erforderlich macht. Die Zustimmung zur Obduktion ist angeraten, da auch im Fall weiterer Kinderwunsches genetisch bedingte Störungen als Ursache des Todes ausgeschlossen werden können.

Prävention. Zur primären Prävention, die auf die jährlich 800 000 Neugeborenen anwendbar ist, gehört der Verzicht auf das Rauchen in der Schwangerschaft und später in Gegenwart des Säuglings, die Vermeidung der Bauchlage des Säuglings, die Wahl der richtigen Temperatur im Schlafraum (um 18 °C), die Vermeidung zu warmer, zu enger Bekleidung sowie das frühzeitige Aufsuchen des Arztes, wenn es dem Kind insbesondere bei beginnenden Infekten nicht gut geht.

Aus Gründen der Praktikabilität muß sich die sekundäre Prävention im wesentlichen auf die Erfassung der Risikogruppen beschränken. Hierzu wird ein Stufenprogramm vorgeschlagen (Schläfke 1994). Nach der Beurteilung des individuellen Risikos des Neugeborenen aus Informationen, die u. a. aus Mutterpaß und Untersuchungsheft sowie eines speziellen Fragebogens zusätzlich zur Routinevorsorgeuntersuchung gewonnen werden, werden Kinder mit erhöhtem Risiko einer ausführlicheren klinischen Untersuchung unterzogen. Eine Polysomnographie mit Untersuchung der chemischen Atemantriebe und der Arousal-Reaktionen im Schlaf gibt Auskunft über den augenblicklichen Entwicklungsstatus des kardiorespiratorischen Systems. Eine Differentialdiagnostik, die kardiologische, neurologische wie auch Stoffwechselstörungen einbezieht, zielt auf die Diagnostik sonst nicht erkennbarer Erkrankungen hin. Erkannte Grunderkrankungen werden adäquat therapiert, nicht behandelbare kardiorespiratorische Auffälligkeiten können Indikation für ein Monitoring der Atmung, der Blutgase oder des EKG gemäß polysomnographischem Befund sein.

Hypoventilation

Definition. Schlafbedingte Hypoventilation kann primär als Störung der zentralnervösen Atmungssteuerung oder -regelung, oder sekundär im Rahmen von neuromuskulären, muskulären, skelettalen, Lungen- oder Atemwegserkrankungen auftreten. Infolge der nicht an den Stoffwechsel angepaßten Ventilation kommt es je nach Ausprägung generell, oft aber vorzugsweise im Schlaf zu Hyperkapnie und Hypoxie.

Beim zentralen, alveolären Hypoventilationssyndrom unterscheiden wir die angeborene Form [„Congenital Central Hypoventilation Syndrome" (CCHS), Undines-Fluch-Syndrom] von erworbenen.

Epidemiologie. Primäre Hypoventilationssyndrome sind sehr selten. Sekundäre Formen der Hypoventilation treten in der Regel als Komplikation anderer, seltener Erkrankungen auf. Zahlen über Inzidenzen liegen nicht vor.

Ätiologie. Das CCHS geht auf eine Unempfindlichkeit des Atmungssystems für CO_2 zurück. Peripherer Atemapparat und Hypoxieempfindlichkeit sind intakt. Im Wachsein sorgen sensorische Stimuli für ausreichende Ventilation. Bei abnehmender Vigilanz stellt sich eine stärker werdende Hypoventilation mit reduzierter Atemfrequenz und Atemamplitude ein. Prolongierte, zentrale Apnoen werden eher selten beobachtet. Unbehandelt werden CO_2-Werte über 100 mm Hg erreicht. Bei Fällen von erworbenen zentralen Hypoventilationssyndromen lassen sich Schädel-Hirn-Traumen mit Affektionen im Hirnstammbereich, Infektionen (Enzephalitiden, Meningitiden), Hirntumoren und Einblutungen als Ursache feststellen. Die Patienten klagen in der Regel nicht über Atemnot.

Bei sekundärer Hypoventilation kommt es im Rahmen der Grunderkrankung zu Beeinträchtigungen vorwiegend der efferenten Komponenten des Atmungssystems: der efferenten Nerven, der neuromuskulären Übertragung, der Atemmuskulatur, der muskuloskelettalen Mechanik oder der Luftwege. Intakte Afferenzen aus Chemo- und Mechanorezeptoren vermitteln das Gefühl von Atemnot.

Diagnostik. Säuglinge mit CCHS fallen unmittelbar postpartal durch einen dauerhaften Sauerstoffbedarf und zunehmende Ateminsuffizienz auf, die eine Intubation erforderlich machen. Nach zunächst kontinuierlicher maschineller Beatmung können die Kinder im Wachsein im Laufe der ersten Lebenswochen durch Spontanatmung ausreichende Blutgaswerte aufrecht erhalten, werden aber mit dem Einschlafen rasch hyperkapnisch und hypoxisch. Differentialdiagnostisch muß eine Unempfindlichkeit des Atmungssystems für CO_2 in Abgrenzung zu den oben genannten Erkrankungen mit sekundärer Hypoventilation erfolgen. Dies kann durch Einsatz einer erweiterten Polysomnographie mit Tests der chemischen Atmungsantriebe erfolgen. Zeichen von Atemnot sind nicht zu erheben. Zur Diffentialdiagnostik gehören Muskelerkrankungen wie beispielsweise die Muskeldystrophien, neuromuskuläre Erkrankungen wie die spinale Muskelatrophie Werdnig-Hoffmann, Paresen des N. phrenicus, thorakale Skoliose und Kyphoskoliose, Mukoviszidose und Obstruktionen der oberen oder tiefen Luftwege. Führte die Hypoventilation vor der Therapie zu Hypoxien, läßt sich in vielen Fällen eine Rechtsherzbelastung nachweisen.

Therapie. In den Phasen mit Hypoventilation, vorwiegend also im Schlaf, ist eine maschinelle Beatmung die Therapie der Wahl. Hierbei steht ein breites Spektrum von Methoden, z. B. die volumenkontrollierte Überdruckbeatmung, Negativdruckbeatmung, Phrenikusschrittmacher, volumen- oder druckgesteuerte Maskenbeatmung zur Verfügung. Wenn möglich, sollte versucht werden, eine Tracheotomie zu vermeiden. Hierzu bewährt sich die seit kurzem eingeführte Maskenbeatmung (Schäfer u. Schläfke 1995b). Als Nasen- oder Nasen-Mund-Masken kommen entweder individuell angeformte oder vorgefertigte „Konfektionsmasken" in Frage, deren Typenvielfalt ständig zunimmt. Eine Überwachung der Blutgase durch transkutanes oder endexspiratorisches Monitoring ist dringend anzuraten. Besonders problematisch sind die Einschlafphasen, in denen nicht zu spät mit der Beatmung begonnen werden darf. Eine nicht fixierte Rechtsherzhypertrophie bildet sich bei adäquater Therapie offensichtlich zurück.

Prognose. Die kardiale und pulmonale Situation bestimmen die Prognose. Spontane Heilung ist weder bei der primären, noch bei der sekundären Form zu erwarten. Bei entsprechender Behandlung wird den Kindern mit primärer Form im Wachsein ein weitgehend normales Leben ermöglicht. Bedingt durch die Tracheotomie und Intubation kam es früher zu verzögerter Sprachentwicklung und nicht selten zu Bronchitiden und Pneumonien. Diese Komplikationen können möglicherweise heutzutage durch nichtinvasive Maskenbeatmung eingeschränkt werden. Bei sekundären Hypoventilationen bestimmen die Grunderkrankungen die Prognose.

Literatur

Anders T, Emde R, Parmelee A (1971) A manual of standardized terminology, techniques and criteria for scoring of states of sleep and wakefulness in newborn infants. UCLA Brain Information Service, NINDS Neurological Information Network, pp 1–29
Beal SM, Blundell HK (1988) Recurrence incidence of sudden infant death syndrome. Arch Dis Child 63:924–930
Bryan AC, Bowes G, Maloney JE (1986) Control of breathing in the fetus and the newborn. In: Fishman AP (ed) Handbook of physiology. Section 3: The repiratory system. American Physiological Society, Bethesda, pp 621–647
Gaultier C (1992) Clinical and therapeutic aspects of obstructive sleep apnea syndrome in infants and children. Sleep 15:S36–S38
Guilleminault C, Stoohs R (1992) From apnea of infancy to obstructive sleep apnea syndrome in the young child. Chest 102:1065–1071
Helfaer MA, Wilson MD (1994) Obstructive sleep apnea, control of ventilation, and anesthesia in children. Pediatr Clin North Am 41:131–151
Hoffman HJ, Damus K, Hillman L, Krongrad E (1988) Risk factors for SIDS. Results of the national institute of child health and human development SIDS cooperative epidemiological study. Ann NY Acad Sci 533:13–30
Kahn A, Rebuffat E, Sottiaux M, Blum D (1988) Problems in management of infants with an apparent life-threatening event. Ann NY Acad Sci 533:78–88
Karlberg P, Wennergren G (1986) Respiratory control during onset of breathing. In: Karlberg P, Minkowski A, Oh W et al. (eds) Cardiovascular and respiratory physiology in the fetus and neonate. Libbey Eurotext, London Paris, pp 131–144
Penzel T, Hajak G, Hoffmann RM, Lund R, Pollmächer T, Schäfer T, Schulz H, Sonnenschein W, Spieweg I (1993) Empfehlungen zur Durchführung und Auswertung polygraphischer Ableitungen im diagnostischen Schlaflabor. Z EEG/EMG 24/2:65–70

Rosen GM, Muckle RP, Mahowald MW, Goding GS, Ullevig C (1994) Postoperative respiratory compromise in children with obstructive sleep apnea syndrome – can it be anticipated. Pediatrics 93:784–788

Sackner MA (1993) Adult criteria for obstructive apnea do not identify children with serious obstruction. Am Rev Resp Dis 148:1697

Schäfer T, Schläfke ME (1995a) Development of CO_2-sensitivity during NREM-sleep in infants. In: Trouth CO, Millis R, Kiwull-Schöne H et al. (eds) Ventral brainstem mechanisms and control of respiration and blood pressure. Dekker, New York Basel Hong Kong, pp 687–693

Schäfer T, Schläfke ME (1995b) Behandlung schlafabhängiger Hypoventilation des Kindes durch Negativdruck und Maskenbeatmung mittels BiPAP. Atemwegs Lungenkr 8:380–381

Schäfer T, Schläfke ME, Scholle S, Wiater A, Zwacka G (1992) Empfehlungen zur ambulanten Diagnostik schlafbezogener Atemstörungen in der Pädiatrie. Akt Neurol 19:114–116

Schäfer T, Schäfer D, Schläfke ME (1993) Breathing, transcutaneous blood gases, and CO_2 response in SIDS siblings and control infants during sleep. J Appl Physiol 74:88–102

Schläfke ME (1989) Plötzlicher Kindstod: Klinische Physiologie und Modelle. In: Andler W, Schläfke ME, Trowitzsch E (Hrsg) Der Plötzliche Kindstod. Acron, Berlin, New York, pp 135–147

Schläfke ME (1994) Fortschritte in der Prävention des plötzlichen Kindstodes. WMW 144:54–61

Schläfke ME, Schäfer T (1992) Schlafbezogene Störungen der Atmungsregulation bei Kindern. In: Berger M (Hrsg) Handbuch des normalen und gestörten Schlafs. Springer, Berlin Heidelberg New York Tokyo, S 301–328

Schläfke ME, Schäfer T, Schäfer C et al. (1993) Schlaflabor für Kinder: Instrument der Früherkennung und kontrollierten Therapie. In: Hecht K, Engfer A, Peter JH et al. (Hrsg) Schlaf, Gesundheit, Leistungsfähigkeit. Springer, Berlin Heidelberg New York Tokyo, pp S265–271

Spear RM (1992) Anesthesia for premature and term infants – perioperative implications. J Pediatr 120/2:165–176

10 HNO-ärztliche Aspekte bei der Diagnostik und Therapie der obstruktiven Schlafapnoe

W. Pirsig und H. Lenders

Zwei große Gruppen schlafbezogener Atemstörungen werden unterschieden, nämlich solche mit und ohne Obstruktion der oberen Luftwege. In diesem Beitrag wird nur auf die Gruppe der *schlafbezogenen Atemstörungen mit Obstruktionen (OSAS)* der oberen Luftwege eingegangen. Ist die Obstruktion partiell, so spricht man vom *obstruktiven Schnarchen*, ist die Obstruktion komplett (Okklusion), so spricht man von *obstruktiver Schlafapnoe (OSA)*. Da bei beiden Formen Schnarchen zum Leitsymptom gehört, spricht man auch von *Rhonchopathien*. *Schnarchen* entsteht durch Einengungen des oberen Luftweges bis zur Glottis. Es ist meist an das Inspirium, selten an das Exspirium oder an beides gekoppelt. Schnarchen ist mit Vibrationen der pharyngealen Wandgewebe assoziiert, und zwar meist des weichen Gaumens und der seitlichen Pharynxwände und weniger häufig des Hypopharynx oder der Epiglottis. Schnarchepisoden hat man ebenfalls nach Lautstärke und Häufigkeit zu quantifizieren versucht, jedoch ist dabei noch weniger eine Standardisierung erreicht worden als bei der Definition der Episoden gestörter Respiration im Schlaf (Apnoe, Hypopnoe, Sauerstoffentsättigung). Am häufigsten wird Schnarchen ohne unmittelbare Auswirkungen auf andere Körperfunktionen beobachtet und kann als *nichtapnoisches Schnarchen* dann lästig für die Umgebung werden. Dagegen kann das krankhafte oder *apnoische Schnarchen* auch schädigende Auswirkungen auf das kardiopulmonale System und auf die Hirnfunktionen haben. Es gibt inzwischen zahlreiche Hinweise, daß das nichtapnoische Schnarchen nur den Anfang einer Erkrankung darstellt, welche mit zunehmendem Morbiditätsgrad in das andere Extrem übergeht, das durch die ausgeprägteste Form des schweren OSAS repräsentiert wird, nämlich das Pickwick-Syndrom.

Nase und OSAS

Erkrankungen der Nase, ihrer Nebenhöhlen und des Nasenrachenraumes beeinflussen die Kollapsibilität des oberen Luftweges durch Erhöhung des inspiratorischen Luftwegswiderstands und/oder durch Steuerung des pharyngealen Muskeltonus über hypothetische nasale Luftstromrezeptoren. Mehrere Studien haben beide Hypothesen untersucht. Bei der Pathophysiologie der OSAS spielt das Phänomen der pharyngealen Einengung eine Schlüsselrolle. Es gibt gute Argumente dafür, daß sich der pharyngeale Luftweg bei Gesunden und Kranken aufgrund des herabgesetzten Muskeltonus im oberen Luftweg und der phasischen inspiratorischen Aktivität während des Schlafes wie ein Starling Resistor verhält (Marcus et al. 1994; Park 1993; Sauerland et al. 1981; Schwartz et al. 1988; Smith et al. 1988). Ein erhöhter Nasenwiderstand führt bei der Inspiration zu einem größeren subatmosphären Druck im Pharynx. Die Kraft der Zwerchfellkontraktion muß zunehmen, um das Luftvolumen durch die verengten Nasenwege zu bewegen. Verkleinerte pharyngeale Querschnitte vergrößern den Druckabfall respektive erhöhen die pharyngeale Kollapsneigung. Es ist allerdings unklar, welchen Anteil der Nasenwiderstand zu diesem Mechanismus beiträgt (Atkins et al. 1994). Mehrere Arbeitsgruppen (Atkins et al. 1994; Blakely u. Mahowald 1987; Hoffstein et al. 1988, 1993; Lenders et al. 1991; Miljeteig et al. 1992, Series et al. 1992) haben nach Beziehungen zwischen schlafbezogenen Atemparametern und dem Nasenwiderstand im Wachzustand gesucht. Bei all diesen Studien wurde der Nasenwiderstand durch Rhinomanometrie oder durch Head-out-body-Plethysmographie bestimmt. Die meisten Untersucher konnten zwischen dem Nasenwiderstand im Wachzustand und Apnoe-Index (AI) oder Apnoe-Plus-Hypopnoe-Index (AHI) keine Korrelationen finden, während die Beziehungen zwischen Schnarchparametern und dem Nasenwiderstand im Wachzustand widersprüchlich sind. Hoffstein et al. (1993) erklärt die unterschiedlichen Ergebnisse kurz wie folgt: „Die Nase ist weder der Ort für die Obstruktion während der Apnoen noch der Ort, an dem die Schnarchgeräusche erzeugt werden".

Bis heute ist keine nichtinvasive Methode zur Hand, um den Nasenwiderstand im Schlaf zu messen. Olsen et al. (1981) verglichen die Ösophagusdrucke bei offener und verschlossener Nase im Schlaf bei einigen gesunden Probanden. Sie schlossen aus ihren Werten, daß der orale Atemweg im Schlaf einen höheren Widerstand aufweist als der nasale Weg. Hudgel u. Robertson 1984) bestimmten mit kleinen multipel perforierten nasopharyngealen Kathetern den Nasenwiderstand von gesunden Männern mittleren Alters im Wachzustand und während des Stadiums 2 und des REM-Schlafs in beiden seitlichen Körperlagen. Sie fanden, daß der gesamte Nasenwiderstand sich während des Schlafes nicht signifikant veränderte und sich auch nicht vom Widerstand im Wachzustand signifikant unterschied. In einer anderern Studie benutzte diese Arbeitsgruppe (Hudgel u. Hendricks 1988) 3 transnasal plazierte Katheter und eine Gesichtsmaske, um den Widerstand des oberen Luftwegs bei gesunden, nichtschnarchenden Männern im Wachzustand und im Schlafstadium 2 zu messen. Sie fanden, daß bei diesen Probanden der Anstieg des inspiratorischen supraglottischen Luftstromwiderstandes beim Übergang vom Wachzustand in den Schlaf in der Ebene des weichen Gaumens und/oder des Hypopharynx stattfindet und nicht in der Nase. Der Nasenwiderstand stieg im Schlaf nur minimal an, während der velare und hypopharyngeale Widerstand um 200% bzw. 400% zunahmen. Miljeteig et al. (1995) verglichen den Nasenwiderstand mittels Head-out-body-Plethysmographie bei 21 Männern mit gesunden Nasen im Sitzen, im Liegen und im Schlaf. Für die Messungen im Schlaf benutzten sie eine modifizierte CPAP-Maske. Im Liegen war der Nasenwiderstand signifikant gegenüber dem Sitzen erhöht. Dagegen wurden mit 2 Ausnahmen (Abb. 1) keine signifikanten Unterschiede des Nasenwiderstands zwischen dem Liegen im Wachzustand und

10 HNO-ärztliche Aspekte der obstruktiven Schlafapnoe   145

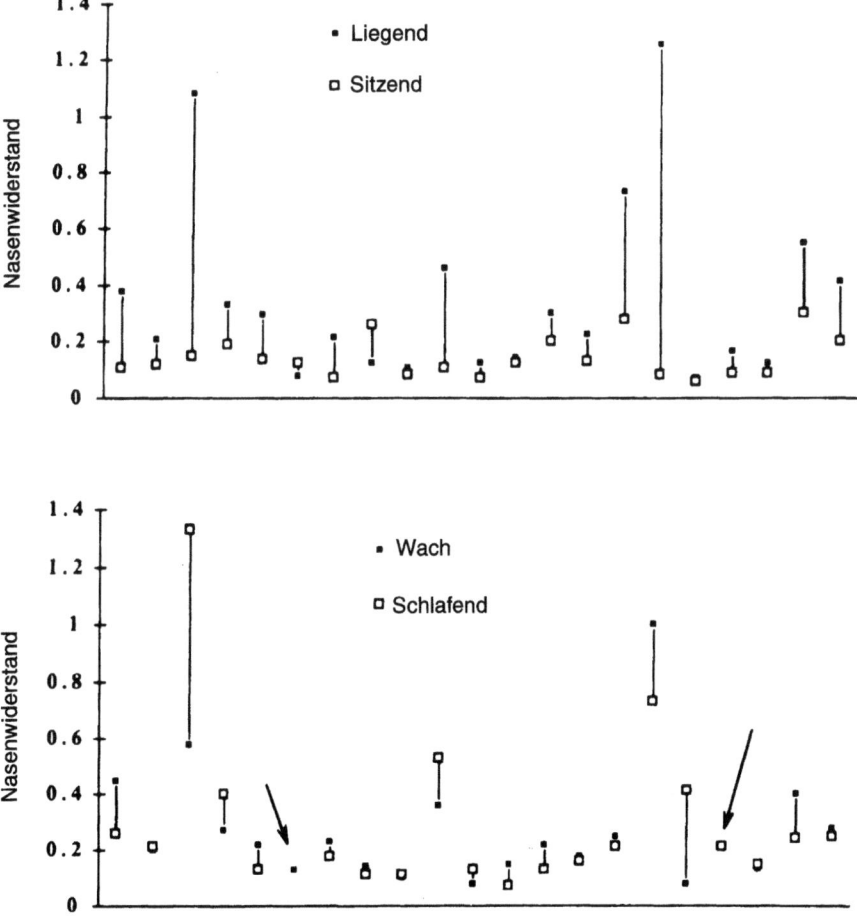

Abb. 1. Nasenwiderstand (Pa/ml/s) bei 21 nasengesunden Erwachsenen: im Wachzustand sitzend und liegend (*oben*), wachliegend und im Schlaf (*unten*). Der kurze Pfeil zeigt auf den Wert des Probanden, der nicht schlief. Der *lange Pfeil* zeigt den Probanden an, der im Wachzustand und Schlaf identische Werte aufwies. (Aus Milijeteig et al. 1995)

im Schlaf gemessen. Bei 8 nichtapnoischen Schnarchern mit gesunden Nasen untersuchten Miljeteig et al. (1993) mit der gleichen Methodik die Beziehungen zwischen Schnarchindex und Nasenwiderstand im Schlaf- und Wachzustand. Bei 6 der 8 Patienten erhöhte sich der Nasenwiderstand während des Schlafes in Rückenlage. Es fand sich jedoch keine Korrelation zwischen Nasenwiderstand und Schnarchindex.

Einschränkend muß zu diesen 5 Studien gesagt werden, daß die natürlichen Bedingungen in den Nasenwegen durch die Meßmethodik verändert wurden. Derzeit gibt es keine adäquaten Meßinstrumente, um Nasenfunktion und besonders Nasenwiderstand während des Schlafes nichtinvasiv zu bestimmen.

Deshalb ist es auch nicht möglich, die Rolle der Nase für die Pathogenese des OSAS einzuschätzen.

Mehrere Studien weisen auf eine Assoziation von Nasenobstruktion und OSAS hin (Fairbanks 1985; Hoffstein et al. 1988, 1993; McNicholas et al. 1982; Olsen et al. 1981). Die obstruktiven Atemepisoden werden sowohl auf der Basis einer allergischen Rhinopathie als auch bei Nasenobstruktion in Zusammenhang mit kongenitalen Fehlbildungen, Infektionen, Traumata und Tumoren beobachtet. Einige Untersucher (Aubert-Tulkens et al. 1989; Caldarelli et al. 1985; Dayal u. Phillipson 1985; Rubin et al. 1983; Series et al. 1992) konnten zeigen, daß nach Beseitigung dieser Ursachen die obstruktiven Symptome verschwanden oder reduziert waren.

Bei erwachsenen Freiwilligen wurden obstruktive Atemepisoden im Schlaf auch bei artifizieller Nasenokklusion induziert (Lavie u. Rubin 1984; Lavie et al. 1983; Olsen et al. 1981; Suratt et al. 1986; Tanaka u. Honda 1989; Zwillich et al. 1981). Auch bei Patienten, die wegen Nasenblutens oder nach Nasenoperationen mit Nasentamponaden behandelt wurden, konnten gehäuft obstruktive Atemepisoden im Schlaf registriert werden, speziell bei älteren Menschen (Johannessen et al. 1992; Taasan et al. 1981; Wetmore et al. 1988).

Wilhoit u. Suratt (1987) studierten bei gesunden Männern die Auswirkung einer artifiziellen intranasalen Okklusion auf die Aktivität der Mm. alae nasi und Mm. genioglossi. Sie wollten herausfinden, ob die Nasenokklusion die OSAS durch abnehmende Aktivtät der Muskeln des oberen Luftwegs oder durch steigenden Widerstand des oberen Luftwegs hervorruft. Die Nasenokklusion führte im Schlaf bei allen Probanden zur OSAS und zur erhöhten phasischen EMG-Aktivität beider Muskeln. Dies läßt vermuten, daß eine nasale Okklusion im Schlaf generell den Atemantrieb für die Muskeln des oberen Luftwegs steigert. Diese Befunde unterstützen die Hypothese, daß die Nasenokklusion im Schlaf die Probanden zwingt, durch einen Atemweg mit höherem Widerstand – dem Mund – zu atmen. Das Atmen durch einen Weg mit hohem Widerstand würde den pharyngealen Unterdruck erhöhen und erfordert einen erhöhten Muskeltonus, um den Luftweg offen zu halten. Apnoen würden dann auftreten, wenn eine insuffiziente Muskelaktivierung vorliegt, um die negativeren pharyngealen Luftwegsdrücke auszugleichen.

Den genetischen Aspekt bei der Pathogenese des OSAS diskutieren Lavie u. Rubin (1984), die den Effekt artifizieller Nasenokklusion bei gesunden nichtapnoeischen Söhnen von Patienten mit ausgeprägter OSAS mit gleichaltrigen Probanden ohne Familienanamnese hinsichtlich OSAS verglichen. Die Nasenokklusion ließ die Anzahl von Schlafapnoen bei den Söhnen der Patienten mit OSAS im Vergleich zu den Kontrollen signifikant ansteigen. All diese verschiedenen „Nasenokklusionsstudien" zeigen, daß eine stärkergradige Nasenobstruktion zu obstruktiven schlafbezogenen Atemepisoden führt. Die Bedeutung der weniger ausgeprägten Nasenobstruktion für die Pathogenese der OSAS bleibt jedoch unklar.

Larynx, Sprache und OSAS

Im Jahr 1978 konnten Remmers et al. zeigen, daß die Obstruktionen bei Patienten mit OSAS durch einen Kollaps im pharyngealen Segment verursacht werden. Bei einer kleinen Gruppe apnoischer Patienten konnte der Ort des Kollapses im glottischen Segment lokalisiert werden (Gillespie et al. 1995). Bei diesen Patienten liegt eine laryngeale Dysfunktion neuromuskulärer oder struktureller Genese vor. Diese Patienten fallen oft durch ein stridoröses Schnarchen auf. In der Regel sind laryngeale Einengungen von einem gewissen Grad an mit Stridor im Wachzustand und Schlaf verbunden. Gelegentlich kommt der Stridor nur im Schlaf zum Vorschein und kann dann als Schnarchen oder Apnoe fehlgedeutet werden. Eine schlafgekoppelte laryngeale Parese mit schlafbezogenem Stridor ohne Stridor im Wachzustand wurde als Shy-Drager-Syndrom beschrieben. Gillespie et al. (1995) gelang es jüngst zu zeigen, daß der Luftwegskollaps bei einem Patienten mit Shy-Drager-Syndrom und bei einem anderen Erwachsenen mit einer Arnold-Chiari-I-Malformation in Larynxhöhe stattfindet, während das pharyngeale Segment in der Apnoe nicht kollabiert. Beiden Patienten konnte mit nasaler CPAP-Therapie (CPAP = „continuous positive airway pressure") geholfen werden.

Während Fox et al. (1989) bei 60–70% der Patienten mit OSAS-Veränderungen der Aussprache (Phonation, Artikulation, Resonanz) durch phoniatrische Analyse vorgelesener Texte feststellten, wählten Fiz et al. (1993) das objektive Verfahren der „fast Fourier transformation" FFT, um Vokalanalysen bei Patienten mit OSAS und bei Kontrollpersonen durchzuführen. Sie bestätigten und erweiterten die Aussagen von Fox et al. (1989): Patienten mit OSAS haben ein verringertes Lautstärkenmaximum im Frequenzspektrum der Vokale /e/ und /i/ und weniger Harmonische für den Vokal /i/.

Diagnostik

Dem Hals-Nasen-Ohrenarzt stehen mehrere diagnostische Möglichkeiten zur Verfügung, um pathologische Veränderungen im oberen Luftweg qualitativ und quantitativ zu erfassen und dann individuell je nach Befundlage am fazettenreichen Therapiekonzept mitzuwirken, das im Lauf der letzten beiden Jahrzehnte interdisziplinär erarbeitet wurde. Probleme bereitet dabei jedoch die Tatsache, daß bis heute klare Definitionen des Schweregrades schlafbezogener Atemstörungen, standardisierte diagnostische Verfahren und einheitliche Kriterien des Therapieerfolges fehlen. Ein besonderes Dilemma besteht v. a. darin, daß nicht bekannt ist, bei welchem Schweregrad der Symptome die krankhaften Schädigungen beginnen. Damit ist auch der Sinn mancher diagnostischer Maßnahme zu hinterfragen und oft auch der Wert mancher Behandlungsmaßnahme. Das gilt v. a. für die leichten Schweregrade der OSAS.

Anamnese

Symptome der OSAS sind nicht spezifisch und sind an anderer Stelle ausführlich erwähnt. Die Anamnese kann dann auf das Vorliegen einer OSAS hinweisen, wenn Patienten über ausgeprägte Tagesmüdigkeit, Einschlafneigung am Steuer und über Klagen des Schlafpartners wegen lauten unregelmäßigen Schnarchens mit Aussetzen der Atmung während des Schlafes berichten. Kapunai et al. (1988) fanden bei Patienten mit einem AI > 10 eine Voraussagegenauigkeit von 88% für die Angaben des lauten Schnarchens und Atempausen im Schlaf. Leider helfen auch sehr detaillierte und validierte Fragebögen bis heute noch nicht, den Krankheitswert der leichteren Formen der OSAS zu erfassen, so daß den anamnestischen Angaben nur ein bedingter Wert bei der Diagnosefindung zukommt (Viner et al. 1991). Auch bei der Beurteilung des Behandlungserfolges hilft die Aussage des Patienten wenig. Denn der infolge der Therapie einsetzende rasche Rückgang der Tagesmüdigkeit führt häufig zu einer subjektiven Überschätzung des objektiven therapeutischen Effekts einer Maßnahme.

Krankenuntersuchung

Obwohl es keine pathognomonischen Zeichen für die OSAS gibt, sind neben einer allgemeinärztlich-internistischen Untersuchung auch Hals-Nasen-Ohrenärztliche und orthodonte Untersuchungen notwendig, um die Anatomie der oberen Luftwege und die Gebißverhältnisse zu beurteilen. Die Vielfalt der möglichen Symptome erfordert oft eine interdisziplinäre Zusammenarbeit zwischen Internist, Pneumologe, Hals-Nasen-Ohren-Arzt, Neurologe, Psychiater, Pädiater, Gerontologe, Radiologe, Kieferorthopäde und Kieferchirurg. Die Liste der möglichen pathologischen Bedingungen im oberen Luftweg, wie einengende Nasenstrukturen, eine große Zunge, eingeschränkte Mundöffnungsfähigkeit, überschüssige Schleimhaut im weichen Gaumen und an der Rachenhinterwand, Hyperplasien des Waldeyer-Rachenringes, Fehlbiß, ein dicker, kurzer Hals usw. ist hinlänglich bekannt. Es gibt jedoch auch Patienten, bei denen keine dieser pathologischen Bedingungen zu finden sind [73]. Leider reicht die alleinige Untersuchung der oberen Luftwege – auch wenn sie in Rückenlage vorgenommen wird – in vielen Fällen nicht aus, um daraus Rückschlüsse auf die Pharynxstabilität im Schlaf zu ziehen.

Polysomnographie

Die Untersuchung des Schlafablaufs im Schlaflabor oder durch ein Heimscreening ist für die Diagnostik der OSAS entscheidend. Für das Vorgehen im Einzelfall hat der Bundesausschuß der Ärzte und Krankenkassen (1991) Richtlinien zur Diagnostik seit dem 01.10.1991 erarbeitet. Die Polysomnographie hat jedoch ihre Grenzen, wenn es gilt, den Krankheitswert des nichtapnoischen Schnarchens und der leichten Formen der OSAS zu bestimmen. Außer der Erfassung bestimmter Schlafparameter ist auch die quantitative Erfassung der Tagesmüdigkeit für die Diagnose von Bedeutung. Überwiegend wird dies mit Hilfe des Multiple-Sleep-Latency-Test durchgeführt.

Rhinometrie

Die Erfassung einiger anatomischer und funktioneller Nasenparameter durch Nasenendoskopie, Rhinomanometrie, akustische Rhinometrie (Lenders u. Pirsig 1992), bildgebende Verfahren und allergische Diagnostik beim wachen Patienten ist für den Hals-Nasen-Ohren-Arzt Standard. Die Messung des Nasenwiderstandes während des Schlafes, und nur der ist für manche therapeutische Überlegung entscheidend, bereitet allerdings zahlreiche technische Schwierigkeiten. Außerdem ist die Rolle der Nase bei der OSAS bis heute nicht geklärt, worauf schon oben eingegangen wurde.

Radiokephalometrie

Auch die Radiokephalometrie, d. h. die Anfertigung eines lateralen Fernröntgenseitenbilds des Kopfes und Halses ist nur im Wachzustand möglich. Diese Methode ist eine statische und gibt nur einen Augenblick des Lumenverhaltens des Pharynx beim sitzenden Patienten unter standardisierten Bedingungen wieder. Sie hat eine gewisse Aussagekraft bei der Beurteilung der Bißverhältnisse und ist daher für die Therapie mit nächtlichen Bißschienen und für die Planung von kieferchirurgischen Eingriffen bei Patienten mit OSAS unerläßlich. Normale Kontrollwerte für Kinder und Erwachsene wurden von den Kieferorthopäden erarbeitet. Alters- und geschlechtsspezifische Kontrolldaten mit den bei OSAS-Patienten häufig beschriebenen Meßstrecken und -winkeln sind jedoch nur von wenigen kleineren Kollektiven gewonnen worden (Hochban 1995; Jamieson et al. 1985; Riley et al. 1983; Solow u. Tallgren 1976).

Untersuchung des pharyngealen Luftweges

Das Erkennen der genauen Lokalisation des oder der obstruktiven Segmente im oberen Luftweg ist von besonderer Bedeutung, um Kriterien für die verschiedenen chirurgischen Maßnahmen zur Stabilisierung und Erweiterung des kollapsgefährdeten Pharynx im Schlaf bei Patienten mit OSAS herauszufinden. Shepard et al. (1991) haben die wegweisenden Arbeiten über diese Diagnostik in einer hervorragenden Übersicht zusammengefaßt. Studien mit flexibler Nasopharyngoskopie, Somnofluoroskopie und Messung der pharyngealen Drücke und Widerstände zeigten, daß die Bewegungsmuster des pharyngealen Muskelschlauchs bei der In- und Exspiration im Schlaf andere sind als die im Wachzustand. Daraus ergibt sich, daß sich nur durch Untersuchungen im Schlaf Rückschlüsse auf das Kollapsverhalten im Pharynx ziehen lassen. Solche Studien sind jedoch bisher nur an wenigen Patienten mit wenigen Techniken durchgeführt, so daß hier die Diagnostik noch am Anfang steht. Die in letzter Zeit sich rasch entwickelnde schnelle Kernspintomographie des oberen Luftwegs läßt sich nur im Wachzustand durchführen. Das gleiche gilt für die Messung der akustischen Reflektionen aus der Mundhöhle und dem Pharynx bis zur Lunge über den Mund. Auch radiologische Verfahren sind nur im Einzelfall im Schlaf durchzuführen. Damit bleiben nur wenige Methoden, die zwar bei wissenschaftlichen Fragestellungen manche Klärungen erbracht haben, die jedoch in der klinischen Routine bei der Suche nach dem pharyngealen Kollapsort noch keinen Eingang gefunden haben.

Druck- und Widerstandsmessung im Pharynx

In den letzten Jahren haben einige Arbeitsgruppen dünne Sonden mit mehreren Öffnungen zum Messen des Druckes durch die Nase in den Pharynx bis in den Ösophagus geschoben und konnten so im Schlaf über die ganze Nacht dynamische Veränderungen des Pharynxschlauchs verfolgen (Übersicht bei Shepard et al. 1991). Eine Gesichtsmaske mit einem Pneumotachographen, einem Fiberendoskop und Möglichkeiten der nasalen CPAP-Beatmung können mit den Drucksonden gekoppelt werden, um Widerstände, Querschnitte und Auswirkungen auf Modulationen des intrapharyngealen Drucks zu messen. So konnte beispielsweise gezeigt werden, daß bei gesunden nichtschnarchenden Probanden die kritischen Verschlußdrücke im Mittel bei –13,3 cm Wassersäule liegen (Schwartz et al. 1992). Bei Patienten mit OSAS liegen die kritischen Verschlußdrücke dagegen immer im positiven Bereich relativ zum atmosphärischen Nasendruck (Smith et al. 1988). Natürlich sind auch diese Methoden nicht ohne invasive Komponente, da jeder Schlauch wie ein Fremdkörper im Pharynx Auswirkungen haben muß. Trotzdem läßt sich auf diese Weise zeigen, daß bei etwa der Hälfte der Patienten die kollapsgefährdete Enge nur im velopharyngealen Bereich liegt. Bei der anderen Hälfte sind Engen entweder ausschließlich oder kombiniert auch im tieferen Pharynxabschnitt zu sehen. Weiter zeigte sich, daß sich diese dynamischen Wandmuster mit der Schlaftiefe ständig verändern, so daß eine über Stunden gehende Registrierung der Druckverhältnisse notwendig ist, um einen repräsentativen Überblick über die Pharynxdynamik im Schlaf zu bekommen. In der Praxis ist diese komplexe pharyngeale Druck- und Widerstandsmessung im Schlaf noch nicht einsetzbar.

Flexible Nasopharyngoskopie

Diese sehr brauchbare und seit 1978 geübte Methode (Borowiecki et al. 1978) hat bei der Suche nach dem pharyngealen Kollapsort nur Sinn, wenn man sie über einen längeren Zeitraum im Schlaf durchführen kann. Das gelingt in der Regel nur bei den übermüdeten Patienten mit hochgradiger OSAS. Schwierig ist die Quantifizierung der Pharynxquerschnitte. Hierbei kann ein kleiner Schlauch zum gleichzeitigen Messen des Pharynxdrucks als Vergleichsmaßstab genommen werden, so daß sich später auf dem Videofilm im Standbild auch eine semiquantitative Auswertung durchführen läßt (Lanois et al. 1990, 1993). Der Nachteil der flexiblen Nasopharyngoskopie ist, daß man nur kurze Momente des Schlafes registrieren kann, da sonst der personelle und apparative Aufwand zu groß wird. Auch wird der untersuchte Nasopharynxabschnitt durch das liegende Instrument möglicherweise in seiner Kollapsneigung beeinflußt. Das immer wieder empfohlene Müller-Manöver unter videoendoskopischer Registrierung beim wachen, liegenden Patienten vermag leider nichts über die Bewegungsmuster der Pharynxmuskeln im Schlaf auszusagen.

Analyse der schlafbezogenen Atemgeräusche

Schnarchgeräusche wechseln hinsichtlich Lautstärke und Frequenzspektrum stark im Verlauf einer Nacht und hängen von der Körperlage, der Respirationsphase, vom Schlafstadium und von der Einnahme hypnotischer Pharmaka und Alkohol ab. Das bedeutet für die Praxis, daß nur eine über Stunden gehende Aufzeichnung der schlafbezogenen Atemgeräusche diagnostisch repräsentativ ist. Schnarchen hat ein Frequenzspektrum zwischen 30 und 2000 Hz. Series et al. (1992) verglichen die Schnarchereignisse (> 60 dB SLP) in 2 Nächten mit Heimmonitoring und einer Nacht im Schlaflabor. Ihre nicht apnoischen Schnarcher verbrachten mehr Zeit ihrer Gesamtschlafzeit mit Schnarchen im Schlaflabor als zu Hause. Die Autoren schlossen aus ihrer Studie, daß im Schlaflabor der Schweregrad des Schnarchens überschätzt wird. Prinzipiell läßt sich mit einer mehrstündigen Aufzeichnung der Atemgeräusche im Schlaf eine brauchbare Unterscheidung zwischen einem „Velumschnarcher" und einem „Zungengrundschnarcher" treffen, wie Schäfer (1989, 1993) mit der FFT-Analyse nachweisen konnte. Der Velumschnarcher weist ein typisches tieffrequentes Geräusch zwischen 25 und 500 Hz auf, während das Schnarchen des Zungengrundschnarchers durch höhere Frequenzen zwischen 1000 und 1600 Hz gekennzeichnet ist. Aufgrund dieser Unterscheidung ist beispielsweise eine Aussage über die Erfolgsquote der Uvulopalatopharyngoplastik (UPPP) von etwa 75% möglich. Wegen fehlender Standards, schlafbezogene Atemgeräusche zu messen und auszuwerten, werden Meßapparaturen für solche Geräuschanalysen serienmäßig noch nicht auf dem Markt angeboten. Das menschliche Ohr ist allerdings sehr gut in der Lage, obengenannte Frequenzunterschiede wahrzunehmen, so daß man durch Abhören von schlafbezogenen Atemgeräuschen einer einstündigen Periode meist zwischen Zungengrund- und Velumschnarcher unterscheiden kann.

(Somno)kinefluoroskopie

Mit diesem Verfahren, bei dem das Pharynxlumen mit einem Kontrastmittel benetzt ist und die Wandbewegungen im Wachzustand oder im Schlaf radiolo-

Tabelle 1. Techniken zur Beurteilung der pharyngealen Anatomie und Muskelabläufe: *SE* spezielle Erfahrung; *Mom* repräsentiert nur einen Moment des Schlafes; *Rad* Strahlenbelastung. (Aus Pirsig, 1995)

Technik	Im Schlaf	Quantifizierung	Nachteile	Klinische Routine
Druckmessung obere Luftwege	+	+	SE	(+)
Flexible Nasopharyngoskopie	+	–	SE, Mom	+
Analyse der Atemgeräusche	+	+	SE	(+)
Kinefluoroskopie	+	–	Rad, Mom	–
Schnelles CT	+	+	Rad, Mom	–
Radiokephalometrie	–	+	Rad, Mom	+
Akustische Reflektion	–	+	SE, Mom nur oral	–
Schnelles Kernspin	–	+	Mom	–

gisch aufgezeichnet werden, kann man ebenfalls kurzzeitig die Engen im Pharynxschlauch nachweisen. Der Nachteil ist, daß man wegen der starken Strahlenexposition und dem raschen Abfließen des Kontrastmittels nur kurzzeitig dynamische Vorgänge im Pharynx aufzeichnen kann. Auch ist eine Quantifizierung nicht möglich.

Schnelle Computertomographie

Dieses Verfahren hat im Gegensatz zur traditionellen Computertomographie für die quantitative Querschnittserfassung des Pharynx im Schlaf in den letzten Jahren in der Forschung an Bedeutung gewonnen. Auch hier gelten Strahlenexposition und Erfassen von nur kurzen Momenten des dynamischen Ablaufes im Pharynx sowie die teure Apparatur als Nachteile.

Aus dieser kurzen Übersicht, die in Tabelle 1 zusammengefaßt ist, geht hervor, daß wir für die klinische Routine bisher nur in Einzelfällen objektive Methoden zur Verfügung haben, um die kollapsgefährdeten pharyngealen Segmente im Schlaf quantitativ zu erfassen und damit verläßliche Aussagen über korrekturbedürftige Pharynxsegmente zu machen.

Therapie

Schlafbezogene Atemstörungen lassen sich heute mit einer Palette von Maßnahmen effektiv behandeln, deren Indikation und langfristige Wirksamkeit jedoch nur selten prospektiv untersucht wurden. Therapieergebnisse zu vergleichen ist schwierig, weil unterschiedliche Arbeitsgruppen Erfolgskriterien unterschiedlich definieren. In diesem Beitrag werden die HNO-spezifischen Therapiemodalitäten diskutiert.

Nasales CPAP

Nasales CPAP (NCPAP) ist die effektivste nichtchirurgische Behandlung der OSAS und wirkt sofort, vorausgesetzt, daß die mit Überdruck zugeführte Luft die Nasenhaupthöhlen und den Nasenrachenraum unbehindert passieren kann. Leider akzeptieren langfristig nur etwa 60% aller Patienten diese Therapieform (Pirsig 1997). Auch bei der Definition und Messung der Patientencompliance trifft man auf erhebliche Probleme wie prospektive Studien (Kribbs et al. 1993; Meurice et al. 1994; Reeves-Hoche et al. 1994) zeigen. Den HNO-Arzt interessieren v. a. die technischen Details bei der Maskenanpassung und die Maskenakzeptanz. Es können sich Irritationen der Nasenschleimhäute (Austrocknung, Anschwellung, Hypersekretion, Niesattacken) ergeben, die partiell durch eingebaute Luftbefeuchter beseitigt werden können. Druckstellen am äußeren Nasengerüst werden meist durch individuelle Maskenänderungen behoben oder erfordern eine operative Korrektur wie beispielsweise beim Vorliegen einer Schiefnase. Durch andere Naseneingriffe lassen sich anatomisch bedingte Obstruktionen im Naseninneren partiell oder ganz beseitigen, so daß der Patient mit einem niedrigeren Maskendruck beatmet werden kann, was wiederum die Akzeptanz der CPAP-Behandlung erhöht (Bernecker et al. 1993; Mayer-Brix et al. 1989; Ripberger u. Pirsig 1994).

Nasopharyngealer Tubus

Remmers et al. [69] benutzten den nasopharyngealen Tubus, um den Ort der Okklusion im oberen Luftweg bei Patienten mit OSAS zu diagnostizieren, so wie die Anästhesisten diesen Tubus in der Aufwachphase des Patienten einsetzen, um die pharyngeale Obstruktion durch die noch erschlaffte Zunge zu verhindern. Auch die Pädiater haben den nasopharyngealen Tubus nach Levy schon lange benutzt, um zwischen obstruktiven und zentralen Apnoen unterscheiden zu können und um präoperativ vor einer Adenotonsillektomie die insuffiziente kardiopulmonale Situation der apnoischen Kinder zu verbessern (Kravat et al. 1977). Nahmias u. Karetzky (1988) publizierten eine gut dokumentierte Studie über die Wirksamkeit dieser Tuben bei 44 erwachsenen Patienten mit OSAS. Bei 16 von 24 Patienten erwies sich der Tubus als effektiv, indem er zu einer 62%igen Reduktion des Apnoeindex und zu einer 39%igen Reduktion des Apnoe/Hypopnoe-Index führte. Die Akzeptanz des nasopharyngealen Tubus für mindestens 4 Monate Dauer lag bei 44%. Nahmias u. Karetzky (1988) empfehlen den Tubus auch als Therapiemodalität, während der Patient sein Gewicht reduziert. Bei Säuglingen und Kleinkindern mit OSAS, bei denen eine nasale CPAP-Behandlung technisch sehr schwierig ist, kann der nasopharyngeale Tubus heute oft die

Tracheotomie ersetzen. Der Tubus wird von den meisten Kleinkindern gut toleriert und überbrückt die Zeit, bis nach ausreichendem Wachstum andere Therapiemodalitäten durchgeführt werden können wie eine nasale CPAP-Behandlung oder Unterkieferosteotomien bei Kindern mit einer Pierre-Robin-Sequenz (Hochban 1995).

Nasendilatatoren

Um den nachgiebigen kollapsgefährdeten pharyngealen Einengungen entgegen wirken zu können, wurde versucht, den Nasenwiderstand bei Patienten mit OSAS zu reduzieren. Die nasale Applikation eines Sympathikomimetikums senkt für einige Stunden den nasalen Widerstand, kann aber nicht langfristig wegen der Gefahr einer Rhinitis medicamentosa empfohlen werden. Da im vorderen Nasendrittel in der Regel der größte Nasenwiderstand gemessen wird, wurden schon früh Versuche unternommen, den Naseneingang apparativ zu erweitern. Petruson (1988) entwickelte einen Nasendilatator aus Silikon (Nozovent), der beim wachen Patienten signifikant den Nasenwiderstand erniedrigt. Seine Gruppe (Höijer et al. 1992) und andere Untersucher (Hoffstein et al. 1993; Kerr et al. 1992; Metes et al. 1992) prüften die Wirkung von Nozovent bei Patienten mit OSAS. Diese Studien an kleinen Patientengruppen lassen sich wegen inhomogener anthropologischer Daten und Unterschiede in der Nasenpathologie kaum vergleichen. Ein weiterer Nachteil ist das Fehlen standardisierter Definitionen und Meßmethoden der Schnarchgeräusche. Alle Untersucher haben den Nasenwiderstand am wachen, sitzenden Patienten durch posteriore Rhinomanometrie gemessen mit Ausnahme von Kerr et al. (1992), die ihre Patienten im Liegen untersuchten. Die Wirkung von Nozovent auf Schlafqualität und Schnarchen schwankt nach diesen Studien zwischen „keine" und „signifikant". Die meisten Untersucher fanden keine Veränderung des AHI außer Höijer et al. (1992), die eine signifikante Verringerung des AI durch Nozovent feststellten.

Chirurgie der Nasenwege

Seit den 70er Jahren wurde gezeigt, daß durch korrektive Operationen im Bereich der Nasenwege OSAS teilweise effektiv behandelt werden konnten (Aubert-Tulkens et al. 1989; Caldarelli et al. 1985; Dayal u. Phillipson 1985; Rubin et al. 1983; Series et al. 1992). Die Interpretation dieser chirurgischen Resultate ist jedoch aus mehreren Gründen schwierig:

- inkomplette anthropologische Daten der meist wenigen Patienten;
- assoziierte pharyngeale Veränderungen wurden nicht quantitativ erfaßt;
- Tests der Nasendurchgängigkeit im Wachzustand oder im Schlaf fehlen;
- Schlaflaborstudien fehlen oder sind inkomplett;
- AI oder AHI wird als alleiniges oder primäres Kriterium zur Definition des Schweregrades der SAS ausgewählt;

- die Operationen im Nasenbereich werden oft mit anderen chirurgischen Maßnahmen kombiniert (Adenektomie, Tonsillektomie, UPPP), die Ergebnisse jedoch zusammen präsentiert;
- vergleichbare Kriterien fehlen, die den „Erfolg" der Operation definieren;
- Nachuntersuchungintervalle sind zu kurz.

Einige Schlußfolgerungen hinsichtlich des Nutzeffektes von Nasenoperationen bei Patienten mit OSAS lassen sich cum grano salis trotzdem ziehen. Subjektiv geben fast alle Patienten eine Verminderung ihrer ausgeprägten Tagesmüdigkeit und eine Verbesserung ihrer Schlafqualität an. Nimmt man den AI oder AHI als Kriterium, so läßt sich keine Korrelation zwischen Schweregrad der OSAS und Schweregrad der Nasenobstruktion finden. Series et al. (1992) schließen aus ihren Resultaten, daß Daten der lateralen Radiokephalometrie helfen können, welche Patienten mit geringgradiger OSAS und chronischer Nasenobstruktion von einer Nasenoperation profitieren können. Liegen kraniomandibuläre Anomalien vor, so sei es unwahrscheinlich, daß Nasenchirurgie effektiv die Symptome der OSAS beeinflußt (Series et al. 1993). Diese Beobachtung können wir durch Spätergebnisse (nach durchschnittlich 3 Jahren) von 53 Patienten bestätigen, die wegen OSAS an der Nase und/oder den Nebenhöhlen operiert wurden (Publikation in Vorbereitung). Schäfer hat prospektiv an Patienten der Ulmer HNO-Klinik messen können, daß durch eine erfolgreiche Verkleinerung der unteren Nasenschwellkörper die Lautstärke der Schnarchgeräusche um 5–12 dB reduziert werden kann (persönl. Mitteilung).

Zusammengefaßt ergibt die Durchsicht der Literatur über die Wirksamkeit von Naseneingriffen bei obstruktiven Schnarchern und Schlafapnoikern, daß es kein Kriterium gibt, den Erfolg einer Nasenoperation im Einzelfall vorauszusagen, ausgenommen bei Patienten mit hochgradigen nasalen Obstruktionen wie bilaterale Choanalatresie, massive Polyposis nasi oder andere verlegende Nasentumoren. Auf die Gründe zur Nasenoperation bei Patienten, die eine nasale CPAP-Behandlung benötigen, wurde schon oben eingegangen.

Adenektomie und Tonsillektomie

Durch zahlreiche retro- und prospektive Studien wurde gezeigt, daß die Adenektomie und/oder Tonsillektomie im Kindesalter, wo Hyperplasien des Waldeyer-Rachenrings etwa 90% der obstruktiven SAS hervorrufen, fast immer die Symptome der OSAS beseitigen können (Guilleminault et al. 1981; Rosenfeld u. Green 1990; Suen et al. 1995). Marcus et al. (1994) konnten durch Messung des kritischen pharyngealen Okklusionsdrucks, der durch die Tonsillektomie reduziert wurde, zeigen, daß sich auch der kindliche obere Luftweg wie ein Starling-Resistor verhält.

Einige dieser durch frühe Adenotonsillektomie behandelten Kinder, die durch eine Retrognathie auffielen, zeigen jedoch in der Adoleszenz wieder Symptome der OSAS, wie Guilleminault (1990) in einer prospektiven Studie zeigen konnte. Die Autoren empfehlen deshalb eine langfristige Überwachung der Jugendlichen, die als Kinder wegen einer OSAS am Waldeyer-Rachenring operiert wurden. Unklar ist bis heute, warum einige Kinder trotz massiver Tonsillenhyperplasie keinerlei Symptome einer OSAS entwickeln.

Auch bei Erwachsenen kann man in einzelnen Fällen allein durch Entfernung der hyperplasischen Tonsillen die pathologischen Schlafparameter weitgehend normalisieren. Es gibt jedoch auch eindeutige Nonresponder. Die meisten Chirurgen führen die Tonsillektomie zusammen mit der UPPP durch (Anand et al. 1991; Schwartz et al. 1992; Stevenson et al. 1990) fanden, daß die Tonsillektomie zu einer signifikanten Verbesserung des UPPP-Erfolges beiträgt.

Uvulopalatopharyngoplastik

Die UPPP ist heute weltweit für nichtapnoische Schnarcher und Patienten mit einer milden OSAS zur effektiven Behandlungsmethode geworden, wenn man die Reduktion des AHI ≤10 und die Reduktion der Schnarchgeräusche auf Lautstärken, die für den Bettpartner tolerabel sind, als Behandlungserfolg definiert. Sie wird häufig bei Erwachsenen und seltener bei Kindern durchgeführt. An unselektiertem Krankengut unter Einschluß auch der schwersten OSAS-Formen ergab sich jedoch nur eine Erfolgsquote von unbefriedigenden 50%. Wählt man aber die Patienten für die UPPP sorgfältig aus, so sind langfristig Erfolgsquoten bis zu 85% zu erreichen.

Auf die Probleme bei der Selektion der UPPP-Kandidaten soll hier kurz eingegangen werden.

Anmerkungen zur Operationstechnik

Die UPPP vermag den Luftweg im velopharyngealen Segment zu stabilisieren (Abb. 3, 4), kann jedoch den dortigen Querschnitt nicht erweitern (Lenders u. Pirsig 1992; Polo et al. 1989). Mit der UPPP werden die mechanischen Eigenschaften des Starling-Resistors „Pharynx" dahingehend beeinflußt, daß bei UPPP-Responder der kritische Kollapsdruck im Schlaf auf negativere Werte gesenkt wird (Schwartz et al. 1992). Die Basistechnik, von Fujita et al. (1981) entwickelt, und ihre Modifikationen sowie ihre Komplikationen sind im Beitrag von Fairbanks u. Fujita (1994) zusammengefaßt. Die Komplikationen infolge zu radikaler, d.h. muskelzerstörender Operationstechnik, auf die Aussprache, das Schluckvermögen, Niesen, Blasen und Pfeifen sind in einer sehr sorgfältigen Analyse von Finkelstein et al. (1988) zusammengetragen worden.

Entscheidend für den komplikationsfreien Erfolg der UPPP hinsichtlich der velopharyngealen Insuffizienz ist die schonende Behandlung des weichen Gaumens bei der Operation. Dem komplexen muskulären Aufbau entspricht ein von mehreren Nerven gesichertes Innervationsmuster des Velums durch N. hypoglossus, N. trigeminus, N. facialis, N. glossopharyngeus und N. hypoglossus. Der Übertritt des Speisebolus von der Mundhöhle in den Oropharynx wird durch den glossopalatinalen Sphinkter geregelt, wie videofluoroskopische und mano-

10 HNO-ärztliche Aspekte der obstruktiven Schlafapnoe   157

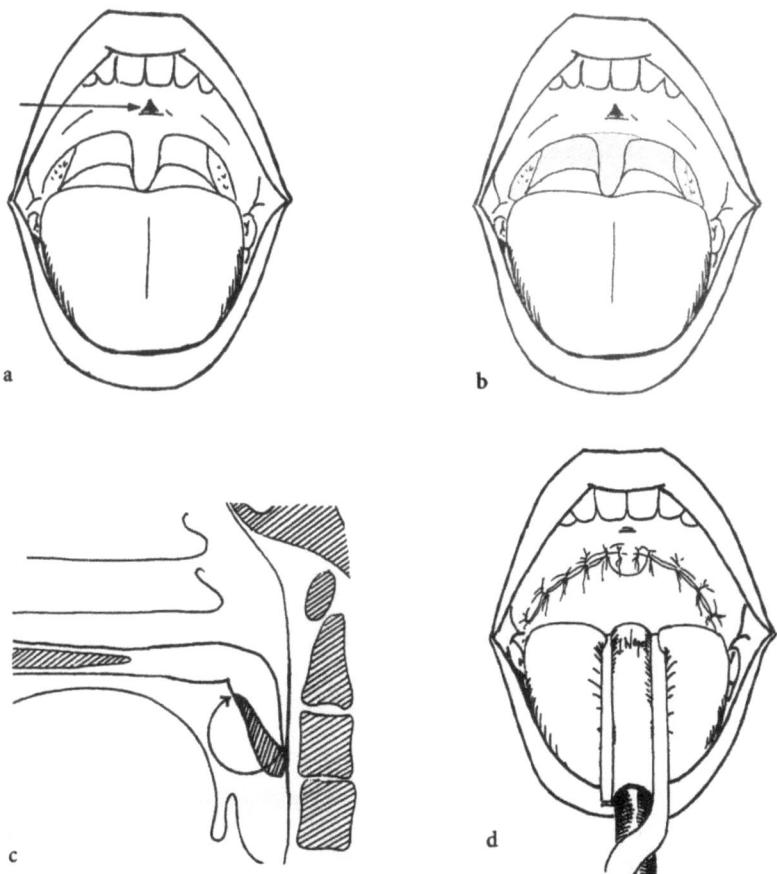

Abb. 2a–d. Schema der UPPP. **a** Velum mit Gaumengrübchen (*Pfeil*); **b** Resektions- bzw. Transpositionszone der velaren Schleimhaut und Tonsillen (*grau*); **c** velarer Sagittalschnitt und Resektionszone der Uvulaschleimhaut unter Erhalt des M. uvulae; **d** neu geschaffenes Velum mit Naht der vorderen und hinteren Gaumenbögen. (Aus Pirsig et al. 1989)

metrische Untersuchungen von Dantas et al. (1990) gezeigt haben. Die Triggerrolle spielt dabei der M. palatoglossus, der ebenso wie der M. tensor veli palatini mit Muskelspindeln ausgestattet ist (Kuehn et al. 1990). Keine Muskelspindeln ließen sich dagegen in den anderen fünf Muskeln der velopharyngealen Region des Menschen nachweisen, nämlich in den Mm. palatopharyngeus, levator veli palatini, uvulae, salpingopharyngeus und constrictor pharyngeus superior.

Wir (Pirsig et al. 1989) haben aus diesen anatomischen und funktionellen Daten die chirurgisch relevante Konsequenz gezogen, bei der UPPP, die wir modifiziert nach Fujita et al. (1981) durchführen, alle Muskeln des weichen Gaumens zu schonen und nur die redundante Schleimhaut zu resezieren (Abb. 2). Vor allem müssen der Triggermuskel für den automatischen Schluckakt, der

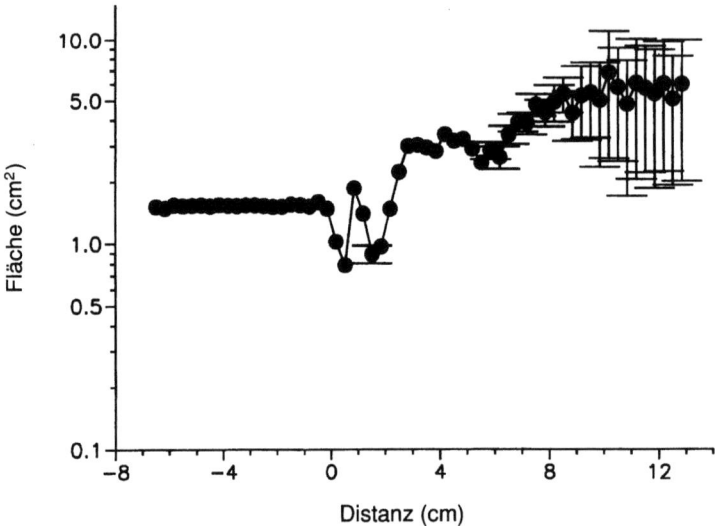

Abb. 3. Akustische Rhinometrie des rechten Nasenweges 15 min nach Abschwellung mit Xylometazolin-Spray 0,1 % (52jähriger mit OSAS, AHI: 32/h, Hypertrophie der unteren Muschel); Mittelwert und Standardabweichung nach 10 Messungen innerhalb 3 s: die erste Senke bei 1 cm entspricht der Nasenklappenenge, die zweite bei 2 cm der Enge in Höhe des unteren Muschelkopfes; vergrößerte Standardabweichung um mehr als 31 % vom Mittelwert im velopharyngealen Segment (8–13 cm). (Aus Lenders u. Pirsig 1992)

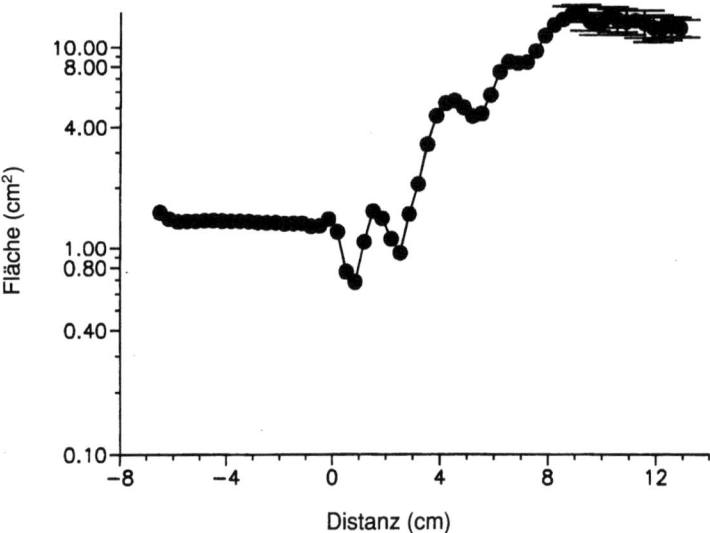

Abb. 4. Akustische Rhinometrie bei demselben Patienten wie in Abb. 3 drei Monate nach UPPP und anteriorer Turbinoplastik (AHI: 7/h), gleiche Meßbedingungen. Die Standardabweichungen im velopharyngealen Segment sind geringer und auf das normale Maß von unter 16 % des Mittelwertes reduziert. Durch die erweiternde Turbinoplastik ist der Querschnitt in der zweiten Engstelle bei 3 cm größer geworden. (Aus Lenders u. Pirsig 1992)

M. palatoglossus, und der M. levator veli palatini, dessen Kontraktionen das Velum nach kranial und posterior bringen, geschont werden. Es gibt mehrere Publikationen (Fairbanks u. Fujita 1994) mit Operationszeichnungen, auf denen empfohlen wird, bei der UPPP Muskelanteile aus beiden Velummuskeln zu resezieren. Damit ist die velopharyngeale Insuffizienz durch die UPPP für einen Teil der Patienten vorprogrammiert. Wir lassen selbst den M. uvulae bei der UPPP intakt und vernähen seinen Anteil aus der Uvulaspitze nach anterior eingerollt in seinen mittleren Muskelanteil. Dies bewirkt eine Sicherung des Velumabschlusses zum Nasopharynx, wie wir radiologisch zeigen konnten. So konnten wir an unseren prospektiv nachuntersuchten über 250 Patienten nach UPPP keine velopharyngealen Insuffizienzzeichen hinsichtlich Schlucken und Rhinolalia aperta finden. Wir sahen allerdings den Verlust der velaren Reibelaute /r/ und /ch/ infolge der verkürzten oder geschrumpften Uvula und bei 40% eine Neigung zum vermehrten Sekretstau in Höhe des neu geschaffenen Velumbogens. Wir führten die Palatopharyngoplastik zusammen mit der Adenotonsillektomie auch bei einem extrem unterentwickelten Mädchen (4940 g, 16 Monate alt), das wegen eines Taybi-Rubinstein-Syndroms Symptome eines schweren OSAS aufwies. So konnten wir bei dem nicht maskenfähigen Mädchen die Tracheotomie vermeiden. Das Kind hat sich in den letzten 15 Monaten körperlich deutlich entwickelt, schläft ruhiger, auch wenn sich immer noch phasenweise zentrale und gemischte Apnoeepisoden im Schlaf registrieren lassen.

Die laserassistierte Form der UPPP (LAUP) kann bis heute nicht empfohlen werden, da anerkannte prospektive Studien fehlen, welche zeigen, daß die Effektivität dieses Eingriffs ausreicht, die Indizes, welche Schlafapnoe messen (Schlaffragmentierung, Tagesmüdigkeit, AHI) auf ein annehmbares Niveau zu reduzieren (Anonymous 1994).

Langzeiterfolge der UPPP

Die retrospektive Fragebogenstudie von He et al. (1988) wird oft zitiert, wenn Kritiker der UPPP die ungünstigen Auswirkungen dieser Operation auf die Überlebensrate von OSAS-Patienten zeigen wollen. Danach hätten die 60 mit einer UPPP behandelten Patienten eine noch höhere Mortalitätsrate in 5 Jahren als unbehandelte OSAS-Patienten mit einem AI über 20. Sechs der 8 Verstorbenen in der UPPP-Gruppe wurden jedoch nach der Operation polysomnographisch nicht nachuntersucht, und 2 waren eindeutige Nonresponder ohne postoperative Alternativtherapien. Die Schwächen dieser Studie sind offensichtlich. Unter heutigen Selektionskriterien wären die meisten der in der Studie zitierten Patienten aus der UPPP-Gruppe wegen ihrer Adipositas (Body-Maß-Index/BMI: 36 kg/m^2 im Vergleich zum BMI: 33 kg/m^2 bei der unbehandelten Gruppe mit AI > 20) und wegen ihres ausgeprägten Krankheitsbildes keine Kandidaten für eine UPPP. Die Arbeit von He et al. (1988) ist deshalb für Schlußfolgerungen zur Überlebenschance von Patienten nach UPPP unzureichend.

Aussagekräftigere Schlüsse lassen sich dagegen aus der retrospektiven Studie von Keenan et al. (1994) ziehen. Sie verglichen das 5-Jahres-Überleben von 149

Patienten nach UPPP (94% mit postoperativem Polysomnogramm) und von 126 Patienten mit NCPAP-Therapie. Die Patienten nach UPPP waren mit einem BMI von 30 kg/m² und einem AI von 25/h den Patienten vergleichbar, die heute hinsichtlich Körpergewicht und Apnoe-Index von den meisten Autoren als geeignete Kandidaten für eine UPPP angesehen werden. Keenan et al. (1994) fanden keine Unterschiede in der 5-Jahres-Überlebensrate zwischen den beiden Patientengruppen. Die Langzeitakzeptanz für NCPAP war bei ihren Patienten nach 6 Jahren übrigens nur 60%, also eine Rate, die auch wir aufgrund des Literaturstudiums finden konnten.

Die prospektive Studie von Larsson et al. (1994) zeigt die Notwendigkeit einer langfristigen Kontrolle der Patienten, die durch UPPP behandelt wurden. Die Autoren sahen bei den Kontrollen nach 6, 21 und 46 Monaten wechselnde Erfolgsraten der UPPP-Responder: 30 von 50 nach 6 Monaten, 19 von 49 nach 21 Monaten und 24 von 48 nach 46 Monaten. Als Responder wurden die Patienten klassifiziert, die einen Sauerstoffentsättigungsindex (ODI = Oxygendesaturationsindex) von weniger als 20/h mit wenigstens einer 50%igen Reduktion des präoperativen ODI und nur geringe Abfälle der arteriellen Sauerstoffsättigung unter 90% in den postoperativen Messungen aufwiesen. Meistens führte Gewichtszunahme zur Verstärkung der OSAS-Symptome. Nonresponder konnten anderen Therapiemodalitäten zugeführt werden. Prognostisch günstig für einen Operationserfolg waren ein niedriges Körpergewicht und ein niedriger ODI.

Bemerkenswert ist immer wieder die Diskrepanz zwischen der überwiegenden Zufriedenheit der operierten Patienten und ihrer Schlafpartner und den objektiv geringen Veränderungen der pathologischen Schlafparameter. Diese Beobachtungen verpflichten den Operateur dazu, seine Patienten langfristig auch immer wieder im Schlaflabor zu kontrollieren, um bei behandlungsbedürftiger Zunahme der OSAS-Symptome mit anderen Therapiemodalitäten zu helfen.

Kriterien zur Erfolgsvoraussage der UPPP

Bei der Durchsicht 17 prospektiver Studien über die Erfolgschancen einer UPPP bei nichtapnoischen Schnarchern und bei Patienten mit OSAS stößt man auf viel Widersprüchliches. Das läßt sich z.T. durch unterschiedliche Definitionen von Krankheitsgrad und Erfolgskriterien, z.T. durch die Selektion der Patienten erklären, die außerdem noch mit unterschiedlich radikalen Operationstechniken der UPPP behandelt wurden.

Das Körpergewicht scheint nach mehreren Studien einen kritischen Einfluß auf den Ausgang der UPPP zu haben (Gislason et al. 1988; Larsson et al. 1994; Macaluso et al. 1989; Schäfer 1993): ab einem höheren BMI als 28 oder 29 kg/m² sinken die Erfolgsaussichten für eine UPPP erheblich.

Auch ein hoher AI, AHI oder ODI, also Parameter für eine mittel- bis hochgradige Erkrankungsform der OSAS, scheint sich ungünstig auf den Effekt der UPPP auszuwirken (Gislason et al. 1988; Larsson et al. 1994; Macaluso et al. 1989; Schäfer 1993): bei Patienten, die einen höheren AHI als 40/h präoperativ aufweisen, reduziert sich die Erfolgsaussicht durch UPPP erheblich.

Auf die guten Möglichkeiten, mittels FFT-Analyse der schlafbezogenen Atemgeräusche den „Zungengrundschnarcher" zu erkennen und damit eine Voraussagequote für eine erfolgreiche UPPP von 75% zu erreichen, wurde schon hingewiesen (Schäfer 1993). Einige Arbeiten heben auch hervor, daß die Tonsillektomie, die zusammen mit der UPPP durchgeführt wird, die Responderquote für UPPP erhöht (Anand et al. 1991; Schwartz et al. 1992; Stevenson et al. 1990). Keine Voraussage über den Erfolg einer UPPP ließ sich mit Parametern der Radiokephalometrie machen, obwohl die meisten Untersucher radiokephalometrische Parameter in ihre therapeutischen Entscheidungen einbeziehen. So besteht weitgehende Übereinstimmung, daß beim Vorliegen von Fehlbildungen des Gebisses mit oft gekoppelter Rückverlagerung des Zungengrundes die UPPP in der Regel ohne Erfolgschancen ist. Bei einer solchen Befundlage sind kieferchirurgische Maßnahmen erfolgversprechender.

Wir haben in Ulm seit 1990 eine Kombination von Kriterien ausgewählt, die uns hilft, Patienten für eine UPPP zu selektionieren: bei Überschuß von velopharyngealer Schleimhaut, freier Nasenatmung, bei einem BMI < 29, einem AHI < 30/h und mit dem Vorliegen des „Schnarchgeräuschmusters" eines reinen Velumschnarchers nach FFT-Analyse sowie folgenden Ausschlußkriterien:

- keine chronische Lungenerkrankung,
- kein hohes Narkoserisiko,
- keine kraniofaziale Fehlbildung,
- keine wesentliche Malokklusion,
- keine Abhängigkeit von Alkohol, Sedativa, Hypnotika und Tranquilizern.

Mit dieser Kriterienauswahl kommen wir langfristig auf eine Erfolgsquote durch die UPPP von etwa 85%, wenn ein AHI ≤ 10 als Grenzwert für Responder definiert wird.

Eingriffe im Zungenbereich

Bei ausgewählten Fällen wird empfohlen, chirurgisch den eingeengten Luftweg hinter dem Zungengrund zu erweitern. Das kann mit der von Woodson u. Fujita (1994) entwickelten Mittellinienglossektomie und Zungenplastik erreicht werden. Nach temporärer Tracheotomie werden Gewebe aus der Zungenmitte und aus den Zungengrundtonsillen entfernt und der freie Teil der Epiglottis sowie redundante supraglottische Schleimhaut exzidiert. Kurzzeitkontrollen bei 22 Patienten mit schwerer OSAS (AHI: 58,8) ergaben 77% Responder (AHI < 20) mit einem durchschnittlichen postoperativen AHI von 8,1. Die Komplikationsrate lag allerdings bei 27%, was den Wert dieses Verfahrens erheblich einschränkt. Die elektrische Stimulation des N. hypoglossus zur Tonisierung des M. genioglossus im Schlaf ist in Einzelfällen erfolgreich über mehrere Monate durchgeführt worden, wird sicher aber eine Ausnahmetherapie bei Patienten mit OSAS bleiben ebenso wie die Glossopexie. Bei Kleinkindern, die eine OSAS aufgrund einer ausgeprägten Pierre-Robin-Sequenz haben, kann durch die Glossopexie der eingeengte Luftweg hinter dem Zungengrund erweitert werden (Freed et al. 1988).

Tracheotomie

Nachdem Kuhlo et al. (1969) gezeigt hatten, daß die Tracheotomie alle obstruktiven Symptome der OSAS beseitigen konnte, wurde sie besonders bei schweren Fällen obstruktiver Schlafapnoe immer wieder notwendig, bis Sullivan et al. (1981) die nasale CPAP-Therapie einführten. He et al. (1988) versuchten retrospektiv nachzuweisen, daß durch die Tracheotomie die Mortalitätsrate von Patienten mit OSAS gegenüber einer nichtbehandelten Patientengruppe gesenkt wurde. Heute wird die Tracheotomie fast nur noch – und dann schon oft im Säuglingsalter – bei bestimmten kraniofazialen Fehlbildungen und einigen Formen laryngealer und/oder trachealer Stenosen erforderlich, wenn es nicht gelingt, die oberen Luftwege operativ oder durch Beatmung ausreichend zu erweitern. Erfreulicherweise haben in letzter Zeit CPAP-Masken für Kleinkinder (Paditz 1994) und nasopharyngeale Tuben (Hochban 1995) die Zahl der Tracheotomien im Kindesalter wegen OSAS deutlich zurückgehen lassen. Selten wird die Tracheotomie notwendig, wenn eine nasale CPAP-Therapie nicht toleriert wird oder wenn durch irreparable Narben und Stenosen im Velumbereich trotz gesicherter Mundatmung im Schlaf eine schwere obstruktive Symptomatik beobachtet wird. Selten ist auch die temporäre Tracheotomie geworden, die früher bei einigen operativen Eingriffen (Gislason et al. 1988; Macaluso et al. 1989) im Kiefer- und Zungengrundbereich zur Behandlung der OSAS aus Sicherheitsgründen durchgeführt wurde. Für solche Fälle wird heute auch die sog. Minitracheotomie alternativ empfohlen (Hasan et al. 1989).

Es gibt zahlreiche Fallmitteilungen über erfolgreiche Tracheotomien bei OSAS, aber nur wenige Langzeituntersuchungen (Fletcher 1989; Guilleminault et al. 1981; He et al. 1988; Katsantonis et al. 1988; Ledereich et al. 1988). Sowohl Ledereich et al. (1988) als auch Fletcher (1989) haben bei den tracheotomierten Patienten noch zentrale Apnoen beobachtet. Diese waren sogar therapiebedürftig wie die Kasuistik von Fletcher (1989) zeigt, dessen Patient nach der Tracheotomie stark an Gewicht zugenommen hatte.

Maxillofaziale Chirurgie

Bei Patienten mit Fehlbildungen im Kieferbereich lassen sich durch eine Ober- und Unterkiefervorverlagerung subjektiv und objektiv die Symptome auch einer hochgradigen OSAS beseitigen. Dieses hat prospektiv die Stanford Gruppe an 306 Fällen (Riley et al. 1993) überzeugend gezeigt. Die Erfolgsquote (Kriterium: AHI < 20 und normale Sauerstoffsättigungswerte im Blut) lag bei 95 %. Ob dabei ein schrittweises Vorgehen unter Einschluß von Nasenoperationen, UPPP, Hyoidverlagerung und Kinnkorrektur oder ein einzeitiges Operieren mit Kieferosteotomien allein zur Wiederherstellung eugnather Bißverhältnisse angewendet wird, hängt von den individuellen Befundkonstellationen ab. Studien aus der Johns-Hopkins-Gruppe in Baltimore (Schwartz et al. 1988; Smith et al. 1988) lassen es wahrscheinlich erscheinen, daß durch diese ausgedehnten Skelettosteotomien und pharyngealen Weichteilveränderungen die mechanischen Eigenschaften des Starling-Resistors „Pharynx" grundlegend verändert werden.

Diese kurze Übersicht zeigt, daß es heute effektive Maßnahmen gibt, um den meisten Patienten mit OSAS zu helfen. Die Akzeptanz und das Ansprechen auf einzelne Maßnahmen sind individuell sehr unterschiedlich und rechtfertigen die weitere Suche nach alternativen Behandlungsmethoden. Das gilt besonders für die Therapie der leichten Krankheitsformen, deren langfristiger Einfluß auf die Morbiditätsprognose des Einzelnen noch immer völlig offen ist.

Literatur

Anand VK, Ferguson PW, Schoen LS (1991) Obstructive sleep apnea: a comparison of continuous positive airway pressure and surgical treatment. Otolaryngol Head Neck Surg 105:382-390
Anonymous (1994) Practice parameters for the use of laser-assisted uvulopalatoplasty. Standards of Practice Committee of the American Sleep Disorders Association. Sleep 17:744-748
Atkins M, Taskar V, Clayton N, Stone P, Woodcock A (1994) Nasal resistance in obstructive sleep apnea. Chest 105:1133-1135
Aubert-Tulkens G, Hamoir M, Eeckhaut J van den, Rodenstein DO (1989) Failure of tonsil and nose surgery in adults with long-standing severe sleep apnea syndrome. Arch Intern Med 149:2118-2121
Bernecker F, Stasche N, Hörmann K (1993) Rhonchopathie und Schlafapnoe-Syndrom: Chirurgische Behandlung und MESAM-IV-kontrollierte, postoperative Ergebnisse. Laryngol Rhinol Otol (Stuttg) 72:398-401
Blakely BW, Mahowald MW (1987) Nasal resistance and sleep apnea. Laryngoscope 97:752-754
Borowiecki B, Pollack CP, Weitzman ED, Rakoff S, Imperato J (1978) Fibro-optic study of pharyngeal airway during sleep in patients with hypersomnia obstructive sleep apnea syndrome. Laryngoscope 88:1310-1313
Bundesausschuß der Ärzte und Krankenkassen (1991) Richtlinien zur Diagnostik und Therapie der Schlafapnoe. Dtsch Ärztebl 88:2181-2182
Caldarelli DD, Cartwright RD, Lilie JK (1985) Obstructive sleep apnea. Variations in surgical management. Laryngoscope 95:1070-1073
Dantas RO, Dodds WJ, Massey BT, Shaker R, Cook IJ (1990) Manometric characteristics of glossopalatal sphincter. Dig Dis Sci 35:161-166
Dayal VS, Phillipson EA (1985) Nasal surgery in the management of sleep apnea. Ann Otol Rhinol Laryngol 94:550-554
Fairbanks DNF (1985) Effect of nasal surgery on snoring. South Med J 78:268-270
Fairbanks DNF, Fujita S (eds) (1994) Snoring and obstructive sleep apnea. 2. edn. Raven, New York
Finkelstein Y, Talmi Y, Zohar Y (1988) Readaptation of the velopharyngeal valve following the uvulopalatopharyngoplasty operation. Plast Reconstr Surg 82:20-27
Fiz JA, Morera J, Abad J, Belsunces A, Haro M, Fiz JI et al. (1993) Acoustic analysis of vowel emission in obstructive sleep apnea. Chest 104:1093-1096
Fletcher EC (1989) Recurrence of sleep apnea syndrome following tracheostomy. A shift from obstructive to central apnea. Chest 96:205-209
Fox AW, Monoson PK, Morgan CD (1989) Speech dysfunction of obstructive sleep apnea. A discriminant analysis of its descriptors. Chest 96:589-595
Freed G, Pearlman MA, Brown SA (1988) Polysomnographic indications for surgical intervention in Pierre Robin sequence: Acute airway management and follow-up studies after repair and take-down of tongue-lip adhesion. Cleft Palate J. 25:151-155

Fujita S, Conway W, Zorick F (1981) Surgical correction of anatomic abnormalities in obstructive sleep apnea syndrome: uvulopalatopharyngoplasty. Otolaryngol Head Neck Surg 89:923–934

Gillespie MB, Flint PW, Smith PL, Eisele DW, Schwartz AR (1995) Diagnosis and treatment of obstructive sleep apnea of the larynx. Arch Otolaryngol Head Neck Surg 121:335–339

Gislason T, Lindholm CE, Almqvist M, Birring E, Boman G, Eriksson G, Larsson S, Lidell C, Svanholm H (1988) Uvulopalatopharyngoplasty in the sleep apnea syndrome – predictors of results. Arch Otolaryngol Head Neck Surg 114:45–51

Guilleminault C (1990) Treatments in obstructive sleep apnea. In Guilleminault C, Partinen M (eds) Obstructive sleep apnea syndrome: Clinical research and treatment. Raven, New York, pp 99–118

Guilleminault C, Korobkin R, Winkle R (1981) A review of 50 children with obstructive sleep apnea syndrome. Lung 159:275–287

Guilleminault C, Simmons FB, Motta J, Cummiskey J, Rosekind M, Schroeder JS, Dement WC (1981) Obstructive sleep apnea syndrome and tracheostomy: long-term follow-up experience. Arch Intern Med 141:985–989

Hasan A, McGuigan J, Morgan MDL, Matthews HR (1989) Minitracheotomy: a simple alternative to tracheostomy in obstructive sleep apnoea. Thorax 44:224–225

He J, Kryger MH, Zorick FJ, Conway W, Roth T (1988) Mortality and apnea index in obstructive sleep apnea: Experience in 385 male patients. Chest 94:9–14

Hochban W (1995) Das obstruktive Schlafapnoesyndrom. Blackwell, Berlin Wien

Hoffstein V, Chaban R, Cole P, Rubinstein I (1988) Snoring and upper airway properties. Chest 94:87–89

Hoffstein V, Mateika S, Metes A (1993) Effect of nasal dilation on snoring and apneas during different stages of sleep. Sleep 16:360–336

Höijer U, Ejnell H, Hedner J, Petruson B, Eng LB (1992) The effects of nasal dilation on snoring and obstructive sleep apnea. Arch Otolaryngol Head Neck Surg 118:281–284

Hudgel DW, Hendricks C (1988) Palate and hypopharynx: Sites of inspiratory narrowing of the upper airway during sleep. Am Rev Respir Dis 138:1542–1547

Hudgel DW, Robertson DW (1984) Nasal resistance during wakefulness and sleep in normal man. Acta Otolaryngol (Stockh) 98:130–135

Jamieson A, Guilleminault C, Partinen M, Quera-Salva MA (1986) Obstructive sleep apneic patients have craniomandibular abnormalities. Sleep 9:469–477

Johannessen N, Jensen PF, Kristensen S, Juul A (1992) Nasal packing and nocturnal oxygen desaturation. Acta Otolaryngol (Stockh) 492 [Suppl]:6–8

Kapuniai LE, Andrew DJ, Cromwell DH, Pearce JW (1988) Identifying sleep apnea from self-reports. Sleep 11:430–436

Katsantonis GP, Schweitzer PK, Branham GH, Chambers G, Walsh JK (1988) Management of obstructive sleep apnea: Comparison of various treatment modalities. Laryngoscope 98:304–309

Keenan SP, Burt H, Ryan CF, Fleetham JA (1994) Long-term survival of patients with obstructive sleep apnea treated by uvulopalatopharyngoplasty or nasal CPAP. Chest 105:155–159

Kerr P, Millar T, Buckle P, Kryger M (1992) The importance of nasal resistance in obstructive sleep apnea syndrome. J Otolaryngol 21:189–195

Kravath RE, Pollak CP, Borowiecki B (1977) Hypoventilation during sleep in children who have lymphoid airway obstruction treated by nasopharyngeal tube and T and A. Pediatrics 59:865–871

Kribbs NB, Pack AI, Kline LR, Smith PL, Schwartz AR, Schubert NM, Redline S, Henry JN, Getsy JE, Dinges DF (1993) Objective measurements of patterns of nasal CPAP use by patients with obstructive sleep apnea. Am Rev Respir Dis 147:887–895

Kuehn DP, Templeton PJ, Maynard JA (1990) Muscle spindles in the velopharyngeal musculature of humans. J Speech Hear Res 33:488–493

Kuhlo WE, Doll E, Franck C (1969) Erfolgreiche Behandlung eines Pickwick-Syndroms durch Dauertrachealkanüle. Dtsch Med Wochenschr 94:1268–1290

Larsson LH, Carlsson-Nordlander B, Svanborg E (1994) Four-year follow-up after uvulopalatopharyngoplasty in 50 unselected patients with obstructive sleep apnea syndrome. Laryngoscope 104:1362–1368

Launois SH, Feroah TR, Campbell WN, Whitelaw WA, Remmers JE (1990) Site of obstruction in obstructive sleep apnea: influence on the outcome of uvulopalatopharyngoplasty. Am Rev Respir Dis 141:861

Launois SH, Feroah TR, Campbell WN, Issa FG, Morrison D, Whitelaw A, Isono S, Remmers JE (1993) Site of pharyngeal narrowing predicts outcome of surgery for obstructive sleep apnea. Am Rev Respir Dis 147:182–189

Lavie P, Rubin AE (1984) Effects of nasal occlusion on respiration in sleep. Evidence of inheritability of sleep apnea proneness. Acta Otolaryngol (Stockh) 97:127–130

Lavie P, Fischel N, Zomer J, Eliaschar I (1983) The effects of partial and complete mechanical occlusion of the nasal passages on sleep structure and breathing in sleep. Acta Otolaryngol (Stockh) 95:161–166

Ledereich PS, Thorpy MJ, Glovinsky PK, Burack B, McGregor P et al. (1988) Five year follow-up of daytime sleepiness and snoring after tracheostomy in patients with obstructive sleep apneas. In: Chouard C (ed) Chronic rhonchopathy. Libbey Eurotext, London, pp 354–357

Lenders H, Pirsig W (1992) Acoustic rhinometry: a diagnostic tool for patients with chronic rhonchopathies. Rhinology 14[Suppl]:101–105

Lenders H, Schäfer J, Pirsig W (1991) Turbinate hypertrophy in habitual snorers and patients with obstructive sleep apnea: findings of acoustic rhinometry. Laryngoscope 101:614–618

Macaluso RA, Reams C, Gibson WS, Vrabec DP, Matragrano A (1989) Uvulopalatopharyngoplasty: postoperative management and evaluation of results. Ann Otol Rhinol Laryngol 98:502–507

Marcus CL, McColley SA, Carroll JL, Loughlin GM, Smith PL, Schwartz AR (1994) Upper airway collapsibility in children with obstructive sleep apnea syndrome. J Appl Physiol 77:918–924

Mayer-Brix J, Becker H, Peter JH (1989) Nasale Überdruckbeatmung bei obstruktivem Schlaf-Apnoe-Syndrom. Theoretische und praktisch hals-nasen-ohrenärztliche Aspekte. Laryngol Rhinol Otol (Stuttg) 68:295–298

McNicholas WT, Tarlo S, Cole P, Zamel N, Rutherford R, Griffin D, Phillipson EA (1982) Obstructive apneas during sleep in patients with seasonal allergic rhinitis. Am Rev Respir Dis 126:625–628

Metes A, Cole P, Hoffstein V, Miljeteig H (1992) Nasal airway dilation and obstructed breathing in sleep. Laryngoscope 102:1053–1055

Meurice JC, Dore P, Paquereau J, Neau JP, Ingrand P, Chavagnat JJ, Patte F (1994) Predictive factors of long-term compliance with nasal continuous positive airway pressure treatment in sleep apnea syndrome. Chest 105:429–433

Miljeteig H, Hoffstein V, Cole P (1992) The effect of unilateral and bilateral nasal obstruction on snoring and sleep apnea. Laryngoscope 102:1150–1152

Miljeteig H, Savard P, Mateika S, Haight JS, Cole P, Hoffstein V (1993) Snoring and nasal resistance during sleep. Laryngoscope 103:918–923

Miljeteig H, Cole P, Haight SJ (1995) Nasal resistance in recumbancy and sleep. Rhinology 33:82–83

Nahmias JS, Karetzky MS (1988) Treatment of the obstructive sleep apnea syndrome using a nasopharyngeal tube. Chest 94:1142–1147

Olsen KD, Kern EB, Westbrook PR (1981) Sleep and breathing disturbance secondary to nasal obstruction. Otolaryngol Head Neck Surg 89:804–810

Paditz E (1994) Nächtliche nasale Maskenbeatmung im Kindesalter. Pneumologie 48:744–749

Park SS (1993) Flow-regulatory function of upper airway in health and disease: A unified pathogenetic view of sleep-disordered breathing. Lung 171:311–333

Petruson B (1988) Improvement of the nasal airflow by the nasal dilator Nozovent. Rhinology 26:289–292

Pirsig W (1995) Diagnostik der Schlafapnoe. HNO 43:333–335

Pirsig W (1997) Obstructive sleep apnea. In: McCaffrey Th (ed) Rhinologic diagnosis and treatment. Thieme, New York, pp 229–269

Pirsig W, Schäfer J, Yildiz F, Nagel J (1989) Uvulopalatopharyngoplastik ohne Komplikationen: eine Modifikation nach Fujita. Laryngol Rhinol Otol (Stuttg) 68:585–590

Polo O, Brissaud L, Fraga J, Dejean Y, Billiard M (1989) Partial upper airway obstruction in sleep after uvulopalatopharyngoplasty. Arch Otolaryngol Head Neck Surg 115:1350–1354

Reeves-Hoche MK, Meck R, Zwillich CW (1994) Nasal CPAP an objective evaluation of patient compliance. Am J Respir Crit Care Med 149:149–154

Remmers JE, de Groot WJ, Sauerland EK, Anch AM (1978) Pathogenesis of upper airway occlusion during sleep. J Appl Physiol 44:931–938

Riley R, Guilleminault C, Herran J, Powell N (1983) Cephalometric analyses and flow volume loops in obstructive sleep apnea. Sleep 6:303–311

Riley RW, Powell NB, Guilleminault C (1993) Obstructive sleep apnea syndrome: a review of 306 consecutively treated surgical patients. Otolaryngol Head Neck Surg 108:117–125

Ripberger R, Pirsig W (1994) Die nasale Überdruckbeatmung (nCPAP) zur Therapie der obstruktiven Schlafapnoe. Laryngol Rhinol Otol (Stuttg) 73:581–585

Rivlin J, Hoffstein V, Kalbfleisch J, McNicholas W, Zamel N, Bryan AC (1984) Upper airway morphology in patients with idiopathic obstructive sleep apnea. Am Rev Respir Dis 129:355–360

Rosenfeld RM, Green RP (1990) Tonsillectomy and adenoidectomy: changing trends. Ann Otol Rhinol Laryngol 99:187–191

Rubin AHE, Eliaschar I, Joachim Z, Alroy G, Lavie P (1983) Effects of nasal surgery and tonsillectomy on sleep apnea. Bull Eur Physiopathol Respir 19:612–615

Sauerland EK, Orr WC, Hairston LE (1981) EMG patterns of oropharyngeal muscles during respiration in wakefulness and sleep. Electromyogr Clin Neurophysiol 21:307–316

Schäfer J (1989) Wie erkennt man einen Velumschnarcher? Laryngol Rhinol Otol 68:290–295

Schäfer J (1993) Surgery of the upper airway – can surgical outcome be predicted? Sleep 16 [Suppl 8]:S98–S99

Schwartz AR, Smith PL, Wise RA, Gold AR, Permutt S (1988) Induction of upper airway occlusion in sleeping individuals with subatmospheric nasal pressure. J Appl Physiol 64:535–542

Schwartz AR, Schubert N, Rothman W, Godley F, Marsh B, Eisele, Nadeau J, Permutt L, Gleadhill I, Smith PL (1992) Effect of uvulopalatopharyngoplasty on upper airway collapsibility obstructive sleep apnea. Am Rev Respir Dis 145:527–532

Series F, Pierre SS, Carrier G (1992) Effects of surgical correction of nasal obstruction in the treatment of obstructive sleep apnea. Am Rev Respir Dis 146:1261–1265

Series F, Mark I, Atton L (1993) Comparison of snoring measured at home and during polysomnographic studies. Chest 103:1769–1773

Series F, Pierre SS, Carrier G (1993) Surgical correction of nasal obstruction in the treatment of mild sleep apnoea: importance of cephalometry in predicting outcome. Thorax 48:360–363

Shepard JW jr, Gefter WB, Guilleminault C, Hoffman EA, Hoffstein V, Hudgel DW, Suratt PM, White DP (1991) Evaluation of the upper airway in patients with obstructive sleep apnea. Sleep 14:361–371

Smith PL, Wise RA, Gold AR, Schwartz AR, Permutt S (1988) Upper airway pressure-flow relationship in obstructive sleep apnea. J Appl Physiol 64:789–795

Solow B, Tallgren A (1976) Head posture and craniofacial morphology. Am J Phys Anthrop 44:417–435

Stevenson EW, Turner GT, Sutton FD, Doekel RC, Pegram V, Hernandez J (1990) Prognostic significance of age and tonsillectomy in uvulopalatopharyngoplasty. Laryngoscope 100:820–823

Suen JS, Arnold JE, Brooks LJ (1995) Adenotonsillectomy for treatment of obstructive sleep apnea in children. Arch Otolaryngol Head Neck Surg 121:525–530

Sullivan CE, Issa FG, Berthon-Jones M, Eves L (1981) Reversal of obstructive sleep apnoea by continuous positive airway pressure applied through the nares. Lancet I:862–865

Suratt PM, Turner BL, Wilhoit SC (1986) Effect of intranasal obstruction on breathing during sleep. Chest 90:324–329

Taasan V, Wynne JW, Cassisi N, Block AJ (1981) The effect of nasal packing on sleep-disordered breathing and nocturnal oxygen desaturation. Laryngoscope 91:1163–1172

Tanaka Y, Honda Y (1989) Nasal obstruction as a cause of reduced PCO_2 and disordered breathing during sleep. J Appl Physiol 67:970–972

Viner S, Szalai JP, Hoffstein V (1991) Are history and physical examination a good screening test for sleep apnea? Ann Int Med 115:356–359

Wetmore SJ, Scrima L, Hiller FC (1988) Sleep apnea in epitaxis patients treated with nasal packs. Otolaryngol Head Neck Surg 98:596–599

Wilhoit SC, Suratt PM (1987) Effect of nasal obstruction on upper airway muscle activation in normal subjects. Chest 92:1053–1055

Woodson BT, Fujita S (1994) Laser midline glossectomy and lingualplasty for obstructive sleep apnea. In: Fairbanks DNF, Fujita S (eds) Snoring and obstructive sleep apnea. Raven, New York, pp 163–168

Zwillich CW, Pickett C, Hanson FN, Weil JV (1981) Disturbed sleep and prolonged apnea during nasal obstruction in normal men. Am Rev Respir Dis 124:158–160

11 Konservative Therapie der Schlafapnoe

H. TESCHLER, T. E. WESSENDORF und N. KONIETZKO

Im folgenden Kapitel sollen therapeutische Optionen bei schlafbezogenen Atemstörungen (SBAS) mit Ausnahme operativer Behandlungen (s. Kap. Pirsig und Hochban) besprochen werden.

Grundsätzlich erfordert die erfolgreiche Therapie schlafbezogener Atemstörungen ein Konzept, das auf einer eindeutigen Diagnose basiert. Bei der folgenden Beschreibung der therapeutischen Optionen wird vorausgesetzt, daß die Diagnose aufgrund von Anamnese und – im Regelfall – der Polysomnographie gestellt worden ist. Das angestrebte Ziel der Therapie sollte mit dem Patienten abgestimmt werden, d. h. der Patient muß über die Therapieoptionen informiert sein: So kann eine drastische Gewichtsreduktion zur Normalisierung der schlafbezogenen Atemstörung und zur Beseitigung vorliegender Symptome führen, aber eine schlagartig eintretende Besserung, wie sie unter einer nCPAP-Therapie vorkommt, wird sich natürlich nicht einstellen.

Nach den Empfehlungen der Arbeitsgruppe „Nächtliche Atmungs- und Kreislaufregulationsstörungen" der Deutschen Gesellschaft für Pneumologie aus dem Jahre 1994 (Fischer et al. 1994) gilt als allgemeines Behandlungsziel:

- Verbesserung und Beseitigung der mit den schlafbezogenen Atmungs- und Kreislaufregulationsstörungen in Zusammenhang stehenden Beschwerden und pathologischen Organfunktionen,
- Senkung des Mortalitätsrisikos.

Die Therapie von SBAS wird als Stufentherapie in Abhängigkeit vom Schweregrad der Erkrankung durchgeführt (Abb. 1a–c): Der Schweregrad kann hierbei nicht allein am Respiratory Disturbance Index (RDI) bzw. Apnoe-Hypopnoeindex (AHI) festgemacht werden, sondern muß aufgrund des klinischen Gesamtbildes bestimmt werden. Beschwerden des Patienten müssen hierzu ebenso in Betracht gezogen werden wie kardiovaskuläre Begleiterkrankungen und die Unfallanamnese bzw. -potential. Die Ergebnisse der nächtlichen Überwachung müssen global beurteilt werden (Anzahl und Dauer der respiratorischen Ereignisse, Schwere der Entsättigungen, Grad der Schlaffragmentation).

Kausale Behandlung

Prinzipiell steht bei einer auf wissenschaftlichen Erkenntnissen („evidence-based-medicine") fußenden Therapie die kausale Behandlung an erster Stelle.

Diagnose: SBAS
Kausale Behandlung möglich
Evtl. Überweisung zur operativen Korrektur mit anschl. Kontrolle
Aufklärungsgespräch über Allgemeinmaßnahmen: Gewichtsreduktion, Meiden von Noxen
Lageabhängigkeit?
Positionstraining
Weitere Therapie in Abhängigkeit von Art und Schweregrad der Störung
a
OSA
leicht
UARS
mittel
schwer
Abwartendes Verhalten, ggf. Kontrolle WV bei Beschwerden
nCPAP
Therapie der Nebenwirkungen
Therapieversager
Therapieerfolg
Ausreichende Compliance
Niedrige Compliance
Erneute Differentialdiagnostik
Intensivierung der Allgemeinmaßnahmen
Andere Beatmungsformen?
Orale Prothesen in Zusammenarbeit mit Kieferorthopäden/Zahnarzt
Operation?
Langzeitbetreuung
b

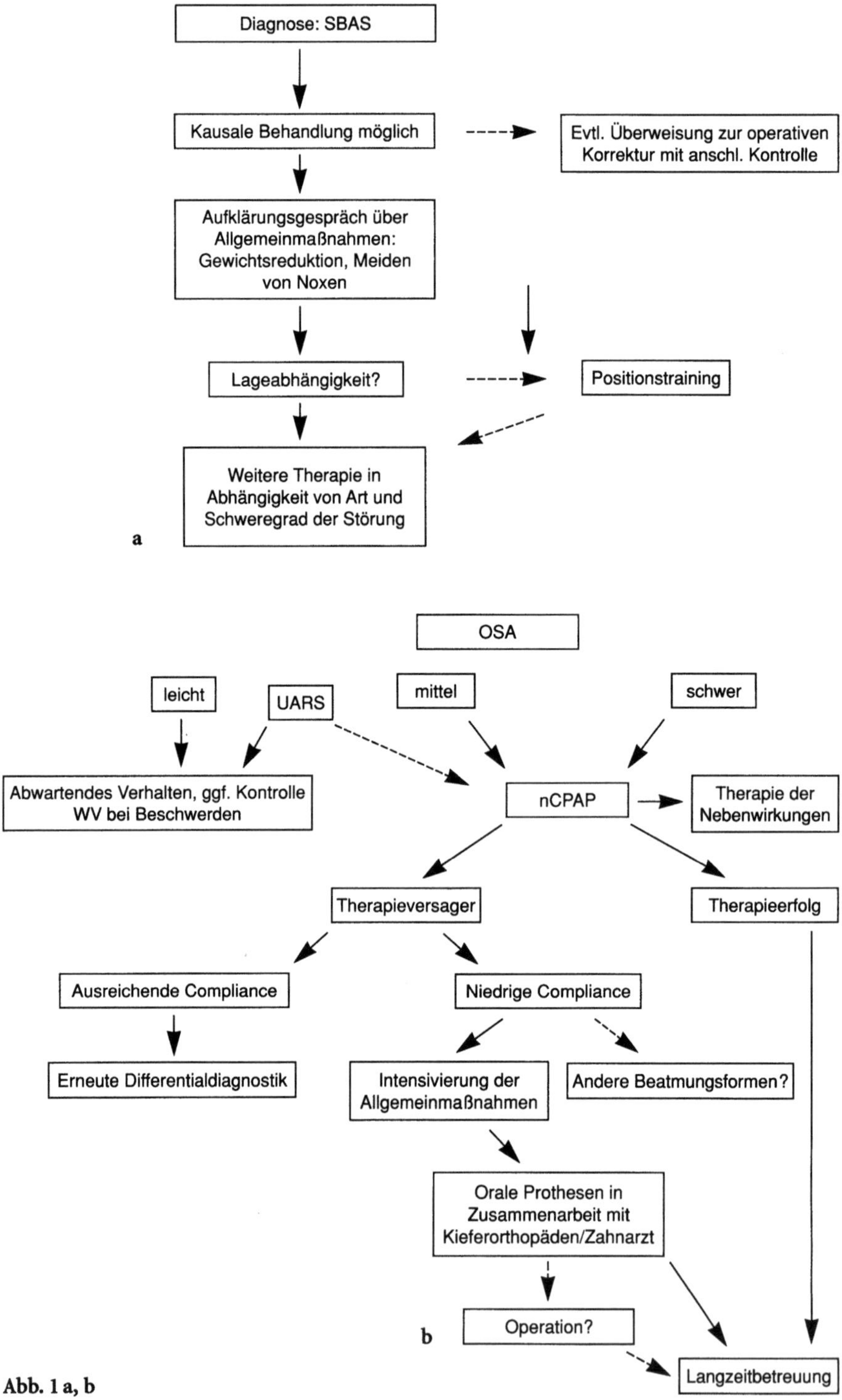

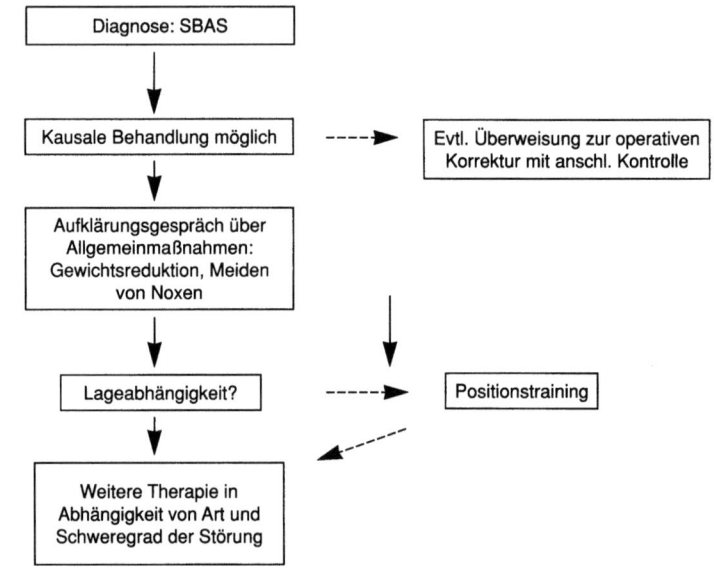

Abb. 1 a, b

11 Konservative Therapie der Schlafapnoe   171

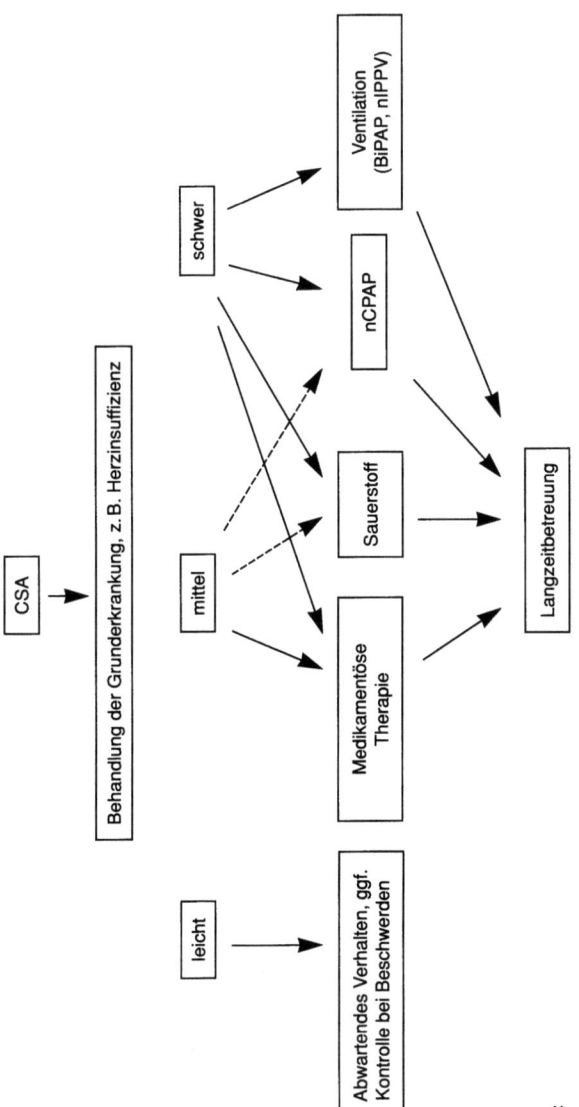

Abb. 1 a–c. Stufenschema der Ruhrlandklinik in der Therapie schlafbezogener Atemstörungen **a** allgemein, **b** bei obstruktiver Schlafapnoe (OSA) **c** bei zentraler Schlafapnoe (*CSA*)

Bei der Mehrzahl der Patienten mit Schlafapnoe dürfte die kausale Therapieform keine Rolle spielen, dennoch muß die Möglichkeit dazu im Einzelfall sorgfältig abgeklärt werden.

> Folgende prädisponierende Faktoren für das obstruktive Schlafapnoe-Syndrom sind medikamentös/operativ korrigierbar:
> - Nasale Fremdkörper
> - Starke Septumdeviation
> - Atresie der Choanen
> - Große Adenoiden
> - Tumoren
> - Allergische/chronische Rhinitis
> - Tonsillenhypertrophie
> - Makroglossie
> - Mikro-/Retrognathie

Der Ausschluß einer anatomisch bedingten *Einengung der oberen Atemwege* und deren eventuelle Beseitigung ist Voraussetzung für eine rationale Therapie der obstruktiven Schlafapnoe. Dazu gehören Mißbildungen und erworbene Formfehler der Nasengänge, nasale Fremdkörper, die extreme Septumdeviation, Atresien der Choanen, Polypen in den Nasengängen, die chronische/allergische Rhinitis, die Tonsillenhypertrophie sowie chronische Abszesse oder Tumoren des Pharynx. Durch HNO-ärztliche Untersuchung (Inspektion, akustische Rhinometrie und Nasopharyngoskopie) können permanente Verengungen der oberen Atemwege leicht aufdeckt werden (Rubin et al. 1983; Olsen u. Kern 1990; Olsen et al. 1981). Obwohl eine operative Korrektur dieser Deformitäten selten zu einer kompletten Beseitigung der schlafbezogenen Atemstörung führt (Aubert-Tulkens et al. 1989), da der Kollaps der oberen Atemwege bei 75% der Patienten an mehreren Stellen geschieht, kann sie die definitive Therapie doch erheblich erleichtern oder erst ermöglichen (Dayal u. Phillipson 1985) und so z.B. bei einer erforderlichen nCPAP-Therapie zu einer Drucksenkung beitragen (siehe Kapitel Pirsig).

Auch *kieferchirurgisch angehbare Störungen* wie Lippen-, Kiefer-, Gaumenspalten und Malformationen von Unter- und Oberkiefer, hier insbesondere die Mikrognathie und Retrognathie, können Ursachen einer obstruktiven Schlafapnoe sein (s. Kap. Hochban). Die kieferchirurgische Korrektur derartiger Befunde ist mit gutem Erfolg auch bezüglich der Schlafapnoe-Symptomatik möglich, sollte jedoch nur in operativen Zentren mit spezieller Erfahrung auch auf dem Gebiet der schlafbezogenen Atemstörungen erfolgen.

Endokrine Erkrankungen wie Hypothyreose oder Akromegalie stellen seltene, jedoch mit unterschiedlichem Erfolg kausal behandelbare Ursachen einer Schlafapnoe dar (Buyse et al. 1997). Bei entsprechendem klinischen Verdacht sind endokrinologische Untersuchungen zu veranlassen. Da die Therapie der endokrinen

Störung erst nach längerer Zeit zu einem objektivierbaren Erfolg führt (Rajagopal et al. 1984), sind zunächst symptomatische, dem Schweregrad der Schlafapnoe angepaßte Behandlungsmaßnahmen einzuleiten (Grunstein u. Sullivan 1988).

Ein weiteres Beispiel für eine kausal therapierbare SBAS stellt die periodische Atmung (Cheyne-Stokes-Atmung) bei schwerer Herzinsuffizienz dar. Bereits Harrison u. King konnten 1934 zeigen, daß es nach medikamentöser Rekompensation einer schweren Herzinsuffizienz zu einer Normalisierung der Atmung kommen kann. Erst wenn nach Ausschöpfung der medikamentösen Behandlung eine relevante SBAS fortbesteht, sind ergänzende Maßnahmen (Beatmungstherapie, O_2-Gabe) zu erwägen (s. unten).

Symptomatische Behandlung

Nur die Minderheit der Patienten mit Schlafapnoe-Syndrom ist dauerhaft heilbar. Die meisten Patienten bedürfen einer oft lebenslangen abgestuften Therapie. Für diese Patienten stehen heute die nachfolgend beschriebenen Maßnahmen zur Verfügung:

- Konsequente Schlafhygiene
- Gewichtsreduktion
- Alkoholkarenz
- Vermeiden von Schlaftabletten/Sedativa
- Absetzen von Medikamenten mit ungünstiger Wirkung auf Atem- und/ oder Kreislauffunktion

Bei allen Patienten mit schlafbezogenen Atemstörungen sind unabhängig vom Schweregrad Allgemeinmaßnahmen einzuleiten, bei leichten Formen als erste und evtl. einzige Therapiestufe und bei allen übrigen Patienten in Kombination mit anderen Behandlungsmaßnahmen. Zu den Allgemeinmaßnahmen werden die Gewichtsreduktion, die Vermeidung von Noxen wie Alkohol oder sedierende Medikamente und eine konsequente „Schlafhygiene" (s. Übersicht) gerechnet (Fischer et al. 1994; Peter et al. 1991).

Gewichtsreduktion

Bei Schlafapnoe-Patienten mit Adipositas jeglichen Schweregrades ist die Gewichtsreduktion eine Maßnahme mit günstiger Wirkung auf die Schlafapnoen, die klinische Symptomatik und Morbidität (Strobel u. Rosen 1996). Deshalb sollte der übergewichtige Patient mit Schlafapnoe unabhängig von sonstigen Behandlungsmaßnahmen auf die Bedeutung der Gewichtsabnahme hingewiesen werden.

Die positive Wirkung der *Gewichtsabnahme* wird zurückgeführt auf die Weitung des pharyngealen Luftschlauches durch Abbau von Fettgewebe subkutan und retropharyngeal, auf die Zunahme der funktionellen Residualkapazität, auf einen besseren neuromuskulären Wirkungsgrad und auf Veränderungen der zentralen Atemregulation. Unklar ist das Ausmaß der zur Besserung der Atemstörung erforderlichen Gewichtsabnahme: Als effektiv wird bereits eine Gewichtsabnahme von 5-12% angesehen, angestrebt werden sollte jedoch eine Normalisierung des Körpergewichts. Möglicherweise existiert eine kritische Schwelle des Körpergewichts. Im Einzelfall ist trotz ausgeprägtem Übergewicht und drastischer Gewichtsreduktion keine Vorhersage des Behandlungserfolges möglich.

Sowohl diätetische als auch chirurgische Methoden der Gewichtsreduktion sind im Hinblick auf die obstruktive Schlafapnoe untersucht worden:

Die *diätetische Behandlung* (Kalorienrestriktion, Verhaltenstherapie, teilweise kombiniert mit anderen Therapieformen) führt bei einem Gewichtsverlust von 9-20% des Ausgangsgewichts zu einer Reduktion des AHI um 33-75% (Strobel u. Rosen 1996). Der zusätzliche Einsatz von Appetitzüglern (z.B. Fenfluramin) bei Schlafapnoikern wurde bisher nicht systematisch untersucht.

Die *operative Behandlung der Adipositas* mittels temporärer, partieller Dünndarmausschaltung unter Passageerhaltung oder alternativ die Magenresektion mit Y-Passage stellt bei extremer Adipositas und schwerer Symptomatik eine ultima ratio dar. In den bisherigen Studien (ausnahmslos Fallstudien) führte eine Gewichtsreduktion von 31-75% des Körpergewichts zu einer Verminderung des AHI von 89-98% (Strobel u. Rosen 1996).

Alle bisher veröffentlichten Studien behandeln relativ kleine Fallzahlen, das Fehlen entsprechender Kontrollgruppen ist wiederholt kritisiert worden. Die längste Verlaufsbeobachtung beträgt 24 Monate (Suratt et al. 1992). Bei allen Methoden zur Gewichtsreduktion besteht das eigentliche Problem in der langfristigen Aufrechterhaltung des reduzierten Körpergewichts (Vermeidung des „Jojo-Effekts"). Starke Schwankungen des Gewichtes sind mit einem erhöhten Gesundheitsrisiko korreliert worden (Brownell u. Rodin 1994).

Nur selten werden extrem adipöse obstruktive Schlafapnoeiker beobachtet, die initial mit nCPAP behandelt werden müssen und mit Erreichen des Normalgewichtes unbehandelt beschwerdefrei sind. Andererseits finden sich bei gleicher Ausgangssituation Patienten ohne Besserung der Schlafapnoe. Gerade in solchen Fällen müssen Anomalien der oberen Atemwege ausgeschlossen werden. Immerhin sind 20-30% der Schlafapnoe-Patienten normalgewichtig, die Gewichtsabnahme stellt dann keinen therapeutisch nutzbaren Ansatz dar.

Kurzfristig wird eine wirksame Gewichtsreduktion bei 20 bis 35% der Patienten, dauerhaft jedoch nur bei 3 bis 20% erreicht. Generell gilt, daß bei starkem Übergewicht die Gewichtsreduktion nicht allein mit dem Ziel der Besserung der Schlafapnoe angestrebt wird, sondern es soll auch der Entwicklung anderer Komplikationen der Adipositas vorgebeugt werden.

Bei schwerem Schlafapnoe-Syndrom und starkem Übergewicht darf keinesfalls der Erfolg der Gewichtsreduktion abgewartet werden. Vielmehr besteht die dringende Indikation für eine unverzügliche nCPAP-Behandlung, die im Regelfall eine rasche Besserung der klinischen Symptomatik bewirkt und dadurch eine wichtige Voraussetzung für die erfolgreiche Gewichtsreduktion schafft.

Meiden von Alkohol und anderen Noxen

Alkoholgenuß führt zu einer Verschlechterung einer schlafbezogenen Atemstörung: Bei habituellem Schnarchen führt Alkoholgenuß zum Auftreten von respiratorischen Ereignissen und bei manifester Schlafapnoe kann eine *Steigerung der Apnoezahl* und teilweise eine erhebliche *Verlängerung der durchschnittlichen Apnoedauer* eintreten. Dieser Effekt ist in den ersten Stunden des Schlafes, insbesondere im REM-Schlaf, am ausgeprägtesten und kann zu schweren Hypoxämien führen. Er läßt mit sinkendem Alkoholspiegel nach (Issa u. Sullivan 1982).

Als gesicherte Ursache der negativen Auswirkungen von Alkohol bei Schlafapnoikern gilt die selektive Abnahme des Tonus des M. genioglossus und der anderen pharyngealen Muskeln bereits bei geringen Alkoholkonzentrationen, die noch keine Verminderung der phasischen Aktivität im N. phrenicus und damit der Zwerchfellkontraktion bewirkt (Krol et al. 1984). Weiterhin führt Alkohol vor allem während des REM-Schlafes zu einer signifikanten *Abnahme der Weckreaktionen*, weshalb schwere REM-assoziierte Hypoxämien keine Seltenheit sind. Die beschriebenen Einflüsse von Alkohol sind bei Männern deutlich stärker ausgeprägt als bei Frauen.

Trinken Patienten abends regelmäßig Alkohol, findet man bei entsprechender Karenz am Tag der Durchführung des ambulanten Monitorings oder der stationären Polysomnographie oft nicht den anamnestisch erwarteten Schweregrad der Schlafapnoe. *Alkohol („Alkoholprovokation") in kleinen Mengen* (z. B. abends 1–2 Flaschen Bier) demaskiert oder aggraviert in der folgenden Nacht den Schlafapnoe-Befund. Deshalb empfiehlt sich die Durchführung des ambulanten Schlafapnoe-Monitorings unter Beibehaltung der üblichen Trinkgewohnheiten.

Zusammenfassend müssen Schlafapnoe-Patienten aus den genannten Gründen auf die Bedeutung des Alkoholkonsums in der zweiten Tageshälfte hingewiesen werden. Auch bei einfachem Schnarchen sollte Alkoholkarenz die erste Therapieempfehlung sein. Andererseits führt mäßiger Alkoholgenuß vor dem Zubettgehen bei gut eingestellter nCPAP-Therapie nicht zu einer oft diskutierten Erhöhung des erforderlichen nCPAP-Drucks (Abb. 2; Wessendorf et al. 1997).

Schlaf- und Beruhigungsmittel, Neuroleptika, Antidepressiva und Muskelrelaxantien können nicht nur Ursache einer ausgeprägten Tagesschläfrigkeit sein, sondern wie Alkohol zur Manifestation oder Verstärkung von Apnoen/Hypopnoen im Schlaf führen (Robinson u. Zwillich 1994). Das Ausmaß dieser Nebenwirkungen ist selten dosisabhängig und kaum vorhersagbar. Die Nebenwirkungsrate erhöht sich gewöhnlich bei *Interaktion mit anderen Noxen* (z. B.

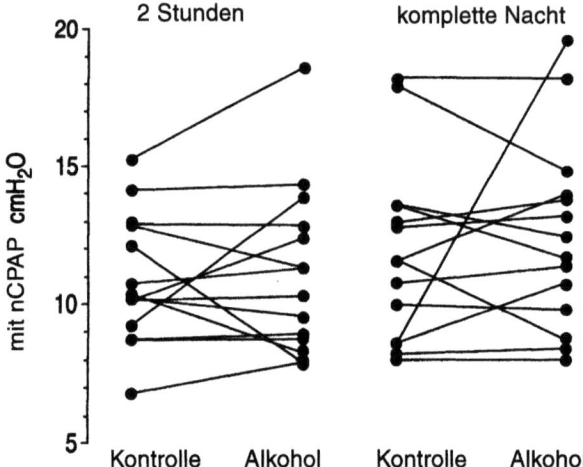

Abb. 2. Mit Hilfe des klinischen AutoSet-Gerätes ermittelter nCPAP-Druck (95er Druckpercentile) in den ersten beiden Stunden (*links*) und während der gesamten Nacht (*rechts*) bei 14 Patienten mit obstruktiver Schlafapnoe ohne (Kontrolle) und mit (Alkohol) Genuß von 1,5 ml Vodgka 40% eine Stunde vor dem Zubettgehen. (Modif. nach Teschler et al. 1996)

Alkohol), Vorliegen von Lungen-, Leber- und Nierenerkrankungen, in der Schwangerschaft und mit zunehmendem Alter.

Als Beispiel seien die *Benzodiazepine* genannt, die in niedriger Dosis die Atmung des Gesunden kaum beeinflussen, aber bei chronisch obstruktiver Lungenerkrankung in gleicher Dosis zur signifikanten Minderung des Atemminutenvolumens und Verschlechterung der Blutgase beitragen (Strobel u. Rosen 1996). Bei vorbestehender Hyperkapnie ist der atemdepressive Effekt vergleichsweise stärker ausgeprägt. In einer Studie mit 20 gesunden Probanden fand sich nach Gabe von 30 mg Flurazepam eine Verdoppelung des Apnoe-Index von 5 auf 10, eine Zunahme der Zahl von Patienten, bei denen nun erstmalig Apnoen nachweisbar waren von 9 auf 16 und eine signifikante Abnahme der apnoebedingten O_2-Desaturationen (Dolly u. Block 1982). Die Desaturationen können im REM-Schlaf ein bedrohliches Ausmaß annehmen. Bei der *Prämedikation* von Schlafapnoe-Patienten mit Benzodiazepin-Derivaten ist Vorsicht geboten, da akut schwere obstruktive Apnoen auftreten können. Die sorgfältige Überwachung solcher Patienten ist ratsam. Anzumerken ist, daß nicht für jedes Benzodiazepin entsprechende Untersuchungen vorliegen.

Die unerwünschte Wirkung der Benzodiazepine erklärt sich aufgrund tierexperimenteller Befunde – wie beim Alkohol – in erster Linie durch die Abnahme der Muskelaktivität des Genioglossus, der für die Offenhaltung des Pharynx von entscheidender Bedeutung ist (Bonora et al. 1984). Beim Menschen scheint dieser Effekt mit dem Alter stetig zuzunehmen (Strobel u. Rosen 1996). Untersuchungen zu den Auswirkungen von Benzodiazepinen auf die Chemosensitivität des Atemzentrums sind z.T. widersprüchlich (Gothe et al. 1986; Hedemark u. Kronenberg 1982).

In einer Untersuchung an gesunden Probanden konnte kein Effekt von Hydromorphin (2 und 4 mg p.o.) auf die Atmung im Schlaf nachgewiesen werden. Dies schließt eine Wirkung bei höheren Dosen oder bei Patienten mit bekannten schlafbezogenen Atemstörungen nicht aus, so daß Zurückhaltung bei der Medikation angebracht zu sein scheint bzw. diese unter entsprechenden Kautelen, z.B. bei postoperativer Analgesie, zu erfolgen hat (Sanders 1994).

In einem optimalen Therapieplan der Schlafapnoe muß daher auf solche Medikamente verzichtet werden, zumindest die Indikation sorgfältig abgewogen werden. In ähnlicher Weise müssen zentral dämpfende Medikamente berücksichtigt werden, die zur Behandlung vorbestehender pulmonaler, kardiovaskulärer, psychiatrischer oder neurologischer Erkrankungen eingesetzt werden. In dieser Situation bietet sich die interdisziplinäre Therapieplanung zur Umstellung der Begleitmedikation an.

Einhalten einer konsequenten Schlafhygiene

Ziel der konsequenten Schlafhygiene ist es, durch Einhaltung eines zirkadian streng geregelten Schlaf-Wach-Rhythmus Schlafdefizite zu vermeiden (Peter et al. 1991). Der Stellenwert der Schlafhygiene in der Therapie der Insomnie ist ungleich größer, doch sind diese Maßnahmen sicherlich auch bei Schlafapnoikern flankierend angezeigt. Die Erfolge sind äußerst schwer zu beurteilen und oft schwierig zu realisieren. Praktisch bedeutsam ist die intensive ärztliche Aufklärung und Beratung bezüglich folgender Punkte, die als „10 Gebote" einer verbesserten Schlafhygiene zusammengestellt wurden.

„10 Gebote" für eine gute Schlafhygiene

1. Schlafe nicht länger als nötig, um am nächsten Tag ausgeruht zu sein!
2. Halte einen regelmäßigen Tag-Nacht-Rhythmus ein!
3. Meide Lärm, schlafe in einem ruhigen Raum!
4. Temperiere das Schlafzimmer: nicht zu kalt, nicht zu heiß!
5. Nimm die letzte Mahlzeit 2–3 Stunden vor dem Zubettgehen ein, doch gehe nicht hungrig zu Bett!
6. Bei Einschlafschwierigkeiten: Licht anschalten, aufstehen und etwas tun!
7. Vermeide chronischen Schlafmittelgebrauch!
8. Trainiere deinen Körper täglich 20–30 min!
9. Trinke abends keinen Alkohol/Kaffee!
10. Meide Nikotin, er stört den Schlaf!

Positionstraining

Läßt sich polysomnographisch während des Schlafes wiederholt eine *Lageabhängigkeit der Apnoen* feststellen, d.h. treten respiratorische Ereignisse bevorzugt oder sogar ausschließlich in Rückenlage auf, so kann ein individuelles Schlafpositionstraining versucht werden (Carthwright 1984; McEvoy et al. 1986). Bereits 1984 wurde in einer Studie von Cartwright gezeigt, daß die Apnoe-Ereignisse in Seitenlage signifikant geringer ausgeprägt sind als in Rückenlage, was hauptsächlich durch den Effekt der Schwerkraft auf die Zunge erklärt wird (Cartwright 1984). Diese Lageabhängigkeit ist im NREM-Schlaf größer, da im REM-Schlaf der erniedrigte Muskeltonus die größere Rolle spielt (George et al. 1988). Umgekehrt gilt selbstverständlich auch, daß die diagnostische Aussagekraft einer nächtlichen Überwachung eingeschränkt ist, wenn dabei nicht die Rückenlage eingenommen wurde.

Die Effizienz des Positionstrainings wird neueren Untersuchungen zufolge möglicherweise unterschätzt, da die in Deutschland vorgeschriebene Positionsmessung international nicht immer angewandt wird (Oksenberg et al. 1997). In einer konsekutiven Serie von 574 Patienten mit OSA hatten immerhin 56% der Patienten eine lageabhängige Schlafapnoe, die definiert wurde als mindestens doppelt so hoher RDI in Rücken- wie in Seitenlage. Auch kann durch Gewichtsreduktion gelegentlich die Umwandlung einer kontinuierlich schweren Schlafapnoe in eine ausgeprägt lageabhängige Schlafapnoe erreicht werden.

Dieser Effekt ist nicht nur auf obstruktive Formen beschränkt. Die in Rückenlage zunehmende Obstruktion der oberen Luftwege kann außerdem eine erhebliche Rolle in der Pathogenese von zentralen Apnoen spielen (Issa u. Sullivan 1986) (was auch den Effekt von nCPAP bei diesen zentralen Apnoen erklärt), so daß auch in diesen Fällen ein Positionstraining versucht werden kann.

Um die angestrebte Schlafposition zu erreichen, sind verschiedene Methoden des negativen Biofeedbacks möglich: Hilfsmittel für die dauerhafte Erzielung der angestrebten Rückenlage sind beispielsweise das Einnähen eines Tennisballs im Rückenteil des Schlafanzugs, das Anbringen elektronischer Signalgeber oder die Lagerung mit individuell geformten Schaumstoffteilen, die im Bett eingelegt oder als Rucksack (Abb. 3) getragen werden.

Der Erfolg solcher Maßnahmen muß im Einzelfall durch wiederholte nächtliche Überwachung bestätigt werden. Diese sind heutzutage mit einem ambulanten Monitoring-System auch zu Hause leicht durchführbar.

Medikamentöse Therapie

Hinsichtlich des Einsatzes von Medikamenten in der Therapie der Schlafapnoe muß grundsätzlich zwischen obstruktiven und zentralen Formen unterschieden werden. Während bei der OSA eine medikamentöse Therapie keinen gesicherten Stellenwert hat, ist die günstige Wirkung einzelner Mediamente (s. unten) bei zentralen Formen wissenschaftlich gut begründet. Objektive Langzeitstudien zur Variabilität des Effektes dieser Medikamente von Nacht zu Nacht existieren

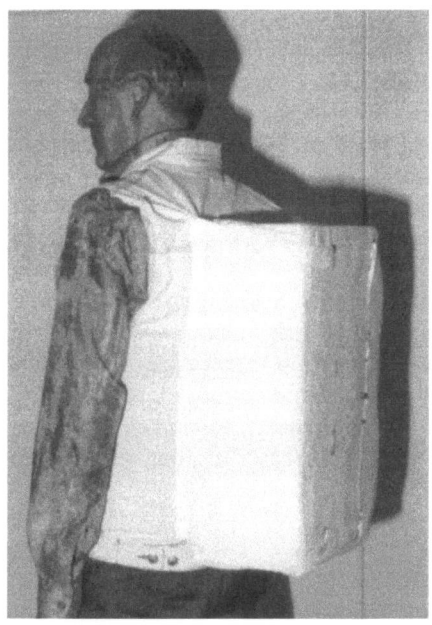

Abb. 3. Positionstraining mit Hilfe eines selbst gefertigten Rucksacks, durch den der Patient mit schwerer Schlafapnoe nur in Rückenlage eine stabile seitliche Schlafposition sicherstellt

allerdings nicht, obwohl beispielsweise Theophyllin bei leichten Formen SBAS wie obstruktivem Schnarchen oder geringgradig ausgeprägter obstruktiver Schlafapnoe auch heute noch in Therapieempfehlungen von Fachgesellschaften gelistet wird (Fischer et al. 1994).

Theophyllin

Theophyllin wird seit langem erfolgreich in der Behandlung obstruktiver Atemwegserkrankungen eingesetzt. Während der Einsatz von Theophyllin in Deutschland bei leichten und mittelschweren Formen der OSA noch immer propagiert wird, hat dieses Medikament im anglo-amerikanischen Raum nie diesen Stellenwert erlangen können.

In einer kürzlich randomisiert durchgeführten Doppelblindstudie im Crossover-Design fand sich bei 14 Patienten mit milder unkomplizierter Schlafapnoe (AHI 12,5 ± 5,0) kein signifikanter Effekt, der die Anwendung von Theophyllin bei leichtem bis mittelschwerem OSA auf lange Sicht rechtfertigt: Nur bei 2 Patienten kam es zu einer Reduktion des AHI von 20 auf 13 bzw. von 19 auf 12/h. Dieser Effekt lag in der Größenordnung wie die Nacht-zu-Nacht-Variabilität des polygraphisch ermittelten AHI in dieser Patientengruppe (Hein et al. 1997). Die in älteren zumeist polygraphischen Studien nachgewiesene klinisch relevante Reduktion des AHI im Akutversuch mit Theophyllin ist wahrscheinlich auf eine therapiebedingte Verkürzung der nächtlichen Schlafdauer zurückzuführen.

Bei der zentralen Schlafapnoe vom Typ der periodischen Atmung (Cheyne-Stokes-Atmung) infolge Herzinsuffizienz haben Jahaveri et al. (Javaheri et al. 1996) ebenfalls im doppelblinden, randomisierten Crossover-Design eine Reduktion des AHI von 40 auf 17 zeigen können. In dieser Studie führte die Gabe von Theophyllin zwar zu einer hochsignifikanten Reduktion der zentralen Apnoen, doch fand sich keine Verminderung obstruktiver Apnoen. Die Langzeitwirkung von Theophyllin auf die kardiale Funktion ist weitgehend ungeklärt, eine Zunahme bedeutsamer Herzrhythmusstörungen wurde jedoch nicht beobachtet (Javaheri et al. 1996).

Der Einsatz von Theophyllin bei der obstruktiven Schlafapnoe ist nur dann sinnvoll, wenn gleichzeitig eine obstruktive Lungenerkrankung vorliegt. Dabei wird Theophyllin mehrfach täglich verabreicht und ein therapeutischer Serumspiegel zwischen 10–20 µg/ml angestrebt. Stets ist eine antiobstruktive Kombinationstherapie erforderlich. Theophyllin ersetzt in diesen Fällen keinesfalls die notwendige CPAP-Behandlung, sondern dient zur Besserung der bronchialen Obstruktion.

Protriptylin (Trizyklische Antidepressiva)

Protriptylin ist ein trizyklisches Antidepressivum ohne sedierende Wirkung, das beim Gesunden Schlaflosigkeit hervorrufen kann. Aufgrund seiner Wirkung bezüglich der Einschlafneigung von Patienten mit Narkolepsie wurde diese Substanz auch bei schlafbezogenen Atemstörungen getestet: Unter Protriptylin (abends 15–60 mg) wurde eine *Reduktion des REM-Schlafs* beobachtet, die eine Minderung der REM-bezogenen Apnoen und der z.T. damit verbundenen schweren Sauerstoffentsättigungen zur Folge hat (Brownell et al. 1982; Clark et al. 1979). Auch im NREM-Schlaf wurde eine *Abnahme der Apnoezahl* gesehen, Hypopnoen nahmen jedoch zu. Zusätzlich zum REM-supprimierenden Effekt könnte die Wirkung von Protriptylin auf einer Verstärkung der Kontraktion des M. genioglossus beruhen (Robinson u. Zwillich 1994). Außerdem wird eine atemanaleptische Wirkung diskutiert, die über den Effekt auf die nächtliche Atemstörung hinausgeht (Findley et al. 1985).

Stark limitiert wird die Anwendung dieser Substanz durch unerwünschte anticholinerge *Wirkungen*, die in bis zu 50% auftreten. Zu nennen sind Mundtrockenheit, Obstipation, Verwirrtheitszustände, Urinretention und Herzrhythmusstörungen. Auch kardiotoxische Wirkungen und eine Erhöhung des koronaren Risikos sind bekannt.

Zusammenfassend kann Protryptilin zwar zur Besserung einer schlafbezogenen Atemstörung führen, steht jedoch in seiner Bedeutung hinter anderen Maßnahmen deutlich zurück. Die unkritische Anwendung kann keinesfalls empfohlen werden (Peter et al. 1991). Prinzipiell ist der therapeutische Nutzen einer REM-Schlaf-Suppression zur Unterdrückung von respiratorischen Ereignissen (z.B. Clonidin) zweifelhaft, da so keine Normalisierung der Schlafarchitektur erzielt wird, wie dies mit der nCPAP-Therapie möglich ist.

Progesteron

Epidemiologisch belegt ist eine höhere Inzidenz des obstruktiven Schlafapnoe-Syndroms bei Männern. Aufgrund dieser Beobachtung wurde früh auf die pathogenetische Bedeutung der Androgene geschlossen. Gestützt wurde diese Theorie weiterhin durch die Beobachtung, daß schlafbezogene Atemstörungen bei hypogonadotropen Männern selten sind, aber in der Postmenopause bei Frauen mit erhöhtem Androgenspiegel sowie nach Testosteron-Substitution stark zunehmen.

Progesteron bewirkt via zentraler Stimulation im Hypothalamus und Hippokampus eine *Steigerung des Atemantriebs* und Atemminutenvolumens, die auch physiologischerweise als Folge des erhöhten Progesteronspiegels in der Lutealphase des Menstruationszyklus und der Schwangerschaft nachweisbar ist. Deshalb versprach man sich durch hormonelle Therapie mit Progesteronderivaten einen positiven Effekt auf die Schlafapnoen (Strobel u. Rosen 1996).

Beim Schlafapnoe-Syndrom klinisch erprobt wurde das synthetische Gestagen Medroxyprogesteronacetat (MPA), das bei dieser Indikation in einer Dosierung von 3 mal 20 bis max. 3 mal 404 mg/Tag gegeben wurde (Orr et al. 1979; Strohl et al. 1981). Tatsächlich konnte die atemantriebssteigernde Wirkung von MPA bei *Hypoventilationssyndromen* anhand einer effektiven Senkung des $paCO_2$ im REM und NREM-Schlaf gesichert werden (Strobel u. Rosen 1996; Zwillich et al. 1978). Dies gilt ebenfalls für seltene zentrale Apnoenformen und das Adipositas-Hypoventilations-Syndrom. Demgegenüber sind die Erfahrungen bei obstruktiver Schlafapnoe begrenzt und die Ergebnisse uneinheitlich. Der positive Bericht von Strohl et al. (1981), der unter MPA bei 4 von 9 Patienten eine Besserung der Apnoen und Tagesschläfrigkeit fand, konnte in einer Folgeuntersuchung nicht bestätigt werden (Hedemark u. Kronenberg 1982).

Da die Wirksamkeit von MPA nicht abschätzbar ist, heute bei Hypoventilationssyndromen und zentralen Apnoen die nasale Beatmung als Therapie der Wahl anzusehen ist und zahlreiche Nebenwirkungen (Alopezie, Libido-Verlust, Muskelkrämpfe, Tremor, allergische Reaktionen u.a.) in Kauf genommen werden müssen, erscheint die MPA-Anwendung nicht mehr gerechtfertigt (Terra u. Oberg 1997).

Azetazolamid

Der atemantriebssteigernde Effekt von Azetazolamid, einem Hemmstoff der Carboanhydrase, über die Wirkung einer metabolischen Azidose ist bekannt. Zusätzlich wird eine direkte Wirkung auf die Chemorezeptoren diskutiert. Ob der im Tierversuch beobachtete Einfluß auf den zerebralen Blutfluß auch beim Menschen eine Rolle spielt, ist noch unklar. Allerdings hatte in einer Studie von Sharp Azetalzolamid keinen Einfluß auf Frequenz und Dauer der obstruktiven Ereignisse (Sharp et al. 1985). Die Substanz hat aber eine günstige Wirkung auf zentrale Apnoen: Der zentrale Apnoe-Index wurde durch eine Einzeldosis von 250 mg Azetalzolamid/Tag von 25 auf 14 gesenkt, ein Effekt, der sich auch nach chronischer Anwendung für einen Monat sowie nach Absetzen der Substanz nachweisen ließ (De Backer 1995). Dies ging subjektiv mit einer deutlichen Verbesserung der vorliegenden Symptome (Einschlafneigung etc.) einher. Aufgrund dieser Befunde schließt De Backer, daß die Substanz in der Therapie zentraler Apnoen mit erhaltener Chemosensitivität hilfreich ist (De Backer 1995).

Einzelne Berichte liegen auch über die Behandlung mit Substanzen wie Clonidin, Almitrin, Naloxon, Bromocriptin, Strychnin und Nikotin vor (Sanders 1994). Da für die letztgenannten Substanzgruppen bei Schlafapnoikern durchweg kein überzeugender Therapieeffekt belegt werden konnte oder mit gravierenden Nebenwirkungen gerechnet werden muß, kann die Anwendung weder für obstruktive noch zentrale schlafbezogene Atemstörungen empfohlen werden.

Nächtlicher Sauerstoff

Nächtliche Sauerstofftherapie verbessert den Grad einer apnoebedingten Hypoxämie. Sauerstoff hat aber keine direkte Wirkung auf den Schweregrad der Obstruktion in den oberen Atemwegen, dem pathogenetisch wichtigsten Mechanismus der OSA. So zeigte Martin bei Patienten mit OSA (Martin et al. 1982), daß nachts über eine Nasensonde zugeführter Sauerstoff zu einer Reduktion der Apnoezahl führen kann, die gesamte Apnoedauer aber zunimmt. In einer Untersuchung von Smith (Smith et al. 1984) wurde durch nasalen Sauerstoff im NREM-Schlaf der Apnoe-Index und das Ausmaß der O_2-Desaturationen gebessert, was im REM-Schlaf nicht der Fall war. Auch die Tagesschläfrigkeit blieb unbeeinflußt. Schließlich fand Gold (Gold et al. 1985) unter nasalem Sauerstoff eine signifikante Reduktion zentraler und gemischtförmiger Apnoen, stellte aber eine Verdoppelung obstruktiver Apnoen und keine Beeinflussung der Tagesmüdigkeit fest. Zusammenfassend ist die *Sauerstoffgabe zur alleinigen Behandlung der obstruktiven Schlafapnoe ungeeignet*. Sie kommt lediglich als ergänzende Maßnahme in Betracht, sofern eine schwergradige Hypoxämie besteht, die nach Optimierung der Schlafapnoe-Therapie nicht ausreichend zu bessern ist. Diese Hypoxämie hat in der Regel eine andere Ursache, die geklärt werden muß. Ein typisches Beispiel ist die Kombination der OSA mit einer chronisch obstruktiven Bronchitis, die zu einer respiratorischen Insuffizienz geführt hat.

Bei bestimmten Formen zentraler Schlafapnoe ist mit Sauerstoff teilweise eine erhebliche Besserung zu erreichen: Bei Patienten mit schwerer Herzinsuffizienz und periodischer Atmung führt O_2 oft nicht nur zu einer Korrektur der Hypoxämie, sondern auch zu einer effektiven Reduktion der Apnoen und Konsolidierung der Schlafarchitektur (Hanly et al. 1989). McNicholas fand bei einem Patienten mit primärer alveolärer Hypoventilation eine erhebliche Reduktion zentraler Apnoen nach Gabe von lediglich 1 l O_2/min (McNicholas et al. 1982).

Bei Schlafapnoe-Patienten muß die Einstellung der nächtlichen Sauerstofftherapie unter polygraphischer Überwachung erfolgen. Grund dafür sind schwere Hypoventilationsphasen, die gewöhnlich im REM-Schlaf am ausgeprägtesten sind. Die Zufuhr von Sauerstoff über die Nasenmaske ist bei einer Beatmungstherapie ohne technische Probleme möglich. Obwohl die Sauerstoffzufuhr im allgemeinen direkt an der Maske empfohlen wird, ist die Applikation am Luftaustritt des Beatmungsgerätes genauso effektiv.

Elektrostimulation

Da eine schlafinduzierte Tonusverminderung der pharyngealen Muskulatur eine Schlüsselrolle in der Pathophysiologie der obstruktiven Schlafapnoe spielt, erscheint der Versuch plausibel, bei diesen Patienten durch phasische oder tonische elektrische Stimulation der beteiligten Muskeln den Schweregrad der pharyngealen Obstruktion zu vermindern. Doch die Hoffnungen, die in die Elektrostimulation als Therapie der obstruktiven Schlafapnoe gesetzt wurden, haben sich bislang nicht erfüllt. In beschränktem Umfang liegen Erfahrungen sowohl über die externe Stimulation des M. genioglossus (Miki et al. 1989) als auch über die ein-/ und beidseitige Stimulation von peripheren Ästen des N. hypoglossus (Smith et al. 1996) vor. Obwohl dieser Therapieansatz vielversprechend erscheint, sind komplexe Fragen zur Art der Stimulation (Oberflächen-, transkutane oder implantierte Elektroden) und zum optimalen Mechanismus der Triggerung (Detektion von Apnoen) sowie zur richtigen Indikationsstellung in Fachkreisen heftig umstritten, so daß diese experimentelle Methode heute nur als zukünftige therapeutische Option angesehen werden kann.

Mechanische Therapie: Prothesen

Bei der mechanischen Therapie muß zwischen der Anwendung verschiedener individuell angefertigter Prothesen und dem Einsatz von nasal appliziertem CPAP und anderen Ventilationstherapien wie BiPAP oder IPPV und der volumenkontrollierten Beatmung über Nasenmaske oder Tracheostoma unterschieden werden.

Bereits seit langem werden in der Behandlung sowohl des Schnarchens als auch der obstruktiven Schlafapnoe Prothesen eingesetzt, die durch mechanische Verlagerung der Mandibula oder des Zungengrundes nach ventral den Pharynx im Schlaf offen halten sollen (Cartwright u. Samelson 1982; Meier-Ewert u. Brosig 1987). Neben der Vergrößerung der oberen Atemwege werden eine Reduktion des Atemwegswiderstands und eine Verminderung der Kollapsibilität erreicht. Eine 1995 veröffentlichte Übersichtsarbeit berücksichtigt 21 Literaturzitate über Fallstudien vor und nach Behandlung, wobei eine Überlegenheit der einen oder anderen Prothese bisher nicht eindeutig gezeigt werden konnte. Derzeit sind mindestens 13 verschiedene Prothesen auf dem Markt (Schmidt-Nowara et al. 1991).

Mögliche Nebeneffekte der Verwendung von Prothesen sind Hypersalivation und Mißempfindungen nach dem Aufwachen, die besonders zu Beginn der

Therapie beeinträchtigend wirken. Spätere Langzeitnebenwirkungen betreffen das Temporomandibulargelenk sowie die Lockerung von Zähnen und Okklusionsfehlstellungen, sind aber insgesamt selten. Die Akzeptanz bei oralen Prothesen betrug in einer Studie 25% (Schönhofer et al. 1997) bzw. 75-100% in einem mittleren Zeitraum von 6 Monaten (Schmidt-Nowara et al. 1991) sowie auf längere Sicht gesehen (24 Patienten über 3 Jahre) 52% (Clark et al. 1993). Einschränkend muß gesagt werden, daß die Compliance auf Angabe der Patienten beruht und erst bei neuesten Studien objektive Messungen zum Gebrauch der Prothesen verwandt werden: Derzeit läuft eine kanadische randomisierte Studie zum Vergleich einer oralen Prothese mit der nCPAP-Therapie bei Patienten mit leichtem bis mittlerem OSAS, über die allerdings noch keine Langzeitresultate vorliegen (Ferguson et al. 1997).

Orale Prothesen haben ihren Stellenwert bei einfachem Schnarchen oder leichten Formen der obstruktiven Schlafapnoe, die mit den oben angeführten Maßnahmen nicht behandelt werden können. Nach den Empfehlungen der American Sleep Disorderes Association (ASDA) sollte bei mittelschweren und schweren Formen der Schlafapnoe zunächst ein Versuch mit nCPAP unternommen werden, da diese Therapieform wirksamer ist als orale Prothesen (Clark et al. 1996, Levy et al. 1996). Bei unbefriedigendem Behandlungserfolg oder ablehnender Haltung des Patienten können dann Prothesen versucht werden. Es existieren bisher keine überzeugenden Daten über die Therapie des „upper airway resistance syndrome" mit oralen Prothesen.

Diverse andere mechanische Möglichkeiten wurden entwickelt, um die oberen Atemwege im Schlaf offenzuhalten: So wurde sogar die selbständige nasopharyngeale Intubation versucht (Afzelius et al. 1981). Externe Dilatoren der Nase („Nasenpflaster") oder interne nasale splints („Nozovent") mögen in Einzelfällen über eine verminderte nasale Resistance zur Verminderung des Schnarchgeräuschs beitragen, haben aber keinen Einfluß auf eine pharyngeale Obstruktion (Schönhofer et al. 1997).

Nasale CPAP-Therapie

1981 beschrieb Sullivan (Sullivan et al. 1981) die erste erfolgreiche Behandlung der Schlafapnoe durch nasale kontinuierliche Überdruckatmung (nCPAP). Diese Technik hat seither weltweit eine Revolution der Schlafapnoe-Therapie eingeleitet und die Tracheotomie selbst bei schwerster Symptomatik verdrängt (Fischer et al. 1994; Becker et al. 1989; Sullivan u. Grunstein 1994).

Wirkprinzip

Die modernen nCPAP-Systeme (Abb. 4) bestehen aus einem kleinen tragbaren Gerät, in dem sich ein Gebläse befindet, welches permanent einen Luftstrom erzeugt und den einmal eingestellten Druck durch Änderung der Motordrehzahl weitgehend konstant hält. Die Luftströmung wird mittels Schlauchsystem über

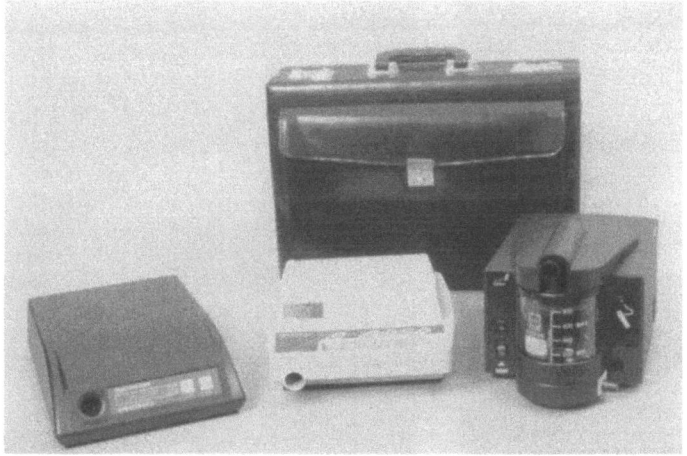

Abb. 4. Auswahl verfügbarer nCPAP-Geräte

eine Nasenmaske, die von einem Kopfgeschirr in Position gehalten wird, in die Nase und den Pharynx eingeleitet. Die Anfertigung individueller Masken ist im allgemeinen nicht mehr erforderlich, da mittlerweile zahlreiche industriell gefertigte Maskentypen und -größen zur Verfügung stehen (Abb. 5).

Die Wirkung von nCPAP beruht auf einer *pneumatischen Schienung des pharyngealen Muskel-Bindegewebeschlauches*, wobei der positive Luftdruck allseits auf die hohlraumseitige Begrenzung der Schlundstrukturen einwirkt. Wird der CPAP-Druck genügend hoch gewählt, verhindert er den Kollaps der oberen Atemwege. Dieser hat seine Ursache in einem Tonusverlust der Schlundmuskulatur und stellt das funktionelle Korrelat obstruktiver Apnoen dar (s. Kap. Pathophysiologie).

Es wurden als *Wirkprinzip* von nCPAP neben der Schienungstheorie zwei weitere Hypothesen diskutiert: Man ging von einer aktiven Tonussteigerung der Pharynxmuskulatur durch Reflexe aus, in deren Regelkreis a) die CPAP-bedingte Aktivierung von Strömungsrezeptoren der Nase oder b) die CPAP-bedingte Zunahme der funktionellen Residualkapazität eine Rolle spielen sollte. Beide Hypothesen sind jedoch nach videoendoskopischen und elektromyographischen Studien fraglich.

Die Ausatmung geschieht auch unter nCPAP passiv gegen den eingestellten Arbeitsdruck, wobei die Luft über Öffnungen in der Nasenmaske oder im Luftauslaßventil zwischen Maske und Schlauchsystem entweicht. Die Öffnungen dürfen keinesfalls verschlossen werden. Folge ist eine vom CPAP-Druck abhängige Erschwerung und Verlängerung der Ausatmung mit *exspiratorischem Druckanstieg* im Pharynx um rund 0,5 – 3 mbar. In der Inspiration bedingt der plötzliche Eintritt von Luft in die Lunge bei einem *Druckabfall* in gleicher Größenordnung. Die *Druckschwankung* ist stark vom Typ und technischen Zustand des Gerätes sowie dem Atemmuster (Frequenz, Atemzugvolumen) des

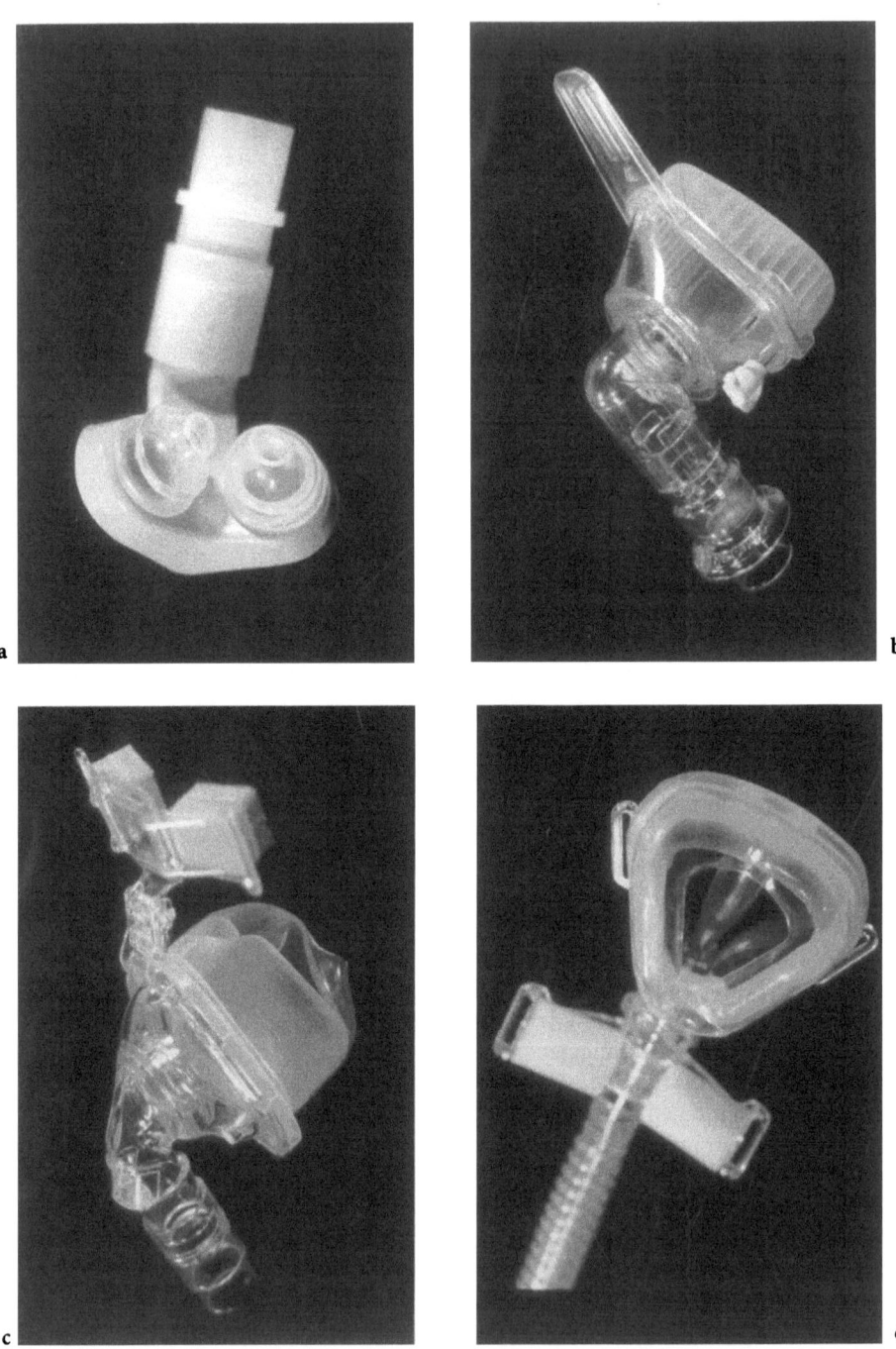

Abb. 5 a–d. Auswahl industriell hergestellter Nasen- und Nasen-/Mundmasken

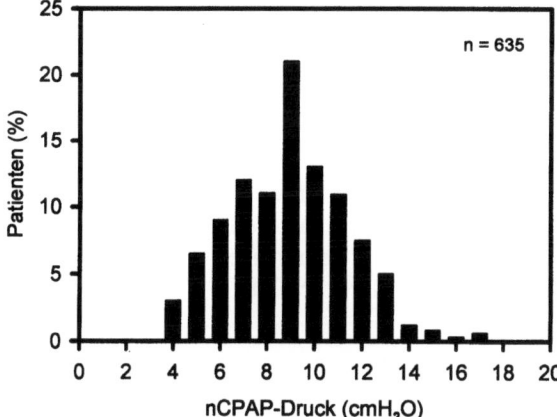

Abb. 6. Häufigkeitsverteilung des minimal effektiven nCPAP-Drucks bei 635 OSA-Patienten

Patienten abhängig und beträgt bei guten Systemen mit einem eingestellten CPAP-Druck zwischen 8 und 12 mbar nicht mehr als 2 mbar (Abb. 6).

Während die ersten Generationen von CPAP-Geräten stets einen konstanten Luftstrom erzeugten und der Arbeitsdruck über schlauchseitige Ventile geregelt wurde, steuern moderne Systeme den eingestellten Druck über die Drehzahl des Gebläsemotors. Daraus resultiert eine kleinere Bauweise, bessere Druckkonstanz und eine Absenkung des Geräuschpegels. Die Skala der stufenlos einstellbaren CPAP-Druckwerte reicht von 4 bis 20 mbar.

Indikation

Die Indikation zur nCPAP-Therapie ist gegeben, wenn bei einem Patienten mindestens 15 obstruktive respiratorische Ereignisse pro Stunde Schlaf vorliegen oder wenn bei niedrigerer Zahl eine entsprechende klinische Symptomatik besteht.

So ist bekannt, daß eine Fragmentation des REM-Schlafs mit entsprechend erhöhtem Respiratory Disturbance Index im REM-Schlaf (REM-RDI) klinische Symptome hervorrufen kann, obwohl der RDI bezogen auf die gesamte Schlafdauer nicht erhöht ist (Kass et al. 1996).

Mittlerweile ist die Wirkung von nCPAP auch bei mittlerem Schweregrad belegt: Engleman zeigte die positive Wirkung von nCPAP bei 56 Patienten mit mittelschwerem OSAS auf die kognitiven Funktionen (Engleman et al. 1997). Beim „upper airway resistance syndrome" (UARS) kann durch die nCPAP-Therapie ebenfalls die durch Kollaps der oberen Atemwege mit entsprechendem Anstieg der inspiratorischen Resistance hervorgerufene Schlaffragmentation überwunden werden (Guilleminault et al. 1993). Prinzipiell kommt die nCPAP-Therapie bei allen Schweregraden der obstruktiven Schlafapnoe in Frage, wenn andere Therapieformen nicht zu einem gleichen oder besseren Erfolg führen (s. Abb. 1).

Der Patient sollte vor jedem operativen Therapieversuch auf die Möglichkeit der Behandlung mit nCPAP hingewiesen werden: Die „Maske", wie die Therapie von den Patienten gern bezeichnet wird, bietet die Möglichkeit, die obstruktiven Ereignisse und die damit verbundene Schlaffragmentation „an- und abzuschalten" und so die Verbesserung bestehender Symptome am eigenen Körper zu erfahren.

Mittlerweile kann man bei den Gerätelieferanten oder aus den Lagern der meisten Krankenkassen nCPAP-Geräte anfordern, um die Therapie im Zweifelsfall über einige Wochen auszuprobieren, bevor bei nachgewiesenem Erfolg die permanente Versorgung mit einem eigenen Gerät erfolgt.

Kontraindikationen

Absolute Kontraindikationen existieren nicht. Als relative Kontraindikationen gibt Peter (Peter 1990) die folgenden an: Körperliche und geistige Unfähigkeit von Patient oder Angehörigen, mit dem Gerät umzugehen, die instabile Epiglottis sowie die schwere Linksherzinsuffizienz, bei der die Einstellung auf nCPAP nur unter intensivmedizinischen Bedingungen erfolgen soll. Bei einem Patienten mit Liquorfistel im Nasenrachenraum wurde durch nCPAP ein Pneumencephalus verursacht (Jarjour u. Wilson 1989). Deshalb müssen Verbindungen zwischen Nase und Liquorraum, z. B. nach OP oder Schädel-Hirn-Trauma, vor Beginn der Therapie beseitigt werden.

Patientenaufklärung

Inzwischen besteht kein Zweifel mehr daran, daß die nCPAP-Therapie die beste Behandlungsmethode bei obstruktiven und gemischtförmigen Schlafapnoen darstellt. Voraussetzung für eine erfolgreiche nCPAP-Therapie und Minimierung primärer und sekundärer Therapieversager ist jedoch die umfassende Information des Patienten über das Krankheitsbild, die Gründe der Therapiebedürftigkeit, das Prinzip der nCPAP-Therapie sowie über Nebenwirkungen und Möglichkeiten ihrer Vermeidung. Darin besteht eine wichtige Aufgabe des betreuenden Arztes und des speziell dazu geschulten Personals im Schlaflabor. Erleichtert wird die Aufklärung durch Videofilme, die vor dem Aufklärungsgespräch vorgeführt werden und das Krankheitsbild und seine Behandlung anschaulich darstellen. Auch der Kontakt zu Selbsthilfegruppen, die sich mittlerweile bundesweit formiert haben, ist ratsam.

Durchführung der Ersteinstellung

Vor der Einstellung auf nCPAP muß eine bedeutsame Behinderung der Nasenatmung ausgeschlossen werden. Ergibt sich aufgrund von klinischer Untersuchung und/oder akustischer Rhinometrie dafür ein Hinweis, sind Nasopharyngoskopie und HNO-Untersuchung zu veranlassen. Die operative Korrektur einer Nasenatmungsbehinderung noch vor Einstellung auf nCPAP ist allerdings nur selten erforderlich. Insbesondere gilt dies für die häufige unkomplizierte Septumdeviation, die im allgemeinen vor CPAP-Einstellung keiner operativen Korrektur bedarf. Prinzipiell gilt, daß nur eine hochgradig behinderte Nasenatmung eine nCPAP-Therapie unmöglich macht.

Spätestens am Nachmittag vor der *Ersteinstellung* wird der Patient mit dem Gerät vertraut gemacht und eine passende Nasenmaske ausgewählt. Heute steht serienmäßig eine Palette von mehr als 20 Nasenmasken verschiedener Hersteller zur Verfügung; sie bestehen aus hautverträglichem Weichplastik, der sich unter dem Betriebsdruck des CPAP-Gerätes luftdicht der Gesichtshaut um die Nase herum anpaßt. Dadurch ist die Modellierung teurer Individualmasken die Ausnahme geworden. Bei vorschriftsmäßiger Pflege beträgt die Lebensdauer zeitgemäßer Masken mindestens 6 bis 12 Monate.

In dieser ersten nachmittäglichen Sitzung sollte der Patient die Gelegenheit erhalten, mit dem Gerät unter Aufsicht bei niedrigen Drücken eine *Probeatmung* durchzuführen.

Die endgültige Einstellung erfolgt nachts im Schlaflabor.

Hierzu werden mittlerweile zwei Verfahren angewandt: Zu der früher ausschließlich angewandten manuellen Titration durch das Schlaflaborpersonal kann nach unseren Erfahrungen die automatische Einstellung unter Überwachung mittels klinischem AutoSet als mindestens gleichwertig betrachtet werden.

Manuelle Titration. Bei der manuellen Titration schläft der Patient mit angelegtem nCPAP-System unter einem eingestellten Druckniveau von 4–5 mbar ein. Unter poly(somno)graphischer Überwachung werden die ersten respiratorischen Ereignisse abgewartet. Nun beginnt die eigentliche Einstellphase, in welcher der CPAP-Druck solange im Abstand von 5–10 min in 1-mbar-Schritten gesteigert wird, bis die Apnoen, dann Hypopnoen und zuletzt komplett das Schnarchen beseitigt sind.

Eine Verbesserung der manuellen nCPAP-Titration kann durch Aufzeichnung der Atmung mit Hilfe eines Pneumotachographen erreicht werden. Da die oberen Atemwege im Kollapssegment einem „Starling-Resistor" entsprechen, erkennt man in der Flußzeitkurve bei strömungsdynamisch relevanter Einengung ein inspiratorisches Plateau (s. Beitrag Teschler et al.: Pathophysiologie), das gewöhnlich bereits zu einem Zeitpunkt nachweisbar ist, wenn das Kehlkopfmikrophon noch kein eindeutiges Schnarchen aufzeichnet. Verfügt man über diese technische Ausstattung, so sollte der Endpunkt der manuellen Titration prinzipiell die Beseitigung dieser Flußlimitierungen sein. Bei optimaler Einstellung verschwinden prompt die zyklischen Variationen der Herzfrequenz und die periodischen Sauerstoffentsättigungen.

Prinzipiell wird als Ziel einer guten CPAP-Einstellung die komplette Normalisierung der Atmung in allen Schlafpositionen und -stadien angestrebt (Peter et al. 1991). Keinesfalls dürfen im REM-Schlaf physiologischerweise vorkommende zentrale Apnoen Anlaß zu einer weiteren Drucksteigerung sein, da durch den fälschlich zu hohen CPAP-Druck ein *primäres Therapieversagen* heraufbeschworen wird (Becker et al. 1991). Wacht der Patient während der Drucksteigerung auf, beginnt die Prozedur bei einem Druckniveau, welches vorher gut toleriert wurde, von vorn. Die Anwendung der Rampenfunktion des Geräts, wodurch der endgültige Druck erst mit Verzögerung erreicht wird, ist besonders in den ersten Tagen der häuslichen Anwendung nützlich, entfällt jedoch bei der manuellen Titration.

Zur *Ermittlung des optimalen Therapiedruckes* reicht in der Regel eine Nacht aus. Unserer Erfahrung nach ist ein Grenzdruck, der in der ersten Nacht nicht überschritten werden soll, nicht erforderlich. Mehr als 90% aller Druckwerte liegen in einem unkritischen Bereich unter 12,5 mbar (Abb. 7). Höhere Druckwerte (bis 20 mbar) sind bei sehr adipösen Patienten durchaus möglich und auch erforderlich, wenn nur hierdurch die Obstruktion beseitigt werden kann. Die befürchtete Auswirkung hoher Druckwerte auf die linksventrikuläre Auswurfleistung spielt beim Herzgesunden keine Rolle. Bei vorliegender Herzinsuffizienz wird eine Drucksteigerung nur unter entsprechenden Kautelen vorgenommen. Falls die Therapie bei hohen Druckwerten aus anderen Gründen problematisch wird (Schleimhautnebenwirkungen, erschwerte Exspiration), werden entsprechende Maßnahmen ergriffen (s.unten).

Automatische Einstellung. Mit Hilfe des klinischen AutoSet-Systems (ResMed-Priess, Mönchengladbach) läßt sich der Prozeß der nCPAP-Titration mittels Flußlimitierung als wesentlichem Kriterium für die Druckänderung vollautomatisch durchführen. Bei diesem Vorgehen wird die Qualität der nCPAP-Titration gesteigert, da die Maschine nicht auf stattgehabte respiratorische Ereignisse reagiert, sondern bereits auf Flußlimitierung anspricht, die gewöhnlich vor einfach meßbaren Schnarchgeräuschen erkennbar ist. Montserrat sowie Condos (Montserrat et al. 1995; Condos et al. 1994) haben gezeigt, daß inspiratorische Flußlimitierung entsteht, wenn der CPAP-Druck um weniger als 2 mbar unter den optimalen Druck abgesenkt wird. Dies ist mit einem partiellen Kollaps der oberen Atemwege und in typischen Fällen mit einem 4fachen Anstieg des Ösophagusdrucks verbunden. Es erscheint deshalb sinnvoll, nicht nur Apnoen, Hypopnoen und Schnarchen, sondern jegliche Flußlimitierung zu eliminieren. Dadurch wird die Atemarbeit um einen Faktor 4 vermindert und außerdem die Schwelle für die Auslösung respiratorischer Arousals abgesenkt, die hauptsächlich von der Amplitude der intrathorakalen Druckschwankungen abhängt (Berry u. Gleeson 1997).

Der AutoSet-Algorithmus steigert den Druck bei Schnarchen um 1 mbar pro Atemzug, so daß diese Ereignisse rasch eliminiert werden. Bei Flußlimitierung wird der Druck dagegen innerhalb von 10 Minuten auf den maximalen Druck angehoben. Wenn kein Schnarchen und keine Flußlimitierung mehr besteht, wird der Druck mit einer Zeitkonstante von 20 Minuten solange abgesenkt, bis relevante Flußlimitierung zustande kommt (Teschler u. Berthon-Jones 1997).

Mit Hilfe des AutoSet-Systems wird eine Druckzeitkurve ermittelt, die den zeitlichen Verlauf des optimalen nCPAP-Drucks zu jedem Zeitpunkt der Titrationsnacht darstellt (Abb. 7). Wird ein größeres Kollektiv von Patienten mit OSA

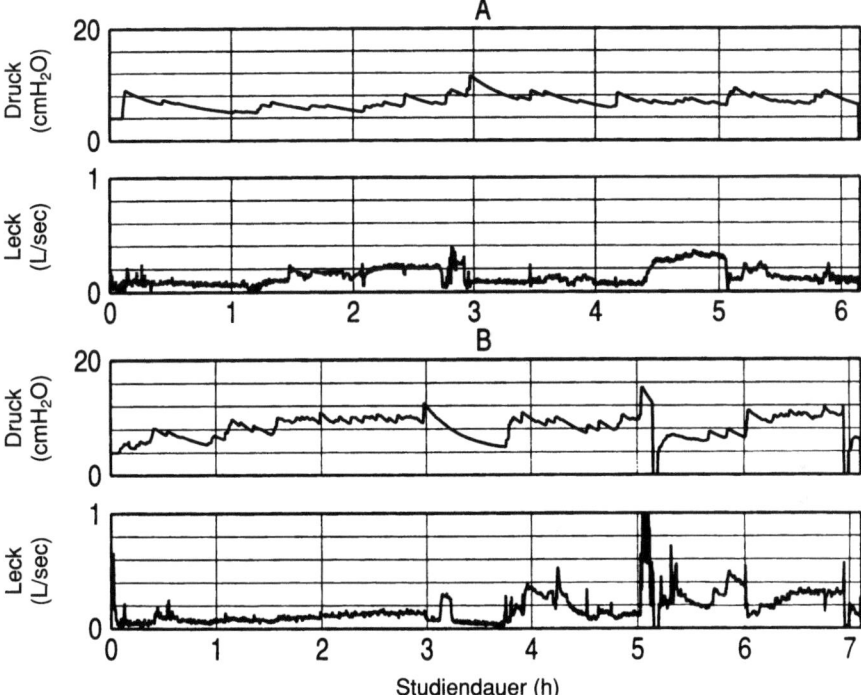

Abb. 7. Maskendruck und Leckströmung im zeitlichen Verlauf bei zwei automatischen nCPAP-Titrationen mit klinischem AutoSet. (Nach Teschler et al. 1996)

untersucht, so lassen sich drei unterschiedliche Druckprofile erkennen (Abb. 8) a) ein niedriger mittlerer Druck und geringe Druckschwankungen, b) ein relativ hoher mittlerer Druck und geringe Druckschwankungen und c) ein relativ hoher mittlerer Druck und große Druckschwankungen. Von einer Behandlung mit Auto-CPAP profitieren wahrscheinlich nur Patienten der Gruppe C, der endgültige Beweis für diese Hypothese steht allerdings noch aus. Der effektive nCPAP-Druck hängt im wesentlichen vom Schlafstadium und der Körperposition ab. Der konstante Druck, auf den ein konventionelles nCPAP-Gerät eingestellt wird, ergibt sich nach unseren bisherigen Erfahrungen aus der Druckzeitkurve durch Berechnung der 90–95% Druckperzentile. Zeiten mit relevanter Leckströmung (Mund- oder Maskenleck > 0,4 l/s) werden hierbei ausgeklammert. Der so ermittelte fixe nCPAP-Druck wurde während der Autotiration nur in 5% der Nacht überschritten.

Dieses neue Prinzip der automatischen Ermittlung des konstanten nCPAP-Drucks mittels AutoSet wurde von uns in einer prospektiven Studie mit 20 Schlafapnoikern evaluiert (Teschler et al. 1996). Wie die Abbildungen 9 und 10 zeigen, findet sich zwischen der Behandlung mit AutoSet und mit konstantem nCPAP-Druck, der zuvor automatisch bestimmt wurde, kein signifikanter Unterschied hinsichtlich des AHI und der Anzahl der respiratorischen Arousals.

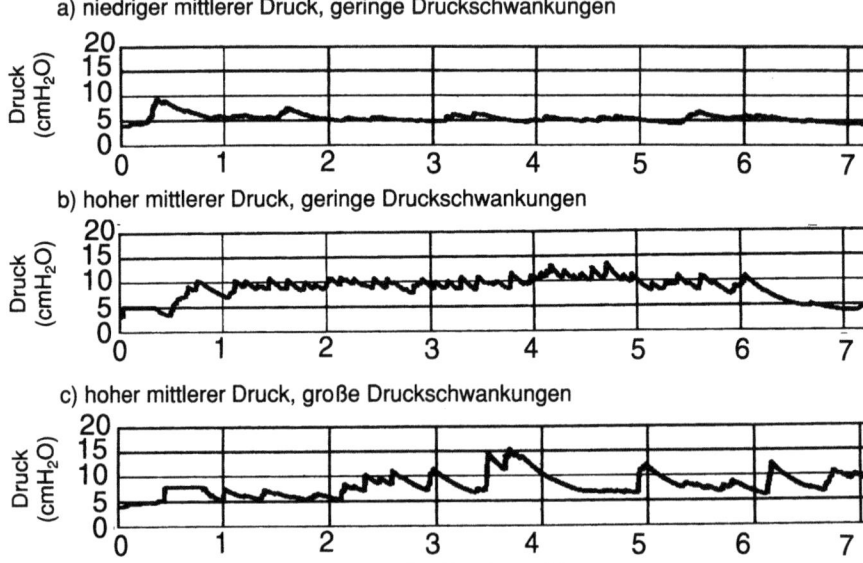

Abb. 8. Charakteristische Druckzeitkurven im AutoSet-Protokoll bei Patienten mit OSA. (Nach Teschler et al. 1996)

Um eine Aussage über die Änderung des effektiven nCPAP-Drucks im zeitlichen Verlauf machen zu können, wurden diese 20 Patienten nach 3 und 8 Monaten erneut mit AutoSet titriert (Teschler et al. 1997). In diesem Zeitintervall fand sich eine erstaunlich geringe Variabilität (± 1,1 mbar) des automatisch titrierten nCPAP-Drucks (Abb. 11). Bei dieser Vorgehensweise halten wir die von Konermann (Konermann et al. 1995) und Series (Series et al. 1994) 3 bzw. 9 Monate nach der ersten manuellen Druckermittlung vorgeschlagenen manuellen Kontrolltitrationen für entbehrlich.

Eine automatische Titration bedeutet nicht, daß der Patient nicht überwacht ist: Natürlich ist das medizinische Überwachungspersonal im Schlaflabor weiterhin anwesend, so daß der Patient im Bedarfsfall immer eine Ansprechperson in der Nacht hat. Bei relevanten Leckströmungen muß der Maskensitz überprüft werden. Als minimale Überwachung wird von uns eine Pulsoximetrie durchgeführt. Wenn bei problematischer nCPAP-Therapie eine Überprüfung der Einstellung mit Hilfe der Autotitration erfolgt, ist eine polysomnographische Überwachung notwendig.

Nach erfolgreicher Geräteanpassung verläßt der Patient das Schlaflabor. Er bleibt jedoch einen weiteren Tag in der Klinik. In dieser Zeit macht er sich mit dem Gerät vertraut und erlernt das sachgerechte Anlegen der Nasenmaske mit verstellbaren Gurten am Kopf, da nur so der Bildung von Druckstellen an der Gesichtshaut, insbesondere am Nasenrücken, vorgebeugt werden kann. Wenn angezeigt, werden prophylaktische Maßnahmen zur Verhinderung der Austrocknung der Nasen- und Rachenschleimhäute mittels ätherischer Öle oder mineralischer Salben vermittelt.

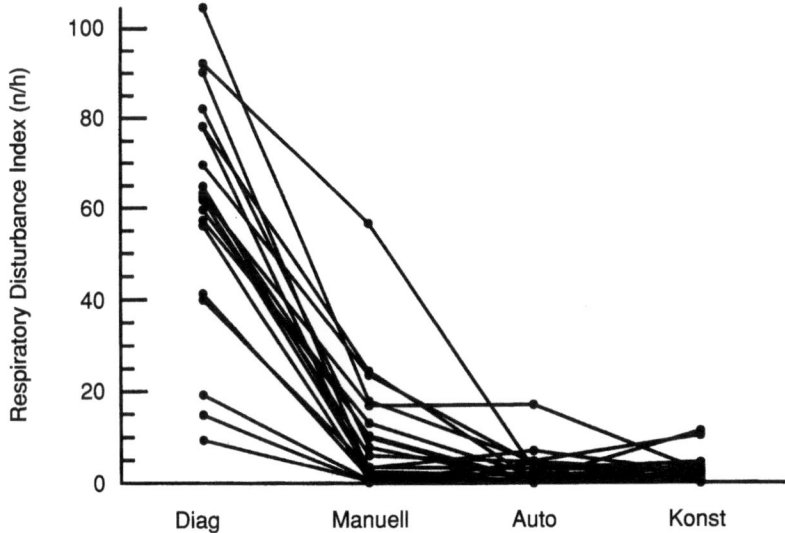

Abb. 9. Effekt von nasalem CPAP auf den Respiratory Disturbance Index (RDI) von 20 Patienten mit obstruktiver Schlafapnoe: Diag: Dagnostiknacht ohne CPAP, Manuell: manuelle Titrationsnacht mit konstantem CPAP, Auto: automatische Titration mit klinischem AutoSet, Konst: konventionelle nCPAP-Therapie mit konstantem Druck, welcher der 95%-Percentile der AutoSet-Druckkurve entspricht. (Nach Teschler et al. 1996)

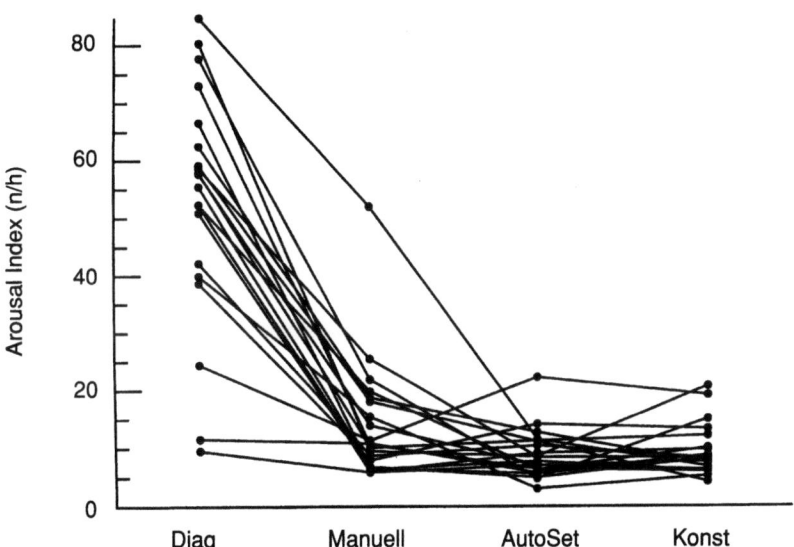

Abb. 10. Effekt von nasalem CPAP auf den Arousalindex von 20 Patienten mit obstruktiver Schlafapnoe: Diag: Dagnostiknacht ohne CPAP, Manuell: manuelle Titrationsnacht mit konstantem CPAP, Auto: automatische Titration mit klinischem AutoSet, Konst: konventionelle nCPAP-Therapie mit konstantem Druck, welcher der 95er Perzentile der AutoSet-Druckkurve entspricht. (Nach Teschler et al. 1996)

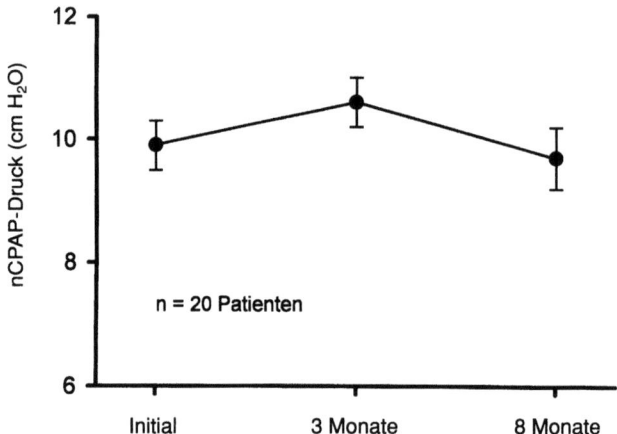

Abb. 11. nCPAP-Druck bei initialer Titration sowie automatischer Retitration nach 3 und 8 Monaten der Behandlung mit einem konventionellen nCPAP-Gerät. Die Mittelwerte entsprechen den 95er Perzentile des Druckverlaufs während der Titrationsnacht mit dem klinischen AutoSet, die Fehlerwerte den 95% Konfidenzintervallen. (Nach Teschler et al. 1997)

Behandlungserfolg

Im eigenen Labor beträgt die Zahl der Patienten, die initial nicht auf nCPAP eingestellt werden können derzeit 3%, andere Autoren berichten von bis zu 5% (Kryger 1994). Gründe hierfür sind die prinzipielle Ablehnung von nCPAP auch nach intensiver Aufklärung, Angstzustände, Erstickungsgefühle oder Panikreaktionen, sowie eine nicht behandelte Behinderung der Nasenatmung oder Verlegung im Pharynx (Sullivan u. Grunstein; Becker et al. 1991).

Da nCPAP bei optimalem Druck den Kollaps der oberen Atemwege effizient beseitigt, setzt die Wirksamkeit sofort ein. Besonders das schwere obstruktive Schlafapnoesyndrom des jungen Patienten mit ausgeprägter Schlaffragmentation, tiefen Entsättigungen, erheblicher Einschlafneigung und entsprechender Leidensgeschichte ist für den Schlafmediziner ein therapeutisch sehr dankbares Krankheitsbild: Der Patient berichtet am ersten Morgen nach der Therapie, er habe „so gut geschlafen wie noch nie." In diesem Fall muß man sich um die Compliance kaum Gedanken machen.

Schlafphysiologisch findet sich in den ersten Nächten bei diesen Fällen eine erhebliche Zunahme und Verlängerung von REM- und Tiefschlafphasen (sog. Rebound-Phänomen; Sullivan u. Grunstein 1994).

Bei der Mehrzahl der Patienten läßt sich der *volle Therapieeffekt* jedoch erst *nach Wochen bis Monaten* beurteilen. Dies gilt vorwiegend für die Beseitigung von Konzentrationsstörungen oder anderen psychomentalen Symptomen, und die Rückbildung oder Besserung kardiovaskulärer Folgen der Schlafapnoe und den Libidoverlust. Es ist daher wichtig, den Patienten darauf hinzuweisen, daß der subjektive Therapieerfolg sich (meistens) nicht in der ersten Nacht einstellt, da oft die ungewohnten Unannehmlichkeiten (Maskendruck, erschwerte Ausatmung etc.) im Vordergund stehen. Wenn auf der anderen Seite nach ca. ein bis zwei Wochen konsequenter Anwendung (d.h. mindestens 5 h/Nacht) trotz Akzeptanz unverändert Symptome bestehen, die im Normalfall zumindest gebessert sein sollten, ist die Einstellung am besten unter polysomnographischer Kontrolle zu überprüfen. Auch ist die gesamte Differentialdiagnostik erneut zu überdenken.

Nebenwirkungen

Im Gegensatz zu operativen Behandlungsmethoden wie der Uvulopalatopharyngoplastik oder Tracheotomie sind keine *irreversiblen Nebenwirkungen* zu befürchten.

In der Einstellungsphase sind akut auftretende Nebenwirkungen selten, aber gewöhnlich rechtzeitig erkennbar. Gefürchtet sind auf *REM-Rebound* zurückzuführende langfristige Hypoventilationsphasen mit Entwicklung einer schweren Hypoxämie, bei vorgeschädigtem Herzen die akute kardiale Dekompensation und gravierende Herzrhythmusstörungen sowie als Rarität akute inspiratorische Luftnot, hervorgerufen durch die Einwirkung des CPAP-Drucks auf eine instabile Epiglottis (Stammnitz et al. 1995).

Eine Fülle unterschiedlicher Ursachen des primären oder sekundären Therapieversagens von nCPAP sind bekannt. Die wichtigsten Gründe und Behandlungsmöglichkeiten sind nach Angaben von Becker et al. (1991):

Gründe und Behandlungsmöglichkeiten bei primärem oder sekundärem nCPAP-Versagen (nach H. Becker et al. 1991)

Gründe eines primären nCPAP-Versagens
- Mangelnde Aufklärung und Motivation
- Ungenügende Erfahrung mit der nCPAP-Einstellung
- Gerät und/oder Schlauch /Maske defekt
- Anatomische Defekte im Nasen-Rachen-Raum
- Zustand nach UPPP
- Ausgeprägte Mundatmung
- OSA kombiniert mit zentraler Schlafapnoe/alveolärer Hypoventilation
- Overlapsyndrom (OSA + COPD)
- Zu hoher nCPAP-Druck oder Intoleranz der druckbedingt erschwerten Exspiration

Behandlungsmöglichkeiten bei primärem nCPAP-Versagen
- Intensive Aufklärung und Beratung
- Tagsüber mit dem nCPAP-Gerät üben
- Operative/medikamentöse Therapie der Nasenatmungsbehinderung
- nCPAP-Gerät mit Rampenfunktion
- nCPAP-Druck langsam steigern

- Geringe verbleibende Apnoezahl in Kauf nehmen
- Leises nCPAP-Gerät, leises Maskensystem
- Geräuschdämpfung am Luftauslaßschlitz/-ventil
- Bei Mundatmung Kinnbinde, individuelle Maske, Mundpflaster
- Bei Masken-Mundleck evtl. Zahnprothese tragen
- Behandlung der bronchialen Obstruktion
- Bei hohem nCPAP-Druck evtl. Auto-Titration

Gründe eines sekundären nCPAP-Versagens
- Mangelnde Motivation/Aufklärung
- Nasennebenhöhlenentzündung/Kopfschmerzen
- Rhinitis (allergisch/chronisch)
- Austrocknung der Nasen-/Rachenschleimhäute
- Druckstellen/Allergien durch die Nasenmaske
- Störende Luftströmung durch Maskenundichtigkeit
- Intoleranz der druckbedingt erschwerten Exspiration
- Lärmbelästigung durch das Gebläse-/Maskengeräusch

Maßnahmen bei sekundärem Therapieversagen
- Mangelnde Motivation/Aufklärung
  - Patienten intensiv schulen
  - Mitarbeit/Besuch bei einer Selbsthilfegruppe empfehlen
  - Angehörige informieren
  - Hausarzt in die Betreuung einbeziehen
- Schleimhautentzündung/Austrocknung
  - HNO-Konsil
  - Nasensalben
  - Kurzzeitig (z. B. saisonal) topische Kortikosteroide
  - Erhöhung der Raumtemperatur/Luftfeuchtigkeit
  - Warmluftbefeuchter verwenden
- Mundatmung/-leck
  - Behinderte Nasenatmung ausschließen bzw. behandeln
  - Kinnbinde selten hilfreich
  - Warmluftbefeuchter verordnen
  - Mundpflaster
- Druckintoleranz
  - Umstellung auf Auto-Titration (individuell testen)
  - Umstellung auf Bilevel-Gerät (individuell testen)
- Geräuschbelästigung
  - Veraltetes gegen modernes Gerät mit geringerem Geräuschpegel austauschen
  - Maske oder Luftauslaßventil gegen leiseres System austauschen
  - Gerät mittels Schlauchverlängerung aus dem Schlafraum verlagern
  - CPAP-Druck so niedrig wie möglich wählen

Hauptsächliche Nebenwirkungen betreffen den Sitz der Maske sowie Schleimhautaffektionen: Durch die Auswahl der passenden Maske neuester Generation sollten Druckstellen minimiert werden. Die Vermeidung von Leckströmungen ist eminent wichtig: Entweicht Luft unter der Maske, treten hierdurch verursachte Weckreaktionen auf, es kann zu einem Druckabfall kommen oder bei Strömung in die Augen werden die Bindehäute gereizt. Der Sitz der Maske sollte vor Entlassung des Patienten mit dem erforderlichen Druck im Wachzustand überprüft werden. Bei fehlenden oberen Zähnen ist gewöhnlich die Verwendung der Zahnprothese auch nachts nötig, um einen guten Maskensitz zu erreichen. Ein bislang ungelöstes Problem ist das oft erhebliche Mundleck mit Austrocknung der Nasen- und Rachenschleimhäute bei Patienten mit Zustand nach UPPP, da der weiche Gaumen nach der Operation oft nicht mehr genügend abdichtet.

Die wichtigste weil häufigste (bis 55 %) Nebenwirkung der nCPAP-Therapie betrifft die Nasenschleimhaut, wo die Störungen von einer leichten Symptomatik bis hin zu einer ausgeprägten Rhinitis oder Austrocknung mit schwerer Epistaxis (Strumpf et al. 1989) reichen können. Therapeutisch empfiehlt sich ein abgestuftes Konzept, das vom Einsatz von Nasensalben und -ölen über topische Steroide bis hin zum Warmluftbefeuchter reicht. Die Erwärmung und Anfeuchtung der Luft mit Hilfe eines entsprechenden Befeuchters ist in dieser Situation zumeist die effektivste Behandlungsmethode. Warmluftbefeuchter haben sich gegenüber früher ebenfalls eingesetzten Kaltluftbefeuchtern als überlegen erwiesen (Richards et al. 1996). Doch ist die routinemäßige Verschreibung eines Befeuchters nicht erforderlich, da bei einigen Patienten rhinitische Beschwerden in der Anfangsphase von vorübergehender Natur sind.

Langzeitakzeptanz

Die Langzeitakzeptanz von nCPAP wird je nach Beobachtungszeitraum auf ca. 60 % bis 85 % beziffert (Becker 1991; Guilleminault 1990; Krieger 1992). Die Compliance der Patienten wird an den Betriebsstunden des Gerätes abgelesen, was mit dem aktuellen Gebrauch des Geräts gut übereinstimmt. Dies gilt insbesondere für Geräte, bei denen der Stundenzähler abgeschaltet wird, wenn der Betriebsdruck unter einen kritischen Wert (z. B. 2 mbar beim z. B. Sullivan IV) absinkt.

Zirka 10–15 % der Patienten lehnen die Therapie bereits im ersten Quartal nach Beginn der Behandlung ab. Berücksichtigt man die Rate an (ungefährlichen) Nebenwirkungen, wird klar, daß die überragende Mehrheit der Patienten von der Therapie profitiert. Verbessert wird die Langzeitcompliance durch *richtige Indikationsstellung*, umfängliche *Patienten-Information* und *regelmäßige ambulante Betreuung*, die bei Problemen auch sofort und wenn nötig stationär möglich sein muß (Likar et al. 1997). Wichtig ist es, bei jeder Kontrolluntersuchung regelmäßig das Gerät und Schlauch-/Maskensystem zu überprüfen und defekte Teile sowie die eingebauten Staubfilter rechtzeitig auszutauschen. Hinzu kommt der Ersatz technisch völlig veralteter Systeme. Die derzeit auf dem Markt befindlichen Fabrikate weisen ein geringeres Gewicht auf, sind leiser und bieten nützliche Besonderheiten wie die Rampenfunktion.

Variabler Druck in In- und Exspiration

Der bei obstruktiver Apnoe zur Offenhaltung der Atemwege benötigte Druck ist in der Inspiration größer als in der Exspiration. Das von der Firma Respironics auf der Basis eines CPAP-Gerätes entwickelte BiPAP-System (Bi-level positive airway pressure) regelt den in- und exspiratorischen Druck getrennt entsprechend den eingestellten Druckwerten für IPAP (I = Inspiration) und EPAP (E = Exspiration). Mittlerweile sind neben dem BiPAP®-System mehrere Systeme mit getrennt einstellbaren Druckwerten verfügbar: z.B. Puritan-Bennett 335®, Puritan-Bennett, Tranquility bilevel; Hein- u. Löwenstein, VPAP; (ResMed-Pries).

Prinzipiell müssen folgende Arbeitsmodi dieser Systeme unterschieden werden: Im S-Modus („S" steht für „spontaneous") wird die Umschaltung zwischen IPAP und EPAP vom Patienten getriggert. Der erniedrigte Druck in der Exspiration bedeutet eine Erleichterung der Ausatmung, so daß der Modus bei Patienten eingesetzt werden kann, die über eine erschwerte Exspiration unter dem erforderlichen Druck zu Offenhalten der Atemwege berichten. Eigenartigerweise wird durch den Einsatz dieses Modus keine erhöhte Compliance gegenüber der einfachen CPAP-Therapie erreicht. Dies wurde in Studien gezeigt, bei denen die Patienten nicht über den eingesetzten Modus informiert waren (Reeves-Hoche et al. 1995; Schönhofer et al. 1996). Auch bei freiwilliger Wahl der Betriebsart, nachdem beide Modi eingesetzt wurden, entschieden sich nicht mehr Patienten für ein Gerät mit exspiratorischer Drucksenkung.

S/T steht für „Spontaneous/Timed" und bedeutet, daß einerseits der Spontanmodus des BiPAP S verfügbar ist und andererseits zusätzlich zwischen dem S/T-Modus und T-Modus gewählt werden kann.

Im S/T-Modus wird eine Mindestatemfrequenz eingestellt, bei deren Unterschreitung das Gerät automatisch auf IPAP umschaltet, womit die Inspiration eingeleitet wird. Dieser Modus wird eingesetzt bei zentraler Schlafapnoe, gemischtförmiger Schlafapnoe mit weiterhin hohem Anteil *zentraler Apnoephasen* unter CPAP und bei verschiedenen Formen von *Hypoventilations-Syndromen*, für die früher nur die IPPV- oder volumenkontrollierte Beatmung zur Verfügung stand. Wir verwenden den S/T-Modus teilweise auch in der Gewöhnungsphase an den T-Modus.

Im T-Modus schaltet das Gerät festfrequent in Abhängigkeit von der gewählten Einstellung für Atemfrequenz und In-/Exspirationsverhältnis zwischen IPAP und EPAP um. Hier handelt es sich im Prinzip um eine drucklimitierte Beatmung, die eingesetzt wird bei verschiedenen Formen der chronischen als auch der akuten schweren respiratorischen Insuffizienz. Möglicherweise bietet diese Beatmungsform auch eine therapeutische Option bei schwerer periodischer Atmung, die auf andere Art nicht anzugehen ist. Diesbezüglich sind keine allgemeinen Empfehlungen zu geben, da diese Therapie noch Gegenstand intensiver Forschung ist.

Durchführung der Einstellung. Für die Einstellung der Therapie mit variablem Druckniveau existieren keine allgemein anerkannten Regeln. Bei der Anwendung eines S-Modus in einem Patienten mit OSA, der Schwierigkeiten mit der

Exspiration hat, kann der exspiratorische Druck natürlich nur soweit abgesenkt werden, wie die Obstruktion in beiden Phasen des Atemzyklus effektiv behandelt ist.

Die Einstellung des S/T-Modus bzw. des T-Modus bei schwerer respiratorischer Insuffizienz, alveolärer Hypoventilation oder auch periodischer Atmung bleibt spezialisierten Zentren vorbehalten und wird an dieser Stelle nicht erörtert.

Langzeitbetreuung

Um den Stufenplan der Therapie in der Betreuung konsequent durchführen zu können, ist bei allen Patienten mit schlafbezogenen Atem- und Kreislaufstörungen unabhängig vom Schweregrad eine konsequente Langzeitbetreuung erforderlich (Fischer et al. 1994; Sanders 1994). Wie die Therapie haben sich Intervall und Art der Durchführung (ambulant, stationär, interdisziplinär, polysomnographisch, mit ambulantem Monitoring-System usw.) nach dem individuellen Risiko des Patienten und nach eventuellen Nebenwirkungen der eingeleiteten Therapie zu richten. Der Therapieerfolg, aber auch Mißerfolge und Nebenwirkungen werden dokumentiert und im weiteren Therapieplan berücksichtigt.

Bei der nCPAP-Therapie, die für den Patienten in der Regel eine völlig neue Behandlungsmodalität darstellt, ist es ratsam, dem Anwender eine Kontaktadresse mitzugeben, an die er sich jederzeit mit Fragen wenden kann. Auch haben mindestens zwei Studien gezeigt, daß der Erfolg der Therapie (Compliance, durchschnittliche Anwendungsdauer pro Nacht) durch intensive ambulante Betreuung in den ersten Monaten nach Einleitung der Therapie wesentlich verbessert werden kann (Likar et al. 1997; Hoy et al. 1997).

Grad der Behinderung/Minderung der Erwerbsfähigkeit

Die Einordnung einer SBAS in der Sozialversicherung/Rentenversicherung ist schwierig, da bis jetzt keine allgemein akzeptierten verbindlichen Einstufungen vorgenommen wurden. Mit der Veröffentlichung von Leitlinien der Deutschen Gesellschaft für Schlafmedizin und Schlafforschung für die Begutachtung von Patienten mit SBAS ist allerdings in den nächsten Monaten zu rechnen.

In den aktuellen Gutachterrichtlinien des Jahres 1997 (Bundesministerium für Arbeit und Sozialordnung 1997) wurden erstmals folgende Grade der Behinderung (GdB) bzw. folgende Minderung der Erwerbsfähigkeit (MdE) empfohlen:

1. Ein obstruktives bzw. gemischtes Schlafapnoesyndrom mit der Indikation zu einer nCPAP-Therapie wird mit 20% entschädigt.
2. Ist eine nCPAP-Therapie nicht durchführbar, erhöht sich der GdB/MdE auf wenigstens 50%, wobei Folgeerscheinungen oder kardiovaskuläre Komplikationen bei der Einschätzung zu berücksichtigen sind. Die Diagnose der SBAS hat in einem Schlaflabor zu erfolgen.
3. Ohne Notwendigkeit einer nCPAP-Therapie beträgt der GdB/MdE 0–10%.

Literatur

Afzelius LE, Elmqvist D, Hougaard K, Laurin S, Nilsson B, Risberg AM (1981) Sleep apnea syndrome – an alternative treatment to tracheostomy. Laryngoscope 91(2):285–291

Aubert-Tulkens G, Hamoir M, Van den Eeckhaut J, Rodenstein DO (1989) Failure of tonsil and nose surgery in adults with long-standing severe sleep apnea syndrome. Arch Intern Med 149(9):2118–2121

Becker H (1991) Nasales CPAP und BiPAP. Effekt und Akzeptanz. In: Petro W, Netzer N (eds) Schlafapnoe-Screening. Dustri, München-Deisenhofen 82–92

Becker H, Faust M, Fett I, Kublik A, Peter JH, Riess M, Wichert P von (1989) Langzeitakzeptanz der nCPAP-Therapie bei 70 Patienten mit einer Behandlungsdauer von über sechs Monaten. Pneumologie 43(Suppl) 1:643–646

Becker H, Fett I, Nees E, Peter JH, Von Wichert P (1991) Behandlung primärer und sekundärer Therapieversager der nCPAP-Behandlung bei Patienten mit Schlafapnoe. Pneumologie 45(Suppl) 1:301–305

Berry RB, Gleeson K (1997) Respiratory arousal from sleep: Mechanisms and significance. Sleep 20(8):654–675

Bonora M, Shields GI, Knuth SL, Bartlett DJ S (1984) Selective depression by ethanol of upper airway respiratory motor activity in cats. Am Rev Resp Dis 130(2):156–161

Brownell KD, Rodin J (1994) Medical, metabolic, and psychological effects of weight cycling. Arch Intern Med 154(12):1325–1330

Brownell LG, West P, Sweatman P, Acres JC, Kryger MH (1982) Protriptyline in obstructive sleep apnea: a double-blind trial. N Engl J Med 307(17):1037–1042

Bundesministerium für Arbeit und Sozialordnung (1998) Anhaltspunkte für die ärztliche Gutachtertätigkeit im sozialen Entschädigungsrecht und nach dem Schwerbehindertengesetz

Buyse B, Michiels E, Bouillon R, Bobbaers H, Demedts M (1997) Relief of sleep apnea after treatment of acromegaly: report of three cases and review of the literature. Eur Respir J 10(6):1401–1404

Cartwright RD (1984) Effect of sleep position on sleep apnea severity. Sleep 7(2):110–114

Cartwright RD, Samelson CF (1982) The effects of a nonsurgical treatment for obstructive sleep apnea. The tongue-retaining device. JAMA 248(6):705–709

Clark RW, Schmidt HS, Schaal SF, Boudoulas H, Schuller DE (1979) Sleep apnea: Treatment with protriptyline. Neurology 29(9 Pt 1):1287–1292

Clark GT, Arand DL, Chung E, Tong D (1993) Effect of anterior mandibular repositioning on obstructive sleep apnea. Am Rev Resp Dis 149:182–189

Clark GT, Blumenfeld I, Yoffe N, Peled E, Lavie P (1996) A crossover study comparing the efficacy of continuous positive airway pressure with anterior mandibular positioning devices on patients with obstructive sleep apnea. Chest 109(6):1477–1483

Condos R, Norman RG, Krishnasamy I, Peduzzi N, Goldring RM, Rapoport DM (1994) Flow limitation as a noninvasive assessment of residual upper- airway resistance during continuous positive airway pressure therapy of obstructive sleep apnea. Am J Resp Crit Care Med 150(2):475–480

Dayal VS, Phillipson EA (1985) Nasal surgery in the management of sleep apnea. Ann Otol Rhinol Laryngol 94(6 Pt 1):550–554

De Backer WA (1995) Central sleep apnoea, pathogenesis and treatment: an overview and perspective. Eur Respir J 8(8):1372–1383

Dolly FR, Block AJ (1982) Effect of flurazepam on sleep-disordered breathing and nocturnal oxygen desaturation in asymptomatic subjects. Am J Med 73(2):239–243

Engleman HM, Martin SE, Deary IJ, Douglas NJ (1997) Effect of CPAP therapy on daytime function in patients with mild sleep apnoea/hypopnoea syndrome. Thorax 52(2):114–119

Ferguson KA, Ono T, Lowe A, Al-Mayed S, Love LL, Fleetham J (1997) Thorax 52(4):362–368

Findley LJ, Wilhoit SC, Suratt PM (1985) Apnea duration and hypoxemia during REM sleep in patients with obstructive sleep apnea. Chest 87(4):432–436

Fischer J, Dorow P, Koehler D, Mayer G, Peter JH, Podszus T, Raschke F, Ruehle K-H, Schulz V (1994) Empfehlungen zur Diagnostik und Therapie nächtlicher Atmungs- und Kreislaufregulationsstörungen. Pneumologie 48:324–327
George CF, Millar TW, Kryger MH (1988) Sleep apnea and body position during sleep. Sleep 11(1):90–99
Gold AR, Bleecker ER, Smith PL (1985) A shift from central and mixed sleep apnea to obstructive sleep apnea resulting from low-flow oxygen. Am Rev Resp Dis 132(2):220–223
Gothe B, Cherniack NS, Williams L (1986) Effect of hypoxia on ventilatory and arousal responses to CO_2 during NREM sleep with and without flurazepam in young adults. Sleep 9(1):24–37
Grunstein RR, Sullivan CE (1988) Sleep apnea and hypothyroidism: mechanisms and management. Am J Med 85(6):775–779
Guilleminault C (1990) Treatment in obstructive sleep apnea. In: Guilleminault C, Partinen M (eds) Obstructive sleep apnea syndrome. Raven, New York
Guilleminault C, Stoohs R, Clerk A, Cetel M, Maistros P (1993) A cause of excessive daytime sleepiness: The upper airway resistance syndrome. Chest 104:781–787
Hanly PJ, Millar TW, Steljes DG, Baert R, Frais MA, Kryger MH (1989) The effect of oxygen on respiration and sleep in patients with congestive heart failure. Ann Intern Med 111(10): 777–782
Harrison TR, King CR (1934) Congestive heart failure: Cheyne Stokes respiration as the cause of paroxysmal dyspnea at the onset of sleep. Arch Intern Med 53:893–910
Hedemark LL, Kronenberg RS (1982) Ventilatory and heart rate responses to hypoxia and hypercapnia during sleep in adults. J Appl Physiol 53(2):307–312
Hein H, Behnke G, Jörres R et al. (1997) Theophylline for obstructive sleep apnea? [Abstract] Eur Respir J 10:(Suppl. 25) 177s
Hoy CJ, Vennelle M, Douglas NJ (1997) Can CPAP use be improved? [Abstract] Am J Resp Crit Care Med 155(4):304s
Issa FG, Sullivan CE (1982) Alcohol, snoring and sleep apnea. J Neurol Neurosurg Psychiatry 45:353–359
Issa FG, Sullivan CE (1986) Reversal of central sleep apnea using nasal CPAP. Chest 90(2): 165–171
Jarjour NN, Wilson P (1989) Pneumocephalus associated with nasal continuous positive airway pressure in a patient with sleep apnea syndrome. Chest 96(6):1425–1426
Javaheri S, Parker TJ, Wexler L, Liming JD, Lindower P, Roselle GA (1996) Effect of theophylline on sleep-disordered breathing in heart failure [see comments]. N Engl J Med 335(8): 562–567
Kass JE, Akers SM, Bartter TC, Pratter MR (1996) Rapid-eye-movement-specific sleep-disordered breathing: a possible cause of excessive daytime sleepiness. Am J Resp Crit Care Med 154(1):167–169
Konermann M, Sanner B, Burmann-Urbanek M, Horstensmeyer D, Laschewski F (1995) Konstanz der nCPAP-Druckwerte in der Langzeitüberwachung von Patienten mit obstruktiver Schlafapnoe. Dtsch Med Wochenschr 120(5):125–129
Krieger J (1992) Long-term compliance with nasal continuous positive airway pressure (CPAP) in obstructive sleep apnea patients and nonapneic snorers. Sleep 15(6 Suppl): S42–46
Krol RC, Knuth SL, Bartlett jr D (1984) Selective reduction of genioglossal muscle activity by alcohol in normal human subjects. Am Rev Resp Dis 129:247–250
Kryger MH (1994) Management of obstructive sleep apnea: Overview. In: Kryger MH, Roth T, Dement WC (eds) Principles and practice of sleep medicine. 2 ed. W.B. Saunders, Philadelphia 70:736–747
Levy P, Pepin JL, Mayer P, Wuyam B, Veale D (1996) Management of simple snoring, upper airway resistance syndrome, and moderate sleep apnea syndrome. Sleep 19 (suppl):S101–S110
Likar LL, Panciera TM, Erickson AD, Rounds S (1997) Group education sessions and compliance with nasal CPAP therapy. Chest 111(5):1273–1277
Martin RJ, Sanders MH, Gray BA, Pennock BE (1982) Acute and long-term ventilatory effects of hyperoxia in the adult sleep apnea syndrome. Am Rev Resp Dis 125(2):175–180

McEvoy RD, Sharp DJ, Thornton AT (1986) The effects of posture on obstructive sleep apnea. Am Rev Resp Dis 133(4):662-666

McNicholas WT, Carter JL, Rutherford R, Zamel N, Phillipson EA (1982) Beneficial effect of oxygen in primary alveolar hypoventilation with central sleep apnea. Am Rev Resp Dis 125(6):773-775

Meier-Ewert K, Brosig B (1987) Treatment of sleep apnea by prosthetic mandibular advancement. In: Peter JH, Podszus T, Von Wichert P (eds) Sleep related disorders and internal diseases. Springer, Berlin Heidelberg New York Tokyo 341-343

Miki H, Hida W, Chonan T, Kikuchi Y, Takishima T (1989) Effects of submental electrical stimulation during sleep on upper airway patency in patients with obstructive sleep apnea. Am Rev Resp Dis 140(5):1285-1289

Montserrat JM, Ballester E, Olivi H, Reolid A, Lloberes P, Morello A, Rodriguez-Roisin R (1995) Time-course of stepwise CPAP titration. Behavior of respiratory and neurological variables. Am J Resp Crit Care Med 152(6 Pt 1):1854-1859

Oksenberg A, Silverberg DS, Arons E, Radwan H (1997) Positional vs nonpositional sleep apnea patients: anthropometric, nocturnal polysomnographic, and multiple sleep latency test data. Chest 112(3):629-639

Olsen KD, Kern EB (1990) Nasal influences on snoring and obstructive sleep apnea. Mayo Clin Proc 65(8):1095-1105

Olsen KD, Suh KW, Staats BA (1981) Surgically correctable causes of sleep apnea syndrome. Otolaryngol Head Neck Surg 89(5):726-731

Orr WC, Imes NK, Martin RJ (1979) Progesterone therapy in obese patients with sleep apnea. Arch Intern Med 139(1):109-111

Peter JH (1990) Schlafapnoe-Syndrome. In: Krück F, Kaufmann W, Bünte W, Gladtke E, Tölle R (eds) Therapie-Handbuch. Urban & Schwarzenberg, München Wien Baltimore 515-518

Peter JH, Becker H, Blanke J, Clarenbach P, Mayer G, Raschke F, Rühle KH, Rüther E, Schläfke M, Schonbrunn E (1991) Empfehlungen für Diagnose, Therapie und Langzeitbetreuung von Patienten mit Schlafapnoe. Med Klin 86(1):46-50

Rajagopal KR, Abbrecht PH, Derderian SS, Pickett C, Hofeldt F, Tellis CJ, Zwillich CW (1984) Obstructive sleep apnea in hypothyroidism. Ann Intern Med 101(4):491-494

Reeves-Hoche MK, Hudgel DW, Meck R, Witteman R, Ross A, Zwillich CW (1995) Continuous versus bilevel positive airway pressure for obstructive sleep apnea. Am J Resp Crit Care Med 151(2 Pt 1):443-449

Richards GN, Cistulli PA, Ungar RG, Berthon-Jones M, Sullivan CE (1996) Mouth leak with nasal continuous positive airway pressure increases nasal airway resistance. Am J Resp Crit Care Med 154(1):182-186

Robinson RW, Zwillich CW (1994) Drugs and sleep respiration. In: Kryger MH, Roth T, Dement WC, (eds) Principles and practice of sleep medicine. 2 ed. WB Saunders, Philadelphia 60:603-620

Rubin AH, Eliaschar I, Joachim Z, Alroy G, Lavie P (1983) Effects of nasal surgery and tonsillectomy on sleep apnea. Bull Eur Physiopathol Respir 19(6):612-615

Sanders MH (1994) Medical therapy for sleep apnea. In: Kryger MH, Roth T, Dement WC (eds) Principles and practice of sleep medicine. 2 ed. W.B. Saunders, Philadelphia 66:678-693

Schmidt-Nowara WW, Meade TE, Hays MB (1991) Treatment of snoring and obstructive sleep apnea with a dental orthosis. Chest 99(6):1378-1385

Schönhofer B, Wenzel G, Wenzel M, Rolzhäuser HP, Köhler D (1996) Differentialtherapie des OSAS: nCPAP oder nBIPAP? AGNAK-Tagung Schmallenberg

Schönhofer B, Stoohs RA, Rager H, Wenzel M, Wenzel G, Köhler D (1997a) A new tongue advancement technique for sleep-disordered breathing: side effects and efficacy. Am J Resp Crit Care Med 155(2):732-738

Schönhofer B, Wenzel M, Barchfeld T, Siemon K, Rager H, Köhler D (1997b) Value of various intra- and extraoral therapeutic procedures for treatment of obstructive sleep apnea and snoring. Med Klin 92(3):167-174

Series F, Marc I, Cormier Y, La FJ (1994) Required levels of nasal continuous positive airway pressure during treatment of obstructive sleep apnoea. Eur Respir J 7(10):1776-1781

Sharp JT, Druz WS, D'Souza V, Diamond E (1985) Effect of metabolic acidosis upon sleep apnea. Chest 87(5):619–624

Smith PL, Haponik EF, Bleecker ER (1984) The effects of oxygen in patients with sleep apnea. Am Rev Resp Dis 130(6):958–963

Smith PL, Eisele DW, Podszus T, Penzel T, Grote L, Peter JH, Schwartz AR (1996) Electrical stimulation of upper airway musculature. Sleep 19(10 Suppl):S284–S287

Stammnitz A, Becker H, Schneider H, Peter JH, Wichert P (1995) Fehler und Gefahren bei der Einleitung der nasalen Beatmungstherapie obstruktiver Schlafapnoen. Pneumologie 49(Suppl 1):190–194

Strobel RJ, Rosen RC (1996) Obesity and weight loss in obstructive sleep apnea: A critical review. Sleep 19(2):104–115

Strohl KP, Hensley MJ, Saunders NA, Scharf SM, Brown R, Ingram RHJ (1981) Progesterone administration and progressive sleep apneas. JAMA 245(12):1230–1232

Strumpf DA, Harrop P, Dobbin J, Millman RP (1989) Massive epistaxis from nasal CPAP therapy. Chest 95(5):1141

Sullivan CE, Grunstein RR (1994) Continous positive airway pressure in sleep-disordered breathing. In: Kryger MH, Roth T, Dement WC (eds) Principles and practice of sleep medicine. 2 ed. W. B. Saunders, Philadelphia 67:694–705

Sullivan CE, Issa FG, Berthon-Jones M, Eves L (1981) Reversal of obstructive sleep apnoea by continuous positive airway pressure applied through the nares. Lancet 1(8225):862–865

Suratt PM, McTier RF, Findley LJ, Pohl SL, Wilhoit SC (1992) Effect of very-low-calorie diets with weight loss on obstructive sleep apnea. Am J Clin Nutr 56(1 Suppl):182S–184S

Terra SG, Oberg KC (1997) Medroxyprogesterone acetate in the treatment of obstructive sleep apnea. Ann Pharmacother 31(6):776–778

Teschler H et al. (1996) Eur Respir J 9:2371–2377

Teschler H, Farhat AA, Exner V, Konietzko N, Berthon-Jones M (1997) AutoSet nasal CPAP titration: constancy of pressure, compliance and effectiveness at 8 month follow-up. Eur Respir J 10:2073–2078

Teschler H, Thompson AB, Berthon-Jones M, Henkel A, Henry J, Konietzko N (1996) Automated continous positive airway pressure titration for obstructive sleep apnea syndrome. Am J Resp Crit Care Med 154:734–740

Teschler H, Berthon-Jones M (im Druck). Intelligent CPAP systems: Clinical experience. Thorax

Wessendorf TE, Teschler H, Baumann H, Brondics A, Dölle G, Lotz O, Meyer FJ, Berthon-Jones M, Konietzko N (1997) Die Wirkung von Alkohol auf den minimal effektiven nCPAP-Druck. Pneumologie 51(Suppl 3):697–814

Zwillich CW, Natalino MR, Sutton FD, Weil JV (1978) Effects of progesterone on chemosensitivity in normal men. J Lab Clin Med 92(2):262–269

12 Operative Therapie obstruktiver schlafbezogener Atemstörungen

W. Hochban

Konservative Therapiemethoden wie die nächtliche Heimbeatmungstherapie beseitigen zwar symptomatisch die nächtliche pharyngeale Obstruktion, müssen aber dazu lebenslang angewandt werden. Die nächtliche Heimbeatmungstherapie ist zwar risikolos, das allnächtliche Aufsetzen der Nasenmaske und der Anschluß an Schläuche ist aber trotz der erheblichen Verbesserung dieser Geräte nicht jedermanns Sache und kann gerade bei jüngeren Patienten erhebliche psychosoziale Probleme verursachen. Der Wunsch nach dauerhafter kausaler Therapie beispielsweise chirurgische Eingriffe ist daher nur allzu verständlich. Leider hat gerade in Deutschland der unkritische Einsatz ablativer Maßnahmen wie Weichteilresektionen im Rachen chirurgische Therapiemaßnahmen stark diskreditiert. Dieser Beitrag mag der Standortbestimmung und der Wertung chirurgischer Therapiemethoden zur Beseitigung obstruktiver schlafbezogener Atemstörungen (obstruktive Schlafapnoe, obstruktives Schnarchen) dienen. Das setzt zunächst voraus, daß tatsächlich überwiegend obstruktive und nicht zentrale schlafbezogene Atemstörungen vorliegen, so selbstverständlich dies klingen mag. Unklar ist ferner noch, ab wann bei obstruktiven schlafbezogenen Atemstörungen tatsächlich ein Therapiebedarf besteht. Während es nicht schwerfällt, nebenwirkungsarme konservative Maßnahmen probatorisch anzuwenden, sollte man sich bei der Erwägung chirurgischer Eingriffe derzeit an eindeutigen Befunden orientieren: ein RDI (Respiratory-disturbance-Index) bzw. AHI als Zahl der Apnoen und Hypopnoen pro Stunde Schlaf über 20 gilt als dringlich behandlungsbedürftig angesichts nachgewiesener erhöhter Mortalität. Dennoch können auch geringe Werte eine klare Indikation darstellen, wenn beispielsweise Atemstörungen, die den Begriff Apnoe oder Hypopnoe definitionsgemäß nicht erfüllen, durch repetitiven Arousal die Schlafstruktur zerstören.

Tracheotomie

Vor Entwicklung der Heimbeatmungstherapie war die Tracheotomie die erste und einzige effektive Behandlungsmöglichkeit überhaupt (Valero u. Alroy 1965). Bei der Tracheotomie wird die pharyngeale Obstruktion durch Kurzschluß der Trachea umgangen. Heute besteht eine Indikation zur Tracheotomie sicherlich nur noch in extremen seltenen Fällen als Mittel der letzten Wahl.

Operative Korrektur pathologischer Veränderungen

Bei der nächtlichen pharyngealen Obstruktion im Schlaf handelt es sich um ein funktionelles, nicht um ein mechanisches Problem. Die Patienten mit obstruktiver Schlafapnoe haben im Wachen keine Atemprobleme, sondern erst im Schlaf, wenn die Aktivität bzw. Tonus der oberen Atemwegsmuskulatur nachläßt. Dennoch können mechanische Verlegungen der oberen Atemwege Einfluß nehmen, gemäß dem Bernoulli-Gesetz erhöht sich der inspiratorische Unterdruck bei Einengungen im Bereich der oberen Atemwege – beginnend bei der Nase bis hin zur Trachea.

Bei Kindern gilt der Zusammenhang zwischen chronischer nasaler oder pharyngealer Obstruktion der oberen Luftwege und Gedeihstörungen, erschwerter und unregelmäßiger Atmung, Schnarchen und obstruktiver Schlafapnoe als gesichert, wobei deren häufigste Ursachen in einer Hyperplasie der Tonsillen und Adenoide zu sehen sind. Ist bei Kindern mit diesen klinischen Symptomen die Diagnose obstruktive schlafbezogene Atemstörungen polygraphisch gesichert, stellt dementsprechend die Adenotonsillektomie die Therapie der ersten Wahl dar, die bei Kindern nahezu immer erfolgreich ist (Attal et al. 1992; Battistini et al. 1992; Brooks 1993a, 1993b; De Benedetto et al. 1992; Gaultier 1992; Kikuchi 1992; Mayer-Brix et al. 1991; Pestalozza et al. 1992; Shintani et al. 1992; Singer u. Saenger 1990; Viva et al. 1992).

Bei Erwachsenen dagegen gibt es nur wenige Einzelfälle, bei denen eine Adenotomie oder Tonsillektomie zu einer Beseitigung obstruktiver Apnoen ausreichte (Cheong et al. 1990; Moser u. Rajagopal 1987), in den meisten Fällen ist bei Erwachsenen die Adenotonsillektomie genauso wenig effektiv wie eine operative Korrektur zur Verbesserung der Nasenatmung sei es durch Septumkorrektur, Turbinektomie oder Verbesserung der Nasenklappenfunktion (Caldarelli et al. 1985; Dayal u. Phillipson 1985; Delport u. Mulder 1987; Heimer et al. 1983; Papsidero 1993; Regestein et al. 1988; Series et al. 1992). Am wenigsten angezeigt erscheint eine operative Korrektur zur Verbesserung der Nasenatmung bei Patienten mit kraniofazialen Auffälligkeiten (Series et al. 1993). Dennoch sollten eindeutig pathologische Veränderungen mit Verlegung der oberen Atemwege korrigiert und beseitigt werden – schon im Hinblick auf eine konservative Heimbeatmungstherapie; gleichzeitig sollten die Patienten aber im voraus darauf hingewiesen werden, daß damit in den allermeisten Fällen keine oder nur geringe Verbesserungen der schlafbezogenen Atemstörungen zu erwarten sind. Um dem Patienten unnötige Eingriffe zu ersparen, sollten entsprechende Korrekturen auf das Gesamtbehandlungskonzept abgestimmt werden; beispielsweise kann eine Septumkorrektur leicht im Rahmen einer Oberkieferosteotomie (s. unten) in einem Eingriff vorgenommen werden.

Pharyngeale Weichteilresektionen

Die Ineffizienz beispielsweise der Tonsillektomie zur Behandlung obstruktiver Apnoen bei Erwachsenen führte angesichts der oft hyperplastischen Schleimhäute im Velopharynx zur Entwicklung der sog. Uvulopalathopharyngoplastik (UPPP) unter der Vorstellung, das Pharnyxlumen mechanisch soweit zu erweitern, daß ein Kollaps nicht mehr möglich sei. Diese Maßnahme war 1964 (Ikematsu 1964) ausschließlich zur Beseitigung des Schnarchens eingeführt worden. Trotz zahlreicher Modifikationen (Chouard et al. 1988; Crestinu 1991; Fujita 1990; Guilleminault 1990; Katsantonis et al. 1989, 1990; O'Leary u. Millman 1991; Penek 1995; Pirsig et al. 1980) war eine effektive Beseitigung der Schlafapnoe unter Zugrundelegung gesicherter polysomnographischer Kriterien nur in einem geringen Prozentsatz möglich (Anand et al. 1991; Burgess et al. 1992; Crampette et al. 1992; Davis et al. 1993; Katsantonis et al. 1990; Larsson et al. 1991/1994; Miljeteig et al. 1994; Nieto et al. 1990; Ovesen et al. 1991; Polo et al. 1989; Riley et al. 1993a, Rodenstein 1992; Ruddy et al. 1991; Schäfer u. Pirsig 1991; Simmons u. Hochman 1990; Zohar et al. 1991). Auch eine ergänzende Weichteilresektion im Zungengrundbereich oder eine Zungenbeinaufhängung verbesserte die Erfolgsquote nur unwesentlich (Fujita 1990, 1993; Fujita et al. 1991; Riley et al. 1993a, 1993b, 1994). Die Komplikationsrate ist trotz aller Modifikationen nicht unerheblich und reicht von Todesfällen unmittelbar postoperativ (Anand et al. 1991; Johnson u. Sanders 1986) über nicht kalkulierbare Spätfolgen wie beispielsweise narbige Stenosen (Chouard et al. 1988; Croft u. Golding-Wood 1990; Finkelstein et al. 1988; Polo et al. 1989; Stepnick 1993) bis insbesondere zu velopharyngealer Insuffizienz mit offenem Näseln (Rhinophonia aperta) und Regurgitation von Speisen durch die Nase abhängig vom Ausmaß der Resektionen (Anand et al. 1991; Carenfelt u. Haraldsson 1993, Croft u. Golding-Wood 1990; Esclamado et al. 1989, Fairbanks 1993; Rodenstein 1992; Salas-Provance u. Kuehn 1990).

Das Hauptproblem liegt sicherlich neben dem rein mechanischen Ansatz darin, daß es trotz umfassender Bemühungen bislang nicht gelungen ist, eine zuverlässige präoperative Indikationsstellung zu erarbeiten, mit der es möglich ist, die Erfolgswahrscheinlichkeit für den Eingriff deutlich zu erhöhen (Anand et al. 1991; Asakura et al. 1990; Croft u. Pringle 1991; Fairbanks 1993; Fleury et al. 1989; Hudgel et al. 1991; Katsantonis et al. 1989; Launois et al. 1993; Macnab et al. 1992; Petri et al. 1994; Philip-Joet et al. 1991; Ramalingam u. Smith 1990; Redondo et al. 1990; Rodenstein 1992; Ryan et al. 1990, 1991; Schäfer u. Pirsig 1991; Shepard u. Olsen 1990). Eine Möglichkeit der funktionellen Einflußnahme bei tatsächlich nur auf den Velopharynx lokalisierter Obstruktion ist vielleicht die Straffung des Gaumensegels transpalatinal (Hochban 1995; Wiltfang et al. 1995; Woodson u. Toohill 1993).

Ober-/Unterkiefer-Osteotomien

Noch vor Einführung der Heimbeatmungstherapie wurden obstruktive schlafbezogene Atemstörungen in Einzelfällen mit extremer Mikrognathie erfolgreich beseitigt, indem die skelettalen Veränderungen durch Osteotomie korrigiert wurden (Bear u. Priest 1980; Kuo et al. 1979; Valero u. Alroy 1965).

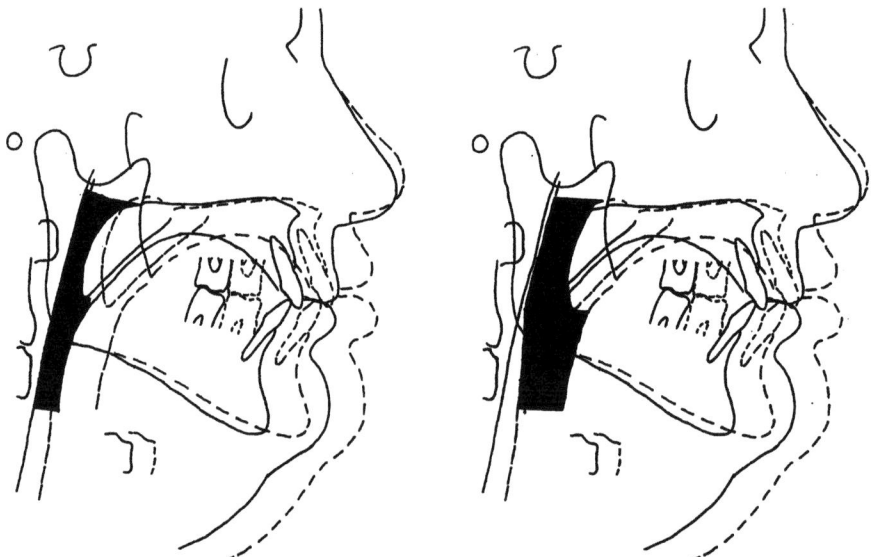

Abb. 1. Postoperative Veränderungen durch Ober- und Unterkieferosteotomie mit Vorverlagerung um je 10 mm. Mit der skelettalen Veränderung (präoperativ: *durchgezogene Linie*; postoperativ: *gestrichelt*) einher geht eine entsprechend Erweiterung des gesamten Pharynx (*links* die Ausmaße des Pharynx präoperativ, *rechts* postoperativ jeweils *schwarz unterlegt*)

Operationstechniken zu Osteomien des Ober- und Unterkiefers mit entsprechender Verlagerung sind als Routineverfahren in der Mund-, Kiefer-, Gesichtschirurgie seit Jahrzehnten zur Korrektur von Dysgnathien etabliert und können prinzipiell in jeder mund-, kiefer-, gesichtschirurgischen Praxis durchgeführt werden. Normalerweise werden Osteomien des Ober- und Unterkiefers erst im Erwachsenenalter nach Abschluß des Wachstums vorgenommen, um einerseits keine Wachstumsstörungen zu provozieren, hauptsächlich aber weil sich spätere Auswirkungen des Wachstums nicht vorhersehen lassen und ggf. weitere Korrekturen erfordern. Nichtsdestotrotz können notfalls erforderliche operative Maßnahmen bereits im Kindesalter eingesetzt werden, wie z. B. die Kallusdistraktion nach Ilizarov zur Verlängerung des Unterkiefers oder die unmittelbare Rekonstruktion bei Aplasien durch osteokartilaginäre Transplantate (Hochban u. Hoch, im Druck). Durch Vorverlagerung des Ober- bzw. Unterkiefers kommt es zu einer Vorverlagerung der daran fixierten Weichteile speziell der Mundboden- und Zungenmuskulatur, aber auch der Velum- und Velopharynxmuskulatur und somit einerseits zu einer (mechanischen) Erweiterung des Pharynx (Abb. 1), aber insbesondere zu einer funktionellen Beeinflussung durch Straffung dieser Muskeln und Faszien, der wahrscheinlich die entscheidende Bedeutung zukommt (Hochban 1995).

Nicht alle Patienten scheinen für eine Behandlung durch Ober- und Unterkieferosteotomie geeignet (Waite u. Wooten 1992), aber im Gegensatz zur UPPP war es möglich, Indikationen und Kontraindikationen für eine chirurgische

Tabelle 1. Indikationen und Kontraindikationen zur Ober- und Unterkieferosteotomie (MMO). *PAS* = Posterior airway space (auf Unterkieferebene); *RDI* = Respiratory Disturbance Index; *AI* = Apnoe Index

Indikationen	Kontraindikationen
Obstruktive schlafbezogene Atemstörungen	Nichtobstruktive schlafbezogene Atemstörungen
RDI > 20? (AI > 10?)	Obstruktive schlafbezogene Atemstörungen von extrem langer Dauer?
	Erhebliches Übergewicht (> 30%)
	Alkohol-/Medikamenten-Abusus
	Hohes Alter? (veränderte Schlafstruktur im Alter)
Kephalometrisch pharyngeale Obstruktion im Zungengrund:	Kephalometrisch:
PAS < 11 mm und kraniofaziale Veränderungen (Maxilla-/Mandibula-Retrognathie)	PAS > 10 mm, keine kraniofazialen Veränderungen Maxilla-/Mandibula-Retrognathie)
PAS < 10 mm mit/ohne kraniofaziale Veränderungen (Maxilla-/Mandibula-Retrognathie)	PAS > 11 mm trotz kraniofazialen Veränderungen (Maxilla-/Mandibula-Retrognathie)

Behandlung durch Ober- und Unterkieferosteotomie zu erarbeiten (Hochban 1995; Hochban u. Brandenburg 1993), die den Therapieerfolg mit hoher Wahrscheinlichkeit prognostizierbar machen (Tabelle 1). Bei polysomnographisch gesicherten obstruktiven Apnoen oder auch gemischten Apnoen mit überwiegend obstruktivem Anteil und eindeutiger Therapiebedürftigkeit erfolgt die Indikationsstellung nach kephalometrischer Analyse bei Patienten mit kraniofazialen Befunden wie mandibulärer Retrognathie oder einem vertikalen dolichofazialen Gesichtstyp mit Einengung des Pharynx (Hochban 1995; Hochban u. Brandenburg 1993). In diesen Fällen ist *primär* eine simultane Ober- und Unterkiefervorverlagerung erfolgversprechend (s. Übersicht) und sollte dem Patienten als Therapiealternative angeboten werden.

Operationsprinzipien (Ober-/Unterkiefer-Osteotomie MMO)

- *Primär*
  - Vorverlagerung von Ober- und Unterkiefer (10 mm)
    Bei extremer Dysgnathie (mandibuläre Retrognathie):
    Vorverlagerung nur des Unterkiefers (10 mm).
- *Sekundär* (falls erforderlich):
  - Vorverlagerung des Kinns,
  - Straffung der Gaumenmuskulatur/Osteotomie der Gaumenplatte,
  - Uvulopalatopharyngoplastik (UPPP).

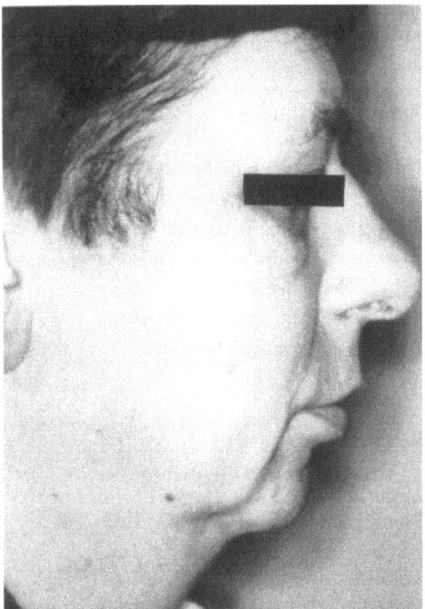 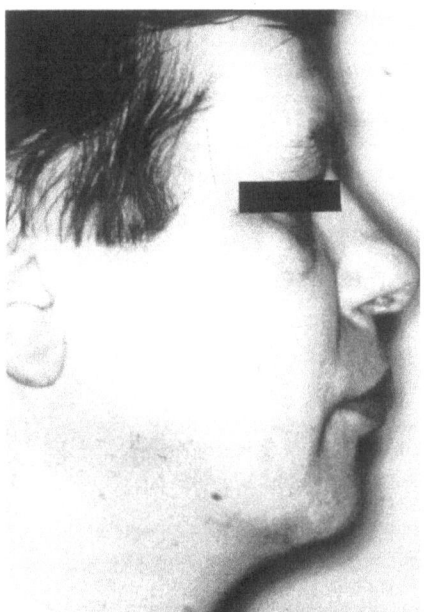

Abb. 2. Veränderungen nach Ober- und Unterkiefervorverlagerung (*links* präoperativ; *rechts* 3 Monate postoperativ)

Als standardisiertes Verfahren hat sich hierzu im Unterkiefer die beidseitige retromolare sagittale Osteotomie und im Oberkiefer die Le-Fort-I-Osteotomie bewährt. Jeweils über einen intraoralen Zugang wird der Unterkieferwinkel sagittal durchtrennt, die Segmente kulissenartig verschoben, ohne daß eine Knocheninterposition erforderlich ist. Die Kiefergelenksposition bleibt erhalten, ebenso der N. alveolaris inferior, der im zahntragenden Segment verbleibt. die am Unterkiefer ansetzenden Muskeln, Sehnen und Bänder werden mit vorgezogen und gestrafft. Die Vorverlagerung des Oberkiefers erfolgt durch Osteotomie auf Höhe der Le-Fort-I-Ebene. Die Fixation in der neuen Position geschieht im Oberkiefer durch Miniplatten und im Unterkiefer durch Minischraubenosteosynthese. Falls notwendig, kann bei der Mobilisation des Oberkiefers problemlos eine Korrektur der Nasenscheidewand zur Verbesserung des nasalen Luftstroms mit vorgenommen werden. Durch zwangsläufiges subperiostales Lösen der perinasalen Weichteile wird zudem die Nasenklappenfunktion beeinflußt, die Nasenflügelbasis tendenziell verbreitert.

Um einen ausreichenden Effekt zu gewährleisten, sollte das Ausmaß der Vorverlagerung v. a. im Unterkiefer in einer Größenordnung von mindestens 8 mm, besser 10 mm liegen (Hochban 1995). Bei eugnathen Bißverhältnissen erfolgt eine simultane Ober- und Unterkiefervorverlagerung, bei Dysgnathien ggf. eine gleichzeitige Bißlagekorrektur in Kombination mit einer kieferorthopädisch/ orthodontischen Therapie oder einer anschließenden prothetischen Korrektur der Einzelzahnstellungen. Wenn sich die pharyngeale Obstruktion bei extremen mandibulären Retrognathien auf den Zungengrund beschränkt, kann – in der genannten Größenordnung – eine alleinige Unterkiefervorverlagerung mit Bißlagekorrektur erwogen werden.

Erst *sekundär* sollten, falls überhaupt notwendig, ergänzende Kinn- oder Weichteilkorrekturen vorgenommen werden.

Angesichts des vorherrschenden retrognathen Gesichtstyps, bei dem dieses Vorgehen angezeigt ist, muß sich eine Ober- und Unterkiefervorverlagerung von 10 mm keineswegs negativ auf das Erscheinungsbild der Patienten auswirken (Abb. 2).

Bei über 40 eigenen Patienten wurde dieses Vorgehen bislang praktiziert, wobei in über 30 Fällen mittlerweile Verlaufskontrollen über mindestens ein Jahr vorliegen (Tabelle 2). Mit Ausnahme eines Patienten konnten die obstruktiven schlafbezogenen Atemstörungen durch alleinige Ober- und Unterkiefervorverlagerung beseitigt und der RDI (Zahl der Apnoen und Hypopnoen pro Stunde Schlaf) deutlich auf Werte unter 10 postoperativ reduziert werden. Diese Effekt erwies sich bislang als nahezu unverändert stabil. Bei einem Patienten mit einer Oberkiefervorverlagerung von nur 4 mm gelang dies nicht, postoperativ persistierten offenbar aufgrund der zu geringen Oberkiefervorverlagerung Obstruktionen auf Höhe des Velopharynx. Durch sekundäre Maßnahmen wie UPPP und eine transpalatinale Osteotomie der Gaumenplatte mit Vorverlagerung der daran anhaftenden Veleummuskulatur ließ sich zwar eine erhebliche, aber letztlich keine ausreichende Reduktion des RDI erzielen, zumal ein Jahr postoperativ wieder ein Anstieg mit Wiedereinsetzen der subjektiven Beschwerden zu verzeichnen war.

Tabelle 2. Therapie obstruktiver schlafbegzogener Atemstörungen durch Ober- und Unterkieferosteotomie (MMO): Therapieprinzipien und Ergebnisse am Beispiel des RDI (präoperativ, postoperativ und 1 Jahr postoperativ). *OK* Oberkiefer, *UK* Unterkiefer, *V* Vorverlagerung. [Mit Unterstützung der DFG (Deutsche Forschungsgemeinschaft)]

Patient			Therapie		Respiratory-disturbance-Index (RDI)		
Nr.	Alter (Jahre)	Geschlecht (m/w)		[mm]	prä-operativ	post-operativ	post-operativ 1 Jahr
1	40	m	OK/UK-V	(je 10)	41	1	1
2	22	m	OK/UK-V	(je 10)	41	2	3
3	21	m	OK/UK-V	(je 10)	51	0	0
4	56	m	OK/UK-V	(je 10)	53	4	1
5	32	w	OK/UK-V	(je 10)	30	0	5
6	48	m	OK/UK-V	(7/14)	44	5	2
7	55	m	OK/UK-V	(9/10)	43	3	5
8	51	m	OK/UK-V	(je 10)	47	3	8
9	43	m	OK/UK-V	(je 10)	23	1	7
10	57	m	1. OK/UK-V 2. UPP 3. Gaumen-V	(4/14) (5)	67	20	29
11	54	m	OK/UK-V	(je 10)	53	3	1
12	43	m	OK/UK-V	(je 10)	63	8	11

Tabelle 2 (Fortsetzung)

Patient			Therapie		Respiratory-disturbance-Index (RDI)		
Nr.	Alter (Jahre)	Geschlecht (m/w)		[mm]	prä-operativ	post-operativ	post-operativ 1 Jahr
13	40	m	OK/UK-V	(je 10)	25	1	1
14	32	m	OK/UK-V	(je 10)	43	0	3
15	35	m	OK/UK-V	(8/10)	81	0	0
16	47	m	OK/UK-V	(je 10)	58	0	0
17	57	m	OK/UK-V	(je 10)	24	1	3
18	50	m	OK/UK-V	(je 10)	21	8	0
19	50	m	OK/UK-V	(je 10)	67	6	7
20	56	m	OK/UK-V	(je 10)	36	0	3
21	47	m	OK/UK-V	(je 10)	58	6	4
22	32	w	OK/UK-V	(je 10)	29	0	0
23	38	m	OK/UK-V	(je 10)	33	8	21
24	43	m	OK/UK-V	(je 10)	53	1	1
25	46	m	OK/UK-V	(10/15)	24	0	0
26	54	m	OK/UK-V	(je 10)	36	1	2
27	32	m	OK/UK-V	(je 10)	29	0	0
28	45	m	OK/UK-V	(je 10)	77	1	7
29	67	m	OK/UK-V	(je 10)	39	5	4
30[a]	23	m	OK/UK-V	(8/14)	32	0	0
31	39	m	OK/UK-V	(je 10)	37	0	0

Der Tiefschlafanteil nahm postoperativ bei allen Patienten deutlich zu, ebenso wie der prozentuale Anteil der Schlafzeit mit einer Sauerstoffsättigung unter 90% oder die minimale und mittlere Sauerstoffsättigung.

Ein schrittweises Vorgehen, zuerst beispielsweise eine UPPP und bei Mißerfolg erst als zweite Maßnahme eine Ober- und Unterkieferosteotomie, wie dies mitunter propagiert wird (Powell et al. 1990; Riley et al. 1993a, 1994), scheint nach diesen Ergebnissen nicht gerechtfertigt. Durch die Oberkiefervorverlagerung kann eine noch kompensierte velopharyngeale Insuffizienz nach UPPP evtl. dekompensieren. Angesichts einer Mißerfolgsquote nach UPPP um 50% haben sich somit nahezu die Hälfte der Patienten umsonst einer Weichteilresektion des Rachens und Gaumens unterzogen. Nach kephalometrischer Untersuchung von über 1000 Patienten mit obstruktiver Schlafapnoe zeigt sich, daß bei immerhin etwa 40% der Patienten mit obstruktiver Schlafapnoe entsprechende Gesichtsskelettmerkmale vorliegen, die eine chirurgische Behandlung durch primäre Ober-/Unterkieferosteotomie erfolgreich erscheinen lassen.

Zusammenfassung

Die Tracheotomie zur Therapie obstruktiver schlafbezogener Atemstörungen ist überholt und dient als Ultima Ratio in seltenen extremen Fällen.

Pathologische Veränderungen innerhalb des Nasen-Rachen-Raumes (z. B. hyperplastische Tonsillen/Adenoide) sollten operativ korrigiert werden. Während aber bei Kindern eine Adenotonsillektomie oft erfolgreich ist, bleibt beim Erwachsenen meist eine Verbesserung der schlafbezogenen Atemstörungen aus.

Zusätzliche Resektionen im Rachenbereich wie Uvulopalatopharyngoplastik oder Zungenresektionen sind kritisch zu werten, die Erfolgswahrscheinlichkeit ist gering, der Erfolg nicht zuverlässig prognostizierbar.

Ober- und Unterkieferosteotomie können bei Patienten mit bestimmten kraniofazialen Merkmalen mit hoher Erfolgswahrscheinlichkeit eingesetzt werden. Dies gilt für etwa 40% der Patienten, die kephalometrisch Auffälligkeiten erkennen lassen. Diesen Patienten sollte – alternativ zu konservativen Maßnahmen – primär eine Ober-/Unterkieferosteotomie angeboten werden ohne vorherige (überflüssige) Weichteilresektionen o. ä.

Generell sollte zur Vermeidung erfolgloser Eingriffe im Interesse der Patienten eine Zentrenbildung erfolgen, wo das ganze operative Spektrum zur Therapie obstruktiver schlafbezogener Atemstörungen angeboten wird. In jedem Fall muß bei Erwägung chirurgischer Maßnahmen als einfache diagnostische Maßnahme zumindest eine kephalometrische Analyse gefordert werden.

Literatur

Anand VK, Ferguson PW, Schoen LS (1991) Obstructive sleep apnea: a comparison of continuous positive airway pressure and surgical treatment. Otolaryngol Head Neck Surg 105:382–390

Asakura K, Nakano Y, Shintani T, Matsuda F, Akita N, Kataura A (1990) Effects of uvulopalatopharyngoplasty in adult patients with obstructive sleep apnea syndrome. Nippon Jibiinkoka Gakkai Kaiho 93:1241–1249

Attal P, Bobin S, Lepajolec C, Harboun-Cohen E (1992) Le syndrome d'apnees obstructives du sommeil chez l'enfant. Ann Pediatr (Paris) 39:513–517

Battistini A, Pisi G, Ferri T (1992) Alveolar hypoventilation due to adenoid and tonsillar hypertrophy. Adv. Otorhinolaryngol 47:276–280

Bear SE, Priest JH (1980) Sleep apnea syndrome: correction with surgical advancement of the mandible. J Oral Surg 38:543–549

Brooks LJ (1993a) Diagnosis and pathophysiology of obstructive sleep apnea in children. Ear Nose Throat J 72:58–60

Brooks LJ (1993b) Treatment of otherwise normal children with obstructive sleep apnea. Ear Nose Throat J 72:77–79

Burgess LP, Derderian SS, Morin GV, Gonzalez C, Zajtchuk JT (1992) Postoperative risk following uvulopalatopharyngoplasty for obstructive sleep apnea. Otolaryngol Head Neck Surg 106:81–86

Caldarelli DD, Cartwright RD, Lilie JK (1985) Obstructive sleep apnea: variations in surgical management. Laryngoscope 95:1070–1073

Carenfelt C, Haraldsson PO (1993) Frequency of complications after uvulopalatopharyngoplasty. Lancet 341:437

Cheong TH, Wang YT, Poh SC (1990) Sleep apnoea syndrome – a report of 14 cases. Singapore Med J 31:350–354

Chouard DG, Meyer B, Chabolle F (1988) Clinical results in 790 cases of operated chronic rhonchopathy. In: Chouard CH (ed) Chronic rhonchopathy. Libbey Eurotext, London, pp 379–384

Crampette L, Carlander B, Mondain M, Billiard M, Guerrier B, Dejean Y (1992) Surgical alternatives to uvulopalatopharyngoplasty in sleep apnea syndrome. Sleep 15, S63–S68

Crestinu JM (1991) Intrapalatine resection (IPR) in the treatment of sleep apnea and snoring. Plast Reconstr Surg 87:467–469
Croft CB, Golding-Wood DG (1990) Uses and complications of uvulopalatopharyngoplasty. J Laryngol Otol 104:871–875
Croft CB, Pringle M (1991) Sleep nasendoscopy: a technique of assessment in snoring and obstructive sleep apnoea. Clin Otolaryngol 16:504–509
Davis JA, Fine ED, Maniglia AJ (1993) Uvulopalatopharyngoplasty for obstructive sleep apnea in adults: clinical correlation with polysomnographic results. Ear Nose Throat J 72:63–66
Dayal VS, Phillipson EA (1985) Nasal surgery in the management of sleep apnea. Ann Otol Rhinol Laryngol 94:550–554
De-Benedetto M, Cuda D, Leante M (1992) Obstructive sleep apnea syndrome and A&T surgery. Adv Otorhinolaryngol 47:271–275
Delport SD, Mulder AA (1987) Obstructive sleep apnoea persisting after adenoidectomy. S Afr Med J 71:194–195
Exclamado RM, Glenn MG, McCulloch TM, Cummings CW (1989) Perioperative complications and risk factors in the surgical treatment of obstructive sleep apnea syndrome. Laryngoscope 99:1125–1129
Fairbanks DN (1993) Uvulopalatopharyngoplasty: strategies for success and safety. Ear Nose Throat J 72:17–46
Finkelstein Y, Talmi Y, Zohar Y (1988) Readaptation of the velopharyngeal valve following the uvulopalatopharyngoplasty operation. Plast Reconstr Surg 82:20–30
Fleury B, Chabolle F, Laffont F, Schlegel H, Launois S, Ferrey-Hannin D, Meyer B, Derenne JP (1989) Effects after 3 months of uvulopalatopharyngoplasty in the treatment of obstructive sleep apnea syndromes in adults. Rev Mal Respir 6:519–524
Fujita S (1990) Surgical treatment of obstructive sleep apnea: UPPP and Linguoplasty (Laser Midline Glossectomy). In: Guilleminault C, Partinen M (eds) Obstructive sleep apnea syndrome. Raven, New York, pp 129–151
Fujita S (1993) Obstructive sleep apnea syndrome: pathophysiology, upper airway evaluation and surgical treatment. Ear Nose Throat J 72:67–72
Fujita S, Woodson BT, Clark JL, Wittig R (1991) Laser midline glossectomy as a treatment for obstructive sleep apnea. Laryngoscope 101:805–809
Gaultier C (1992) Clinical and therapeutic aspects of obstructive sleep apnea syndrome in infants and children. Sleep 15:S36–S38
Guilleminault C (1990) Treatments in obstructive sleep apnea. In: Guilleminault C, Partinen M (eds) Obstructive sleep apnea syndrome. Raven, New York, pp 99–118
Heimer D, Scharf SM, Lieberman A, Lavie P (1983) Sleep apnea syndrome treated by repair of nasal septum deviation. Chest 84:184–185
Hochban W (1995) Das obstruktive Schlafapnoe-Syndrom. Blackwell, Berlin
Hochban W, Brandenburg U (1993) Gesichtsskelettverlagernde Eingriffe beim obstruktiven Schlafapnoe-Syndrom: Mund-, Kiefer-, Gesichtschirurgische Aspekte. In: Peter JH, Cassel W, Penzel T, Wichert P von (Hrsg) Schlaf, Atmung, Kreislauf. Springer, Berlin Heidelberg New York Tokyo S 250–269
Hochban W, Hoch B (im Druck) Die Therapie schlafbezogener Atmungsstörungen beim Kind – ein interdisziplinäres Behandlungskonzept. Pneumologie 49
Hudgel DW, Harasick T, Katz RL, Witt WJ, Abelson TI (1991) Uvulopalatopharyngoplasty in obstructive apnea. Value of preoperative localization of site of upper airway narrowing during sleep. Am Rev Respir Dis 143:942–946
Ikematsu T (1964) Study of snoring – fourth report: therapy. J Jpn Otorhinolaryngol 64:434
Johnson JT, Sanders MH (1986) Breathing during sleep immediately after uvulopalatopharyngoplasty. Laryngoscope 96:1236–1238
Katsantonis GP, Maas CS, Walsh JK (1989) The predictive efficacy of the Muller maneuver in uvulopalatopharyngoplasty. Laryngoscope 99:677–680
Katsantonis GP, Miyazaki S, Walsh JK (1990) Effects of uvulopalatopharyngoplasty on sleep architecture and pattern of obstructed breathing. Laryngoscope 100:1068–1072
Kikuchi K (1992) Effects of tonsillectomy. Adv Otorhinolaryngol 47:297–301

Kuo PC, West RA, Bloomquist DS, McNeil RW (1979) The effect of mandibular osteotomy in three patients with hypersomnia sleep apnea. Oral Surg 48:385–392

Larsson LH, Carlsson-Nordlander B, Svanborg E (1991) Long-time follow-up after UPPP for obstructive sleep apnea syndrome. Acta Otolarnygol III:582–590

Larsson LH, Carlsson-Nordlander B, Svanborg E (1994) Four-year follow-up after uvulopalatopharyngoplasty in 50 unselected patients with obstructive sleep apnea syndrome. Laryngoscope 104:1362–1368

Launois SH, Feroah TR, Campbell WN, Issa FG, Morrison D, Whitelaw WA, Isono S, Remmers JE (1993) Site of pharyngeal narrowing predicts outcome of surgery for obstructive sleep apnea. Am Rev Respir Dis 147:182–189

Macnab T, Blokmanis A, Dickson RI (1992) Long-term results of uvulopalatopharyngoplasty for snoring. J Otolaryngol 21:350–354

Mayer-Brix J, Schwarzenberger-Kesper F, Kusek E, Küsel M, Penzel T (1991) Schnarchen und schlafbezogene Atmungsstörungen bei Kindern – Klinik, Differentialdiagnose und Indikationen zur Aenotonsillektomie. Arch Otorhinolaryngol [Suppl I]:79–114

Miljeteig H, Mateika S, Haight JS, Cole P, Hoffstein V (1994) Subjective and objective assessment of uvulopalatopharyngoplasty for treatment of snoring and obstructive sleep apnea. Am J Respir Crit Care Med 150:1286–1290

Moser RJ 3d, Rajagopal KR (1987) Obstructive sleep apnea in adults with tonsillar hypertrophy. Arch Intern Med 147:1265–1267

Nieto A, Barrios JM, Redondo ER (1990) Polysomnographic results of uvulo-palato-pharyngoplasty. An Otorrinolaringol Ibero Am 17:227–234

O'Leary MJ, Millman RP (1991) Technical modifications of uvulopalatopharyngoplasty: the role of the palatopharyngeus. Laryngoscope 101:1332–1335

Ovesen JO, Nielsen PW, Wildschiodtz G (1991) Obstructive sleep apnea treated with uvulopalato-pharyngoplasty. Ugeskr Laeger 153:772–775

Papsidero MJ (1992) The role of nasal obstruction in obstructive sleep apnea syndrome. Ear Nose Throat J 72:82–84

Penek J (1995) Laser-assisted uvulopalatoplasty ... the cart before the horse (editorial). Chest 107:1–3

Pestalozza G, Tessitore E, Bellotto R, Zucconi M (1992) Tonsil surgery in heavy snoring young children. Adv Otorhinolaryngol 47:251–259

Petri N, Suadicani P, Wildschiodtz G, Bjorn-Jorgensen J (1994) Predictive value of Muller maneuver, cephalometry and clinical features for the outcome of uvulopalatopharyngoplasty. Evaluation of predictive factors using discriminant analysis in 30 sleep apnea patients. Acta Otolaryngol (Stockh) 114:565–571

Philip-Joet F, Rey M, Triglia JM, Reynaud M, Saadjian M, Saadjian A, Arnaud A (1991) Uvulopalatopharyngoplasty in snorers with sleep apneas: predictive value of presurgical polysomnography. Respiration 58:100–105

Pirsig W, Schafer J, Yildiz F, Nagel J (1989) Uvulopalatopharyngoplasty without complications: a Fujita complication. Laryngorhinootologie 68:585–590

Polo O, Brissaud L, Fraga J, Dejean Y, Billiard M (1989) Partial upper airway obstruction in sleep after uvulopalatopharyngoplasty. Arch Otolaryngol. Head Neck Surg 115:1350–1354

Potsic WP, Wetmore RF (1992) Practical aspects of managing the child with apnea. J Otolaryngol 21:429–433

Powell NB, Riley RW, Guilleminault C (1990) Maxillofacial surgery for obstructive sleep apnea. In: Guilleminault C, Partinen M (eds) Obstructive sleep apnea syndrome. Raven, New York, pp 153–182

Ramalingam KK, Smith MC (1990) Simple treatment for snoring also a means of prediction of uvulopalatopharyngoplasty success? J Laryngol Otol 104:428–429

Redondo Er, Barrios JM, Nieto A (1990) Uvulo-palato-pharyngoplasty, 1-yr follow-up. An Otorrinolaringol Ibero Am 17:345–352

Regestein QR, Ferber R, Johnson TS, Murawski BJ, Strome M (1988) Relief of sleep apnea by revision of the adult upper airway. A review of clinical experience. Arch Otolaryngol. Head Neck Surg 114:1109–1113

Riley RW, Powell NB, Guilleminault C (1993a) Obstructive sleep apnea syndrome: a review of 306 consecutively treated surgical patients. Otolaryngol Head Neck Surg 108:117–125

Riley RW, Powell NB, Guilleminault C (1993b) Obstructive sleep apnea syndrome: a surgical protocol for dynamic upper airway reconstruction. J Oral Maxillofac Surg 51:742–747

Riley RW, Powell NB, Guilleminault C (1994) Obstructive sleep apnea and the hyoid: a revised surgical procedure. Otolaryngol. Head Neck Surg 111,717–721

Rodenstein DO (1992) Assessment of uvulopalatopharyngoplasty for the treatment of sleep apnea syndrome. Sleep 15:S56–S62

Ruddy J, Stokes M, Pearman K (1991) Pharyngoplasty surgery and obstructive sleep apnoea. J Laryngol Otol 105:195–197

Ryan CF, Dickson RI, Lowe AA, Blokmanis A, Fleetham JA (1990) Upper airway measurements predict response to uvulopalatopharyngoplasty in obstructive sleep apnea. Laryngoscope 100:248–253

Ryan CF, Lowe AA, Li D, Fleetham JA (1991) Three-dimensional upper airway computed tomography in obstructive sleep apnea. A prospective study in patients treated by uvulopalatopharyngoplasty. Am Rev Respir Dis 144:428–432

Salas-Provance, MB, Kuehn DP (1990) Speech status following uvulopalatopharyngoplasty. Chest 97:111–117

Schäfer, J, Pirsig W (1991) Surgical therapy of obstructive sleep apnea syndromes: results of the Ulm treatment program. Pneumologie 45:283–286

Series F, Pierre SS, Carrier G (1992) Effects of surgical correction of nasal obstruction in the treatment of obstructive sleep apnea. Am Rev Respir Dis 146:1261–1265

Series F, Pierre SS, Carrier G (1993) Surgical correction of nasal obstruction in the treatment of mild sleep apnoea: importance of cephalometry in predicting outcome. Thorax 48:360–363

Shepard JW jr, Olsen KD (1990) Uvulopalatopharyngoplasty for treatment of obstructive sleep apnea. Mayo Clin Proc 65:1260–1267

Shintani T, Asakura K, Kataura A (1992) Obstructive sleep apnea in children. Adv Otorhinolaryngol 47:267–270

Simmons FB, Hochman M (1990) Severity of obstructive sleep apnea. Otolaryngol Head Neck Surg 103:625–627

Singer LP, Saenger P (1990) Complications of pediatric obstructive sleep apnea. Otolaryngol Clin North Am 23:665–676

Stepnick DW (1993) Management of total nasopharyngeal stenosis following UPPP. Ear Nose Throat J 72:86–90

Valero A, Alroy G (1965) Hypoventilation in acquired micrognathia. Arch Intern Med 115:307–310

Viva E, Stefini S, Annibale G, Pedercini R, Zucconi M, Strambi LF (1992) Aspects of prevention of obstructive sleep apnea syndrome in developing children. Adv Otorhinolaryngol 47:284–289

Waite PD, Wooten V (1992) Maxillo-mandibular advancement: A surgical treatment of obstructive sleep apnea. In: Bell WH (eds) Modern practice in orthognathic and reconstructive surgery. Bd III. 2. Aufl. Saunders Philadelphia London Toronto Montreal Sydney Tokyo

Wiltfang J, Merten HA, Luhr HG Herrendorf G (1995) Die funktionelle Palatoraphie in der operativen Therapie schlafbezogener Atmungsstörungen (SBAS). Dtsch Z Mund Kiefer Gesichts Chir 19:62–66

Woodson BT, Toohill RJ (1993) Transpalatal advancement pharyngoplasty for obstructive sleep apnea. Laryngoscope 103:269–276

Zohar Y, Finkelstein Y, Talmi YP, Bar-Ilan Y (1991) Uvulopalatopharyngoplasty: evaluation of postoperative complications, sequelae, and results. Laryngoscope 101:775–779

Anhang

A: Glossar

Der Probeschlaf
Palmström schläft vor zwölf Experten
Probeschlaf um Mitternacht,
Apnoephasen aufzudecken
(Elektroden an der Birne
von dem Nacken bis zur Stirne).

Als er, da es zwölf, erwacht,
sind die zwölf Experten sämtlich müde.
Er allein ist frisch als wie ein junger Rüde!
(nach Chr. Morgenstern,
von W. Hartung)

Akustische Rhinometrie („acoustic reflections"): Querschnittsflächen-Abstandsdiagramm, das durch einen kurzen Schallimpuls in die Atemwege nach Analyse des Echos mittels Fourier-Analyse gewonnen wird.

Alphaaktivität-(α-Aktivität): Eine α-EEG Welle mit einer Frequenz von 8–13 Hz.

Alpharhythmus-(α-Rhythmus): α-Aktivität bei geschlossenen Augen, am ausgeprägtesten über der Schläfenregion. Der α-Rhythmus verschwindet bei Öffnen der Augen. Am ausgeprägtesten zeigt er sich während entspannter Wachheit nach Ausschalten optischer Reize. Die Amplitude der α-Welle ist variabel, aber beim Erwachsenen typischerweise unter 50 µV.

Alphaschlaf (α-Schlaf): Schlafphase, in welchem α-Aktivität überwiegt.

Alptraum („nightmare"): Unangenehmer und furchteinflößender Traum, gewöhnlich während der REM-Schlafphase.

Apnoe: Sistieren von Atemstörungen an Mund und Nase über mindestens 10 s. Es gibt 3 Typen von Apnoe: die obstruktive, die zentrale und die gemischtförmige. Die obstruktive Apnoe entsteht durch Verlegung der oberen Atemwege, die zentrale ist bedingt durch ein Sistieren aller Atembewegungen, und die gemischte Apnoe enthält Bestandteile sowohl der zentralen als auch der obstruktiven Apnoe.

Apnoe/Hypopnoe-Index: Zahl der Apnoe- und Hypopnoeepisoden pro h Schlaf während einer nächtlichen Polysomnographie.

Apnoe-Index: Zahl der Episoden aller Apnoen (obstruktiv, zentral oder gemischt) pro h Schlaf.

Arousal: Siehe Weckreaktion.

Aufwachen: Die polysomnographisch kontrollierte Rückkehr von Non-REM- oder REM-Schlaf in den wachen Zustand. Diese Phase ist charakterisiert durch α- und β-Aktivität sowie Erhöhung der tonischen EEG-Phasen, der willkürlich raschen Augenbewegung und des Blinzelns.

Betaaktivität (β-Aktivität): Eine β-Welle im EEG mit einer Frequenz von über 13 Hz.

Betarhythmus (β-Rhythmus): Überwiegen der β-Aktivität im EEG, mit Wachheit und hohem EEG-Tonus assoziiert. Die Amplitude der β-Wellen ist sehr variabel, liegt aber gewöhnlich unter 30 µV.

Bruxismus: Siehe Schlafbruxismus.

Cheyne-Stokes-Atmung: Atemmuster, welches durch regelmäßig wiederkehrende Crescendo- und Decresdendofluktuation von Atemfrequenz und Atemzugvolumen charakterisiert ist.

Chronobiologie: Wissenschaft von den zeitlichen, vorwiegend rhythmischen Vorgängen in der Biologie.

circadian: Siehe zirkadian

Deltaaktivität (δ-Aktivität): EEG-Aktivität mit einer Frequenz von weniger als 4 Hz (0,1 – 3,5 Hz) und Amplituden von mindestens 75 µV und 0,5 s Dauer.

Deltaschlaf (δ-Schlaf): Schlafstadium mit Überwiegen der δ-Wellen. Non-REM-Schlafstadien 3 und 4.

Dyssomnie: Eine primäre Störung des Schlafes, welche mit Einschlafstörung, Durchschlafstörung oder exzessiver Schlafneigung einhergeht. Man unterscheidet a) *endogene Dyssomnie*, wie die Narkolepsie oder die obstruktive Schlafapnoe, b) *exogene* z. B. *höhen-* oder *toxinbedingten* Schlafstörungen und c) *zirkadiane Dyssomnien*, etwa das Jet-lag-Syndrom oder die Schlafstörungen des Schichtarbeiters. Zu unterscheiden sind Dyssomnien von Parasomnien (siehe dort).

Elektroenzephalogramm (EEG): Aufzeichnung der elektrischen Aktivität des Gehirns mittels Elektroden auf der Schädeloberfläche.

Elektromyogramm (EMG): Aufzeichnung der elektrischen Aktivität eines Muskels.

Elektrookulogramm (EOG): Aufzeichnung der Spannungsänderungen, welche aus den Augenbewegungen resultieren.

Endexspiratorisches CO_2: Trockene Gasfraktion von CO_2 am Ende der Exspiration, mittels Infrarot-Gas-Analysator gemessen. Der Wert entspricht beim Gesunden dem arteriellen CO_2 liegt jedoch bei Patienten mit Obstruktion niedriger.

„Erste-Nacht"-Effekt: Auswirkung der technisierten Umgebung des Schlaflabors während der ersten Nacht, zu einer verminderten Schlafqualität führend, in der zweiten Überwachungsnacht meist nicht mehr nachweisbar.

Exogene Schlafkrankheiten: Siehe Dyssomnie.

Exzessive Schlafneigung: Siehe Hypersomnie.

Fragmentierung (Schlaffragmentierung): Die Unterbrechung eines beliebigen Schlafstadiums durch ein anderes oder durch Erwachen, welches zu einer Unterbrechung des Non-REM-Schlafzyklus führt. Schlaffragmentierung bedeutet wiederholte Unterbrechung des Schlafes durch Weckreize oder Aufwachen.

Gemischte obstruktive/zentrale Schlafapnoe: Siehe Apnoe.

Gesamtschlafzeit: Summe von gesamter REM- und Non-REM-Schlafphase.

Hyperkapnie: Erhöhung des CO_2 im arteriellen Blut.

Hypersomnie: Exzessive Schläfrigkeit mit vertieften oder verlängerten großen Schlafperioden, häufig verbunden mit Schwierigkeiten beim Aufwachen.

Hypnagogisch: Auftreten eines Ereignisses während des Übergangs von der Wach- in die Schlafphase.

Hypopnoe: Eine Episode flacher Atmung mit Reduktion des Atemstroms um wenigstens 50% während des Schlafes, welche mindestens 10 s anhält; diese ist gewöhnlich mit einem Abfall der Sauerstoffsättigung des Blutes verbunden.

Insomnie: Schwierigkeiten beim Einschlafen oder Durchschlafen.

Intrinsische Schlafstörungen: Siehe Dyssomnie.

„kappa-alpha" (κ-α): Ein κ-Komplex (s. dort) mit nachfolgendem α-Rhythmus (mehrere Sekunden), Dies ist eine Form einer minimalen Weckreaktion („microarousal").

Kappakomplex (κ-Komplex): Eine scharfe, negative EEG-Welle, der eine langsame Welle mit hoher Spannung folgt. Der Komplex dauert mindestens 5,5 s und kann von einer Schlafspindel begleitet sein. Kappa-Komplexe treten spontan während des Non-REM-Schlafes auf, und ihr Beginn zeigt das Stadium 2 des Non-REM-Schlafes an; sie können aber auch durch akustische Signale während des Schlafes induziert werden.

Kephalometrie: Ausmessung des knöchernen Schädelskeletts und der Weichteilschatten in der oro-naso-maxillo-fazialen Region anhand einer weichteilbelichteten seitlichen Röntgenaufnahme des Schädels mit Hals.

Leichtschlaf: Im allgemeinen identisch mit Stadium 1 des Non-REM-Schlafes.

MWT ("maintenance of wakefulness test"): Eine Serie von Messungen, welche das Intervall von „Licht aus" bis zum Beginn des Schlafes erfaßt. Die Versuchspersonen werden instruiert, sich möglichst wach zu halten, sie sitzen dabei halb zurückgelehnt in einem bequemen Sessel im abgedunkelten Raum.

Mikroschlaf: Episoden von bis zu 30 s Dauer, polysomnographisch nachgewiesen. Mikroschlaf ist mit Hyposomnie verbunden.

MSLT ("multiple sleep latency test"): Eine Serie von Messungen, welche die Zeit zwischen „Licht aus" und Beginn des Schlafes erfaßt. Die Versuchspersonen werden (gewöhnlich während des Tages) nicht davon abgehalten, einzuschlafen. Kurze Latenzzeiten sind typisch für die Hypersomnie.

Myoklonus: Muskelkontraktionen von weniger als 100 ms Dauer.

Nächtliche penile Tumeszens (NPT): Natürliche periodische Peniserektion, typischerweise während des REM-Schlafes.

Nächtliche Verwirrung: Perioden von Desorientiertheit bis zum Delirium während oder kurz nach der Nachtschlafzeit; meist Hinweis auf organische, vaskuläre oder toxische Störungen des zentralen Nervensystems.

nBIPAP: „nasal biphasic positive airway pressure", nasale biphasische Überdruckbeatmung.

nCPAP: „nasal continuous positive airway pressure", nasale kontinuierliche Überdruckbeatmung.

Nickerchen („nap"): Eine kurze Schlafepisode während normaler Wachperioden, z.B. während des Tages.

„Non rapid eye movement" (Non-REM-Schlaf): Siehe Schlafstadien.

Obstruktive Schlafapnoe: Siehe Apnoe.

Paradoxer Schlaf: Synonym für REM-Schlaf.

Parasomnie: Störungen der Aufwachphase oder im Schlafstadiumübergang, sie beinhalten Episoden wie z.B. Schlafwandeln, sind aber nicht Krankheiten des Schlafes per se, wenngleich sie durch Schlaf induziert oder verstärkt werden können.

Pavor nocturnus („sleep terrors"): Plötzliches, angstvolles Erwachen unter Schreien oder Weinen aus einem bedrohlich empfundenen Traum. Das Erwachen erfolgt aus dem Langsamwellenschlaf. Im Gegensatz zu den Alpträumen, welche sich im REM-Schlaf entwickeln. Auch besteht beim Pavor nocturnus, typischerweise bei Kindern in der Präpubertät, weitgehende Amnesie, während Alpträume im Detail erinnert werden.

Periodische Beinbewegung („periodic leg movement", PLM): Eine abrupte partielle Beugung des Fußes im Sprunggelenk mit Streckung der Großzehe und partieller Beugung von Knie- und Hüftgelenk während des Schlafes. Die Bewegungen treten periodisch alle 20–60 s in einem stereotypen Muster von 0,5–5 s auf. Sie sind charakteristisch für das Syndrom der „Schlafstörung mit periodischer Beinbewegung".

Pickwick-Syndrom: Aus dem Roman von Ch. Dickens (The Pickwick Papers, 1836) entlehnter Begriff eines fetten, schnarchenden, stets müden jungen Mannes mit alveolärer Hypoventilation; ein bei Adipösen auftretendes Syndrom, das mit unwiderstehlichen Zuständen von Schlafsucht und alveolärer Hypoventilation verbunden ist; sekundär Entwicklung von Polyzythämie, pulmonaler Hypertonie und Cor pulmonale.

Polysomnographie: Kontinuierliche und simultane Messung multipler physiologischer Parameter während des Schlafes, welche im allgemeinen umfassen: EEG, EOG und EMG zur Bestimmung der Schlafstadien, EKG, Atembewegung und Oxymetrie zur Bestimmung der kardiorespiratorischen Funktion und andere Variable, wie Beinbewegung, Schnarchen, Körperposition, Peniserektion.

Pulsoxymetrie: Unblutige Messung der Sauerstoffsättigung (SO_2) aufgrund pulssynchroner Absorptionsänderungen im durchstrahlten Gewebe. Damit läßt sich über einen Sensor am Finger die arterielle Sauerstoffsättigung und die Pulsfrequenz digital ablesen und wenn nötig auch die photoplethysmographisch geschriebene Pulskurve darstellen.

REM („rapid eye movement"): Siehe Schlafstadien.

REM-Schlaf-Latenz: Intervall vom Beginn des Schlafes bis zum ersten Erscheinen des REM-Schlafes.

REM-Schlaf-Anteil: Anteil des REM-Schlafes an der gesamten Schlafzeit.

RDI („respiratory disturbance index"): Identisch mit dem Apopnoe/Hypnoe-Index.

Respiratorische Impedanz: Messung der Atembewegung über Thorax und/oder Abdomen mittels Dehnungsstreifen, welche die inspiratorischen/exspiratorischen Differenzen anzeigt.

Sägezahnmuster: Eine Form von δ-Rhythmus im EEG, welches während des REM-Schlafes auftritt.

Schlafarchitektur: Bezeichnet das Verhältnis von Non-REM- und REM-Schlafstadien und Struktur der einzelnen Non-REM-Schlafstadien in qualitativer Form.

Schlafbedingte Erektionen: Natürliche periodische Zyklen von Peniserektionen während des Schlafes, typischerweise im REM-Schlaf; damit lassen sich organische und psychische Erektionsstörungen differenzieren.

Schlafbeginn: Übergang von Wachheit zu Schlaf, normalerweise in den Non-REM-Schlaf, Stadium 1 (s. Schlafstörungen).

Schlafbruxismus: Stereotypes Zähneknirschen während des Schlafes.

Schlafeffizienz: Verhältnis von Gesamtschlafzeit zur Bettzeit.

Schlafhygiene: Bedingungen und Verhaltensweisen, die einen kontinuierlichen und wirksamen Schlaf herbeiführen, z. B. regelmäßiges Zubettgehen und Aufstehen, Meiden von Alkohol oder Kaffee vor dem Zubettgehen, äußere Bedingungen im Schlafraum.

Schlaflatenz: Siehe MSLT.

Schlafredner: Reden im Schlaf, meist während des Übergangs vom Non-REM-Schlaf zum Erwachen, gelegentlich auch im REM-Schlaf als Traumsprache. Schlaf-(traum)-reden haben keine pathologische Bedeutung.

Schläfrigkeit: Siehe Hypersomnolenz.

Schlafspindel: Spindelförmige EEG-Wellen im Non-REM-Schlaf, Stadium 2 (s. Schlafstadien).

Schlafstadien: Unterteilung des Schlafes nach Stadien, welche durch kontinuierliches Registrieren von EEG, EOG und EMG festgelegt werden.

Schlafstadium „REM": Das Studium des Schlafes mit der höchsten Hirnaktivität (gesteigerter Stoffwechsel, Traumphase). In diesem Stadium werden spontan rasche Augenbewegungen („rapid eye movements", REM) beobachtet, die Muskelaktivität ist vermindert, die Aufwachschwelle erniedrigt. Das EEG zeigt keine α-Wellen, ist niedervoltig und von unterschiedlicher Frequenz. Der REM-Schlaf beträgt zwischen 20 und 25% der gesamten Schlafzeit.

Schlafstadium „non-REM": Die anderen (größeren) Schlafstadien außerhalb des REM-Schlafes, sie beinhalten die Schlafstadien 1–4 (s. Beitrag Clarenbach in diesem Buch).

Schlafstruktur: Siehe Schlafarchitektur.

Schlaf-Wach-Verschiebung: Verschiebung des Schlafes als Ganzes oder eines Teiles in eine Zeit normaler Wachaktivität, z. B. beim Jet-lag-Syndrom (vgl. Dyssomnie).

Schlafwandler (Somnambul): Wandeln während des Langsam-Wellen-EEG-Schlafes, typischerweise in der Präpubertät, und verbunden mit Amnesie.

Schlafzyklus: Synonym für Non-/REM-Schlafzyklus.

Schnarchen: Geräusch, welches durch Vibration des weichen Gaumens und des Oropharyns während der Inspiration im Schlaf erzeugt wird. Schnarchen ist immer eine inkomplette Obstruktion der oberen Atemwege; gut 50% aller Schnarcher haben Episoden von kompletter Atemwegsverlegung (obstruktive Schlafapnoe).

Somnolenz: Siehe Hypersomnie.

Thetaaktivität (ϑ-Aktivität): EEG-Wellen mit einer Frequenz von 4–8 Hz, optimal über zentralen und temporalen Schädelarealen registrierbar.

Tiefschlaf: Darunter werden im allgemeinen die Kombinationen von Stadium 3 und 4 des Non-REM-Schlafes verstanden.

Undine-Syndrom (Undinen-Fluch-Syndrom): Alveoläre Hypoventilation im Schlaf infolge zentraler Schlafapnoe, bekannt nach Jean Girondoux's Undine-Version, in der die Wassernymphe Undine ihren untreuen menschlichen Ehemann verflucht, hinfort alle normalerweise unwillkürlich ablaufenden vegetativen Funktionen von aktivem Willensentscheid im Wachzustand abhängig zu machen.

Verzögerte Schlafphase: Eine solche Konstellation entsteht, wenn die Uhrzeit, zu welcher gewöhnlich der Schlaf eintritt, verstellt wird (z. B. Sommerzeit auf Winterzeit und umgekehrt). Diese Verstellung führt zu einer vorübergehenden Verzögerung des Schlafes innerhalb des 24-h-Zyklus.

Vorzeitiges morgendliches Erwachen: Frühe Beendigung des Schlafs mit der Unmöglichkeit, wieder Schlaf zu finden; eine für depressive Patienten typische Schlafstörung.

Weckreaktion (Arousal): Abrupter Wechsel eines tieferen Non-REM-Schlafstadiums in ein höheres oder vom REM-Schlaf in Richtung Erwachen. Weckreaktionen können mit erhöhter tonischer EMG-Aktivität, Tachykardie und Körperbewegungen einhergehen. Störungen der Weckreaktion werden als Parasomnie (s. dort) bezeichnet.

Zeitgeber: Zeitvorgabe durch nichtkörperimmanente, sondern äußere Umstände, wie Sonnenlicht, Lärm oder soziale Interaktionen.

Zentrale Schlafapnoe: Siehe Apnoe.

Zirkadianer Rhythmus: Immanente tägliche Fluktuation physiologischer Funktionen, einschließlich des Schlaf-/Wachzustands, im allgemeinen an den 24-h-Tageszyklus gebunden, manchmal aber von unterschiedlicher Periodizität (z. B. 23 oder 25 h), sobald äußere Reizgeber (Tag/Nacht, Licht/Dunkel) entfallen.

Palmströms Diagnosen
Palmström ist ganz andrer Art,
die Diktion ist knapp und hart.
Bei der Diagnostik Zweifel
scheren ihn nicht Tod und Teufel:
Hat er sich auch viele Stunden
durch die Bücher durchgewunden,
läßt er von dem inneren Ringen
keinen Laut nach außen dringen,
sondern schreibt kurz, klipp und klar,
was dies für eine Apnoe war.
(nach Chr. Morgenstern,
von W. Hartung)

B: Fragebogen für Patienten zur Diagnose des Schlafapnoesyndroms

Ruhrlandklinik Essen-Heidhausen
Abteilung Pneumologie
Schlaflabor   Datum _____

Fragebogen zur Diagnostik des Schlafapnoesyndroms

Name, Vorname	Adresse
Geb.-Datum Station	Telefonnummer
Einweisender Arzt	Krankenkasse

Sehr geehrte Patientin, sehr geehrter Patient!
Erkrankungen von Atmung, Herz und Kreislauf können ihre Ursache in Störungen des Schlafes haben. Um einen Hinweis auf den eventuellen Zusammenhang zu bekommen, ist die vollständige und genaue Beantwortung der vorliegenden Fragen für uns hilfreich.

a) Fragen zur Person
Beruf (erlernt): _____   Beruf (ausgeübt): _____   Schichtdienst: ☐ ja ☐ nein
Körpergröße: _____ cm   Körpergewicht: _____ kg   Alter: ____ Jahre

b) Fragen zum Wach-Schlaf-Rhythmus   nie   selten   oft   sehr oft

1. Sind sie tagsüber oft schläfrig?   ☐   ☐   ☐   ☐
2. Nicken Sie tagsüber spontan ein?   ☐   ☐   ☐   ☐
3. Haben Sie Schwierigkeiten, lange konzentriert zu bleiben?   ☐   ☐   ☐   ☐
4. Fühlen Sie sich in der Leistungsfähigkeit eingeschränkt?   ☐   ☐   ☐   ☐
5. Schnarchen Sie laut oder behaupten dies andere von Ihnen?   ☐   ☐   ☐   ☐
6. Wurden im Schlaf Atemstillstände beobachtet?   ☐   ☐   ☐   ☐
7. Erwachen Sie morgens mit Kopfschmerzen?   ☐   ☐   ☐   ☐
8. Fühlen Sie sich morgens schlapp und müde?   ☐   ☐   ☐   ☐
9. Schlafen Sie in folgenden Situationen zwanghaft ein
    ☐ beim Fernsehen? ☐ beim Lesen? ☐ am Arbeitsplatz?   ☐   ☐   ☐   ☐
    ☐ beim Gespräch mit anderen? ☐ beim Autofahren?
10. Schlafen Sie abends schlecht ein?   ☐   ☐   ☐   ☐
11. Kommt es vor, daß sie nachts aufwachen?   ☐   ☐   ☐   ☐
12. Wachen Sie früher als gewöhnlich auf ohne wieder
    einzuschlafen oder ist die Wiedereinschlafzeit verlängert?   ☐   ☐   ☐   ☐
13. Schlafen sie unruhig bzw. ist ihr Bett morgens zerwühlt?   ☐   ☐   ☐   ☐

Bitte auch die Fragen auf der Rückseite beantworten!

14. Falls Sie an Schlafstörungen leiden, können Sie sich einen Grund für Ihre Schlafstörungen vorstellen?
    ☐ nein   ☐ ja, nämlich
    ☐ Körperliche Beschwerden wie z. B. _____
    ☐ Aufregung   ☐ Nervosität   ☐ Depressionen
    ☐ Schichtarbeit   ☐ Nachtarbeit
    ☐ Lärm/Geräusche   ☐ Probleme am Arbeitsplatz
    ☐ einen anderen, nämlich _____

15. Beschreiben Sie kurz Ihre Schlafprobleme _____

16. Wann gehen Sie normalerweise ins Bett und wann stehen Sie auf?
    a) an Werktagen _____ Uhr _____ Uhr
    b) an Wochenenden _____ Uhr _____ Uhr

17. Wie wachen Sie gewöhnlich auf?
    ☐ mit Wecker um _____ Uhr
    ☐ spontan um Uhr _____ Uhr
    ☐ anders? Kurze Erklärung: _____

c) Fragen zu Spätfolgen der Schlafapnoe und Gewohnheiten

18. Wie oft müssen Sie nachts Wasser lassen?   ☐ nicht   ☐ 1mal   ☐ mehr
19. Sind Ihre Beine abends geschwollen?   ☐ nein   ☐ selten   ☐ oft   ☐ immer
20. Schränkt Luftnot Ihre Belastbarkeit ein?
    ☐ nein   ☐ bei leichter körperlicher Arbeit   ☐ bei schwerer körperlicher Arbeit
21. Haben Sie hohen Blutdruck?   ☐ nein   ☐ leicht   ☐ stark   ☐ sehr stark   ☐ nicht bekannt
22. Haben Sie Übergewicht?   ☐ nein   ☐ leicht   ☐ stark   ☐ sehr stark
23. Machen Sie Angaben zu den Rauchgewohnheiten
    ☐ Nichtraucher   ☐ Gelegenheitsraucher
    ☐ Exraucher seit wann _____ wieviele Zigaretten täglich _____ / _____ Jahr
    ☐ Raucher   seit wann _____ wieviele Zigaretten täglich _____ / _____ Jahr
24. Welche Medikamente nehmen Sie ein?   ☐ keine

Name des Medikaments	Menge	wie oft	seit wann	warum

25. Machen Sie Angaben zum Gebrauch folgender Getränke

	seit wann	wieviel	wie oft	wie lange
☐ Schwarztee				
☐ Kaffee				
☐ Coca Cola				
☐ Alkohol				

26. Wenn es andere Aspekte Ihrer Beschwerden gibt, die bisher nicht berücksichtigt wurden, die Sie aber für wichtig halten, bitten wir Sie, diese hier zu erläutern: _____

Auswertung des Schlafapnoefragebogens:

1) Für jede angekreuzte Frage wird zunächst eine Punktzahl vergeben (nie = 0, selten = 1, oft = 2 und sehr oft = 3) und anschließend die Punktsumme für die Fragen 1–13 errechnet:

	0 Punkte	1 Punkt	2 Punkte	3 Punkte
	Nie	Selten	Oft	Sehr oft
Frage 1	( )	( )	( )	( )
Frage 2	( )	( )	( )	( )
Frage 3	( )	( )	( )	( )
usw.				

Summe der Punkte für die Fragen 1–13 =

2) Mit welcher Wahrscheinlichkeit ein Schlafapnoe-Syndrom vorliegt, ergibt sich aus der errechneten Punktsumme:

Punktsumme	Schlafapnoe-Syndrom
0–15	Unwahrscheinlich
15–25	Ziemlich wahrscheinlich
>25	Sehr wahrscheinlich

Sachverzeichnis

A
Abdominal- oder Thoraxexkursionen („effort") 65
Abtastrate 79
„acoustic reflections" (akustische Rhinometrie) 50, 51, 149, 158, 172, 188, 219
Actigraphie 93
Adenektomie 153, 155, 159
Adenoiden 47, 172
- große 172
Adenotonsillektomie/Adenotomie 138, 206
Adipositas (Fettsucht) 18, 20, 47, 173, 174
- Adipositas-Hypoventilations-Syndrom 13, 31, 181
- operative Behandlung 174
- zentraler Typ 20
Adrenalin, zirkadiane Rhythmik 105
afrikanische Schlafkrankheit 39
AHI (Apnoe-Hyopnoe-Index) 20, 94, 169
„airway resistance" Syndrome, upper airway (UARS) 13, 44, 94, 184, 187
Akromegalie 23, 47, 48, 172
akustische Rhinometrie 50, 51
Alae nasi 28
ALE (anscheinend lebensbedrohliche Ereignisse) beim Säugling 132-134
- Ausschlußdiagnostik 134
- plötzlicher Kindstod (*siehe auch* SIDS) 135
ALICE-System 82
- portables 82
Alkoholerkrankungen 39
Alkoholkarenz 173, 175
Alkoholkonsum 22, 38, 47, 173, 175
- Schlafstörungen 38
- Schnarchen 22, 47
Alkoholprovokation 175
allergische Rhinitis 47, 172
Allgemeinmaßnahmen 173
Almitrin 182
Alopezie 181
- α-Aktivität, Definition 219
- α-Rhythmus, Definition 219
- α-Schlaf, Definition 219

Alpträume („nightmare") 38, 56, 219
- Definition 219
ALTE = apparently life-threatening events des Säuglings (*siehe auch* ALE) 132-134
Alter 18
ambulante nCPAP-Betreuung 197
„American Sleep Disorderes Association" (ASDA) 16, 184
Analgesie 177
Analog-Digitalwandler 77
Anamnese 47, 169
- Fremdanamnese 47
- Unfallanamnese 169
Angstzustände/Angsterkrankungen 39, 194
anscheinend lebensbedrohliche Ereignisse beim Säugling (*siehe* ALE) 132-134
anticholinerge Wirkungen 180
Anticholinergica 107
Antidepressiva 175
Appetitzügler 174
Apnoe (*siehe* Schlafapnoe)
Approximation, sukzessive 78
Arm- und Beinbewegungen, periodische 37
„Arousal" (Aufwachstörungen/Weckreaktionen) 13, 16, 18, 22, 38, 44, 66, 93, 175, 190-193, 205, 225
- Arousalindex 193
- Arousalschwelle 22
- Arousal-Syndrom 16
- Definition 225
- Kurzzeitarousal 16
- Mechanismus 18
- Mikro-Arousal 18
- respiratorisches 16, 190, 191
ASDA („American Sleep Disorderes Association") 16, 184
Asthma, schlafgebundenes 39
Asystolie im REM-Schlaf 38
Atemanstrengung 17
Atemantrieb 181
Atemantwort 21, 30, 31
Atemarbeit 13, 14
Atemexkursionen 68
Atemfluß an Mund und Nase („flow") 65

Sachverzeichnis

Atemgeräusche 104, 151, 152, 161
- Mikrophonregistrierung 104
Atemminutenvolumen 30
Atemmuskeln, inspiratorische 16
Atemstörungen, schlafbezogene (SBAS) 117 ff., 129 ff., 169, 174, 199
- kardiovaskuläres Risiko 117 ff.
- Kinder, Atemregulationsstörungen 129 ff.
- operative Therapie obstruktiver schlafbezogener Atemstörungen 205 ff.
- Schweregrad 169
- Stufentherapie 169
- zentrale 174
Atemwege
- Abkühlung 105
- obere 25, 27
- - Einengung 172
Atemwegskollaps 16
Atemwegswiderstand 105, 183
Atemzentrum, Chemosensitivität 176, 177
Atemzugvolumen 14
Atemzyklus 199
Atmungsstörungen, schlafbezogene (siehe auch Atemstörungen) 40
- Einteilung 40
- paradoxe Atmung, des Säuglings 133
- periodische (Cheyne-Stokes-Atmung) 173, 180, 199, 220
Aufwachstörungen/Weckreaktionen (siehe „Arousal") 13-18, 22, 38, 44, 66, 93, 175, 190-193, 205, 225
- Definition 219
Austrocknung 197
AutoSet-System 190, 192
Autotitration 191
Azetazolamid 181

B
Beatmung 110, 140, 141, 173, 198
- Einstellung 198
- intermittierende positive Überdruckbeatmung 110, 222
- bei Kindern 140
- Maskenbeatmung 141
- volumenkontrollierte 198
Befeuchter 197
Behinderungsgrad/Grade der Behinderung (GdB) 199
Beinbewegung, periodische („periodic leg movement"; PLM) 37, 223
Belastungsstörungen 61
Benzodiazepine 176
Beruhigungsmittel 175
Berührung 16
β-Aktivität, Definition 220
β-Rhythmus 220

β_2-Sympathikomimetika 107
Betriebsdruck 197
Bewegung 74
- stereotype Bewegungsabläufe im Schlaf 38
BiPAP („Bi-level positive airway pressure") 183
Blutdruck 18, 117, 123
- arterieller 123
- pulmonalarterieller 117
Blutgasanalyse 48, 67
Bluthochdruck (siehe Hypertonie) 13, 45, 48, 125
BMI („body mass index") 20
Bromocriptin 182
Bronchitis, chronisch obstruktive 44, 108
Brustkorbmuskeln 28
Bruxismus 38, 220

C
CCD-Chipkamera 76
„cerveau isolé" 4
Chemorezeptoren 17, 49, 130, 134, 140
- postnatales Resetting 130
- Tests 134
- Unempfindlichkeit für CO_2 140
Chemosensitivität, Atemzentrum 176, 177
Cheyne-Stokes-Atmung 173, 180, 199, 220
- Definition 220
Choanenatresie 47, 172
„chronic-fatigue"-Syndrom 58
Chronobiologie 220
„circadian" (siehe zirkadian)
Clonidin 180, 182
CO, Transferfaktor 49
CO_2
- arterielles 220
- Beatmung 173
- Chemorezeptoren, Unempfindlichkeit für CO_2 140
- endexspiratorisches 220
- Rückatmung 49
- Rückatmungsantwort 67
COLD-Patienten 102
Compliance 28, 49, 197, 199
Computertomographie (CT) 24, 51, 152
Cor pulmonale 44, 117
CPAP („continuous positive airway pressure") 137, 138, 144, 147, 150, 153-155, 160, 162, 169
- Kinder 137, 138
- nasaler (nCPAP) 20, 23, 31, 153, 169, 172, 175, 184-199, 222
- - ambulante Betreuung 197
- - Anwendungsdauer 199
- - Behandlungserfolg 194

– – Definition 222
– – Druck 20
– – Einstellung 188, 190
– – Gerät 23
– – Indikation 187, 197
– – Kontraindikationen 188
– – Langzeitakzeptanz 197
– – nCPAP-Systeme 184
– – Nebenwirkungen 190, 195, 199
– – Normalisierung, komplette 189
– – Patientenaufklärung 188, 194
– – Stufenplan 199
– – Therapie 31
– – Wirkprinzip 185

D
Datenfernübertragung 79
Dehnungsmeßstreifen 69
Dehnungsrezeptoren 16, 17, 27, 29
Delirium 222
δ-Aktivität, Definition 220
δ-Rhythmus 223
δ-Schlaf („delta sleep") 220
– „delta sleep inducing peptide" 7
Demenz 39
Depression/depressive Erkrankungen 39, 60, 61
– saisonale 60
Dermographismus 56
Desaturation 13
DGSM-Empfehlungen 84
Diabetiker 45
Diagnostik 37 ff., 169
diätische Behandlung 174
Druckmessung
– Ösophagusdruckmessung 15, 17, 44, 68, 105
– pharyngeale 149, 152
– Pulmonalarteriendruckmessungen 67, 75, 103
Druckprofile 191
Druckschwankung 185, 190
– intrathorakale 190
Drucksenkung 172
Drucksteigerung 189
Dysgnathien 210
Dysmorphien 22
Dysostosen 22
Dyssomnie 8, 37, 220
– Definition 220

E
Echokardiographie 48
EEG 16, 75, 93, 220
– Definition 220
– Elektrodenplazierung 75

– – α-Frequenzen 16
– ϑ-Frequenzen 16
Einschlafneigung 13, 16, 194
Einschlafstörungen 38
Einschlafzuckungen 38
Einstellung, automatische 189
EKG 48, 74
– Langzeit-EKG 48
elektrische Stimulation 183
EMG 26–28, 75, 93, 220
– Aktivität 26, 27
– Definition 220
– Genioglossus-EMG 29
– Potentiale 28
„encéphale isolé" 4
endokrine Erkrankungen 172
Endoskopie, nasopharyngeale 50
Enuresis 38, 46
EOG (Elektrookulogramm) 75, 93, 220
– Definition 220
– Elektrodenplazierung 75
EPAP 198
Epiglottis 195
Epilepsie
– elektrischer Status epilepticus im Schlaf 39
– schlafbezogene 39
Eppstein-Barr-Virus 58
„*Epworth* sleeper scale" 47
Erektion im Schlaf 38, 223
– Definition 223
– eingeschränkte 38
– schmerzhafte 38
Erste-Nacht-Effekt 220
Erstickungsgefühle/Erstickungsanfälle im Schlaf 39, 194
Erwachen, vorzeitiges morgendliches 225
Erwerbsfähigkeit, Minderung (MdE) 199
Euler-Liljestrand-Reflex 109
European Data Format (EDF) 79
exogene Schlafkrankheit (*siehe* Dyssomnie)
extrinsische Schlafstörungen 38
exzessive Schlafneigung (*siehe* Hypersomnie)

F
Faktor S 7
familiäre Faktoren 21
Fehlbildung, kraniofaziale 161, 162
Fehlbiß 148
Fettsucht (*siehe* Adipositas) 18, 20, 47
Feuchtigkeit 23
FFT („Fast-*Fourrier*-Transfer"-Analyse) 147, 151, 161
fiberoptische Videoaufzeichnungen 66
Fiberskopie 50

Fibrositissyndrom 39
„flattening" 14
„flow" (Atemfluß an Mund und Nase) 65
- Gasfluß an Mund und Nase 70
- „peak-flow"-Registrierung 104
- Turbinen-Flow-Sensoren 70
Flußlimitierung 13, 14, 92, 190
- inspiratorische 92
Fluß-Volumen-Kurve 48
Folgekosten 84
Formatio reticularis 4, 22
Fragebogen
- für Patienten zur Diagnose des Schlafapnoesyndroms 226–228
- standardisierter 47
Frank-Starling-Mechanismus 120
Frauen 18
Fremdanamnese 47
Fremdkörper, nasale 47, 172
Frequenzauflösung 79
Frühgeborene 130, 131
- Apnoe 131
- Atmungsantrieb 130
- Theophyllin 132

G
Ganzkörperplethysmographie 48
Gasfluß an Mund und Nase 70
gastroösophagealer Reflux, schlafgebundener 39, 105
GdB (Behinderungsgrad/Grade der Behinderung) 199
- GdB/MdE 199
Geburt, Atmungsbeginn 130
Genetik 21
Genioglossus 24, 28
- EMG 29
Geniohyoideus 27
Geräteanpassung 192
Geräusche 16
- Geräuschpegel 187
Gerüche 16
Gesamtschlafzeit 221
Gesichtstyp, dolichofazialer 209
Gewicht 19
- Abnahme 19, 169, 173–175, 197
- Übergewicht 45, 175
- Zunahme 19
Glomus caroticum 18

H
Halluzinationen 56
- hypnagoge 56
Hals-Nasen-Ohrenheilkunde (*siehe* HNO)
Halsstrukturen 19
Halsumfang 20

Handlungen, automatische 56
Hauptstromkapnographen 74
„headbox" 80
Herpes-simplex-Virus, Typ 6, humaner 58
Herz
- Begleiterkrankungen, kardiovaskuläre 169
- Herzinsuffizienz 13, 48, 173, 180, 188
- - Linksherzinsuffizienz 188
- Infarktrisiko 45
- koronare Herzerkrankung 45, 125
- linkes 121
- - und arterieller Blutdruck 121
- nächtliche kardiale Ischämie 39
- rechtes 119, 120
- - Anstieg des venösen Blutrückstroms 119, 120
- Rhythmusstörungen 13, 48, 180, 195
- schlafbezogene Atemstörungen, kardiovaskuläres Risiko 117ff.
Hippus 56
Hirnerkrankungen, degenerative 39
HNO-ärztliche Aspekte, obstruktive Schlafapnoe 143 ff.
- Untersuchung 172
höhenbedingte Schlafstörungen 38
Honda-Kriterien 57
Hyperkapnie 16, 17, 28, 30, 31, 176, 221
- Definition 221
Hypersalivation 183
Hypersomnie (exzessive Schlafneigung) 7, 37, 55–59, 221, 222
- Definition 221
- idiopathische 37, 57
- menstruationsbedingte 58
- organisch bedingte 56, 57
- periodische 58
- posttraumatische 37
- bei psychiatrischen Erkrankungen 59
Hypersomnolenz (Schläfrigkeit) 224
Hypertonie/Bluthochdruck/Hypertoniker 13, 45, 48, 125
- essentielle 125
- pulmonale 13, 125
- systemische 13
hypnagogisch, Definition 221
Hypnotikaabhängigkeit, Schlafstörungen 38
Hypopharynx 16, 24, 143, 144
Hypopnoe 13, 15, 20, 25, 40–43, 190, 205, 211, 219, 221
- Apnoe-Hyopnoe-Index (AHI) 20, 94, 169
- Definition 219, 221
- Hypopnoeindex 219
- Hypopnoezahl 211
- obstruktive 15
Hypothyreose 47, 172

Hypoventilation 139, 140, 225
- alveoläre 182
- sekundäre 140
- „Undines-Fluch"-Syndrom 140
Hypoventilationssyndrom 13, 37, 39, 181, 198
- Adipositas-Hypoventilations-Syndrom 13, 31, 181
- zentrales 37, 39
- - alveoläres 37
- - angeborenes 39
Hypoxämie 13, 101, 102
- Schweregrad bei SAS und COLD 101
Hypoxie 16, 17, 28, 30
- im REM-Schlaf 44

I
Impedanz, respiratorische 223
Impotenz 46
Induktionsplethysmographie („respitrace") 69, 70, 105
- Registrierung 105
Infrarotlichtquellen 76
Insomnie 177, 221
Inspiration 198
Insulinempfindlichkeit 19
Interkostalmuskulatur 16, 28
Interleukin (IL-1) 7
internistische Krankheiten, Schlafstörungen 39
intrinsische Schlafstörungen (siehe Dyssomnie)
IPAP 198
IPPV 183, 198
Ischämie, nächtliche 39, 125
- kardiale 39
- zerebrale 125
ISDN-Leitung 79
ITP-Fühler 68

J
Jetlag 38
„Jojo"-Effekt 174

K
Kales, Regeln von 3
Kallusdistraktion 208
Kalorienrestriktion 174
Kaltluftbefeuchtung 23, 197
Kapnographie 74
- Hauptstromkapnographen 74
κ-Komplex 1, 221
κ-α-Komplex 221
kardial (siehe Herz)
Kataplexie 56
kausale Behandlung 169, 170, 172

Kehlkopfmikrophon 71, 93
Kephalometrie 49, 50, 68, 221
- Definition 221
- laterale 49, 50
Kernspintomographie/Kernspintomogramm (NMR) 19, 24, 51, 150, 152
Kiefer, Ober-/Unterkiefer-Osteotomie 207-212
- Le-Fort-I-Osteotomie 210
- Operationstechniken 208
- retromolare sagittale 210
- Störungen, kieferchirurgische 172
Kiefermalformation 172
Kinder
- Atemregulationsstörungen 129 ff.
- Beatmung 140
- CPAP (continuous positive airway pressure) 137, 138
- Frühgeborene (siehe dort)
- Neugeborene (siehe dort)
- Obstruktion 136
- Polysomnographie 137
- Säuglinge (siehe dort)
- Schnarchen 136, 137
- Schwitzen, Obstruktion bei Kindern 137
Kindstod, plötzlicher („sudden-infant-death-syndrome"; siehe SIDS) 39, 125, 135, 138, 139
Klassifikation von Schlafstörungen 3, 37
- Internationale Klassifikation der Schlafstörungen (ICSD) 3, 37
Kleine-Levin-Syndrom 58
Klimakterium 45
Kollapsneigung 26
Kollapssegment 22, 26, 189
Kompaktanlagen 80
konservative Therapie, Schlafapnoe 169 ff.
Kopfgeschirr, Nasenmaske 185
Kopfschmerzen 39, 46
- morgendliche 46
- schlafgebundene 39
Kophoskoliose 112
koronare Herzerkrankung (siehe auch Herz) 45, 125
Körperposition/-lage 24, 74, 178
- Lageabhängigkeit 24, 178
Kortikoide 107
kraniofaziale Fehlbildung 161, 162
Kurzschläfer 39

L
Lageabhängigkeit, Körperposition 24, 178
Langschläfer 39
Langzeit-EKG 48
Larnygospasmus, schlafgebundener 39
Larynx 147

Laufwerke, magnetoptische 80
Leckströmung 191
Le-Fort-I-Osteotomie 210
Leichtschlaf 221
Leistungsminderung 16
Leitlinien 199
Levator palatini 27
Libidoverlust 46, 181, 194
Licht 16
Lidocain 29
Linksherzinsuffizienz 188
Lippen-, Kiefer-, Gaumenspalten 172
Locus coeruleus 8
Lokalanästhetika 29
Luftbefeuchtung 23, 197
- Kaltluftbefeuchtung 23, 197
- Warmluftbefeuchtung 23, 197
Luftnot 195
Lungencompliance 49, 197, 199
Lungenemphysem 44, 108
Lungenerkrankung
- chronisch-obstruktive 39
- schlafassoziierte Störungen 104
Lungenfibrose 111
Lungenfunktionsprüfung 48
Lungenödem 117
Lungenüberblähung 106

M

Makroglossie 47, 172
Mandibula 24, 183
Marfan-Syndrom 23, 47, 48
Maske 185–188, 192, 194, 197
- Leckströmung 191
- Maskenbeatmung 141
- Maskendruck 191, 194
- Maskensitz 197
- Maskensystem 197
- Mund- und Maskenleck 191, 197
maxillofaziale Chirurgie 162
MdE (Minderung der Erwerbsfähigkeit) 199
Mechanorezeptoren 16, 17
Medikamente 22
Medroxyprogesteronacetat (MPA) 181
Medulla oblongata 18
Menopause, Schlafstörungen 39
Menses, Schlafstörungen bei 39
Mikro-/Retrognathie 47, 172
Mikroschlaf 222
Minderung der Erwerbsfähigkeit (MdE) 199
Monitoring
- ambulante Monitoringsysteme 96
- Säuglinge 131, 135
Morbidität 124, 173
Mortalität 124

MPA (Medroxyprogesteronacetat) 181
MSLT (multiple Schlaflatenzzeit) 44, 56, 222, 224
Müdigkeit 13, 46
- Tagesmüdigkeit/-schläfrigkeit 16, 46, 55, 148, 149, 155, 159
Mukopolysaccharidosen 23
Müller-Manöver 50
Mund-/Nasenmasken (*siehe auch* Maske) 185, 186, 188, 192, 194, 197
Mundatmung 23
Muskelrelaxantien 175
Muskulatur (Musculus)
- Atemmuskeln, inspiratorische 16
- Brustkorbmuskeln 28
- Interkostalmuskulatur 16, 28
- M. genioglossus 183
- oropharyngeale 46
MWT („maintenance of wakefulness test"), Definition 222
Myoklonus, fragmentarischer 39, 222
Myxödem 22

N

nahrungsmittelallergisch bedingte Schlafstörungen 38
Naloxon 182
Narkolepsie 3, 56, 57
nasale Fremdkörper 47, 172
Nase, Gasfluß an Mund und Nase 70
Nasendilatator 154
Nasengänge
- Formfehler 172
- Polypen 47, 172
Nasenmaske (*siehe auch* Maske) 185, 186, 188, 192, 197
Nasenobstruktion 146, 155
Nasenoperation 146, 154, 155, 162
Nasenpflaster 184
Nasenrachenraum 27
Nasenrücken 192
Nasensalben 197
Nasenschleimhäute 25
Nasensonde 182
Nasentamponade 23
Nasenwiderstand 144, 145, 149, 154
Nasenzyklus 25
Nasopharyngoskopie, flexible 150–152, 172, 189
Nasopharynx 24
- Endoskopie, nasopharyngeale 50
- Tubus, nasopharyngealer 153
nBiPAP („nasal-biphasic positive airway pressure") 222
nCPAP (*siehe* CPAP)
N. phrenicus 22, 175

Netzwerke 79
Neugeborene
- Schlafapnoe 39
- Schlafmyoklonus, gutartiger 39
neurogene Tachypnoe, schlafgebundene 39
Neuroleptika 175
neurologische Erkrankungen, Schlafstörungen 39
neurotische Störungen 61
Nickerchen („nap") 222
Nikotin 182
NMR (Kernspintomographie/Kernspintomogramm) 19, 24, 51, 150, 152
Nozovent 184
NPT (nächtliche penile Tumeszenz) 222
NREM-(Non-REM)-Schlaf 17, 25, 46, 224
- Schlafstadium 224
- Wechsel mit dem REM-Schlaf 46

O

O_2-
- O_2-Gabe 182
- Sättigung 73
- Sättigungskurve 73
- Therapie 110
Obstruktion
- HNO-ärztliche Aspekte, obstruktive Schlafapnoe 143 ff.
- im Kindesalter 136
- - adenotonsilläre Hypertrophie 136
- - Disposition 136
- - nächtliche 105, 106
- - extrathorakale 108
- - Schlafstadien 106
- - Ursachen der Zunahme 105
- Nasenobstruktion 146, 155
- operative Therapie obstruktiver schlafbezogener Atemstörungen 205 ff.
- paradoxe Atmung 130, 137
„optical disks" 79
organische/psychiatrische Erkrankungen, Schlafstörungen 39
Oropharynx 24
- Muskulatur, oropharyngeale 46
OSA (obstruktive Schlafapnoe) 13 ff., 22, 40–42, 46, 117, 143 ff., 205, 206, 212
- - HNO-ärztliche Aspekte, obstruktive Schlafapnoe 143 ff.
- - operative Korrektur 205 ff.
- - Registrierbeispiel 122
Ösophagusdruckmessung 15, 17, 44, 68, 105, 190
Osteotomie, Ober-/Unterkiefer (siehe Kiefer) 207–212
„Overlap"-Syndrom 44, 109

P

Panikreaktionen/Panikerkrankungen 39, 194
paradoxer Schlaf 222
Parasomnie 8, 38, 222
- Definition 222
- REM-Schlaf-abhängige 38
- weitere 38
parasympathische Aktivität 105
Parkinsonismus 39
paroxysmale Dystonie, nächtliche 39
Patientenaufklärung 188, 194
Pavor nocturnus („sleep terrors") 38, 222
- Definition 222
PCO_2-Anstieg 110
„peak-flow"-Registrierung 104
„peptide", delta sleep inducing" 7
peptisches Ulkus 39
Persönlichkeitsänderung 46
Pharynx
- Abszeß 172
- Druck- und Widerstandsmessung 150
- enger 47
- Hinterwand 24
- Hypopharynx 16, 143, 144
- Querschnitt 24
- Tumoren 47, 172
- Velopharynx 16, 156, 159, 207, 212
- Weichteilresektionen, pharyngeale 206
Phrenicusparese 28
Pickwick-Syndrom 3, 42, 117, 223
- Definition 223
Pierre-Robin-Sequenz 154, 161
Plethysmographie 48, 69, 70, 92
- Ganzkörperplethysmographie 48
- Induktionsplethysmographie („respitrace") 69, 70, 105
PMS-Syndrom 59
pneumatische Schienung 185
pneumologische Aspekte der Schlafapnoe 101 ff.
Pneumotachograph 91
PO_2-Messung, transkutane 72
Polyglobulie 44, 48
Polypen 50
Polysomnographie 89, 131 ff., 148, 159, 160, 223
- Definition 223
- bei Kleinkindern 137
- bei Säuglingen 131, 134, 137, 139, 140
- Tests der chemischen Atemantriebe 139, 140
Positionstraining 178, 179
Prämedikation 176
Probeatmung 189
Progesteron 45, 181

Prolaktin 2
Prostaglandin D_2 7
Prothesen 183, 184
Protriptylin 180
psychiatrische Erkrankungen, Schlafstörungen 39
psychophysiologische Schlafstörungen 37
psychoreaktive Schlafstörungen 38
Psychosen (Schizophrenie) 39
Pulmonalarteriendruckmessungen 67, 75, 103, 117
Pulsfrequenz 74
Pulsoxymetrie 73, 92, 223
- Definition 223
PVR (pulmonalvaskulärer Widerstand) 120

Q
Qualitätsstandards 83

R
Rachen
- Geometrie 24
- Querschnitt 20
Rachenmandeln 47
Rachenschleimhäute 192
Radiokephalometrie, laterale 149, 152, 155, 161
Rampenfunktion 197
Raphe 5
RDI („respiratory disturbance index") 169, 193, 211, 223
- Definition 223
„rebound"-Phänomen 194, 195
Rechtschaffen, Regeln von 3
Rechtsherzkatheter 48
Reflektometrie, akustische 68
Reflexbahnen 16
Reflexbögen, verschiedene 28, 29
Reflux, gastroösophagealer, schlafgebundener 39, 105
Regeln von *Rechtschaffen* und *Kales* 3
REM („rapid eye movement")
- NREM-(Non-REM)-Schlaf 17, 25, 46, 224
- REM-Latenz 57
- REM-RDI 187, 211
- REM-„rebound" 195
- REM-Schlaf 38, 44, 46, 175, 176, 183, 187, 194
- - abnormes Verhalten im REM-Schlaf 38
- - Asystolie im REM-Schlaf 38
- - Hypoxie 44
- - NREM-(Non-REM)-Schlaf (*siehe dort*) 17, 25, 46
- - Parasomnien, REM-Schlaf-abhängige 38

- - REM-Schlaf-Anteil 223
- - REM-Schlaf-Latenz 223
- - REM-Schlafstadien 224
- - Tiefschlafphasen 194
- - Wechsel mit dem Non-REM-Schlaf 46
Residualkapazität, funktionelle 102, 174, 185
Residualvolumen 102
Residualzustand, schizophrener 60
„resistance" 13, 14, 44, 25
- UARS („upper airway resistance syndrome") 13, 44
„respibands" 69, 70
respiratorisch („respiratory")
- Arousal, respiratorisches 16, 190, 191
- Globalinsuffizienz 13, 49
- Impedanz 223
- RDI „respiratory disturbance index") 169, 193, 211, 223
„respitrace" (Induktionsplethysmographie) 69, 70, 105
„restless-legs"-Syndrom 37, 59
Retrognathie 47, 172, 209
- mandibuläre 209
Rhinitis 23, 47
- allergische 47, 172
- saisonale 23
Rhinoklack 68
Rhinomanometrie 144, 149, 154
Rhinometrie, akustische („acoustic reflections") 50, 51, 149, 158, 172, 188, 219
- Definition 219
Rhythmusstörungen 8
Rückenlage 178

S
Sägezahnphänomen/-muster 22, 223
Sägezahnwellen/-zeichen 1, 67
Sauerstoff (*siehe* O_2)
Säuglinge (*siehe auch* Kinder)
- anscheinend lebensbedrohliche Ereignisse (*siehe* ALE) 132-134
- Apnoe im Säuglingsalter 130-135
- - Frühgeborene 131
- - obstruktive 133, 135
- - periodische 130, 133
- - postoperative 132, 133
- Monitoring 131, 135
- paradoxe Atmung 133
- plötzlicher Säuglingstod (*siehe* SIDS)
- Polysomnographie 131, 134, 137, 139, 140
- Schlaf des Säuglings 129, 130
- - aktiver 129
- - indeterminierter 130
- - ruhiger 129
- - Schlafstadien 130

- Schlafapnoe 39
- Theophyllin 135
SBAS (Atemstörungen, schlafbezogene; siehe dort) 117 ff., 129 ff., 169, 174, 199
Schädel-Hirn-Trauma 188
Schallspektrum 66
Schichtarbeit, Schlafstörungen 38
Schienung, pneumatische 185
Schizophrenie (Psychosen) 39
- Residualzustand, schizophrener 60
Schlaf
- - α-Schlaf, Definition 219
- des Säuglings (siehe dort) 129, 130
- Stadieneinteilung 66
Schlafapnoe (siehe auch Apnoe)
- ambulante Überwachung 89 ff.
- Apnoe-Hyopnoe-Index (AHI) 20, 94, 169
- Apnoedauer 175
- Apnoeindex 40, 41, 219
- Apnoemuster 41
- Apnoezahl 175, 180, 211
- Definition 40, 219
- Differentialdiagnose 55 ff.
- gemischtförmige 41
- Hypopnoe (siehe dort) 13, 15, 20, 25, 40-43, 190, 205, 211, 219, 221
- konservative Therapie 169 ff.
- Neugeborene 39
- obstruktive (siehe OSA) 13 ff., 22, 40-42, 46, 117, 122, 143 ff., 205, 206, 212
- pneumologische Aspekte 101 ff.
- Säuglinge (siehe auch dort) 39, 130-135
- Schweregrad 42, 199
- zentrale 41-43, 46, 181, 189, 198
Schlafapnoesyndrom (SAS) 37, 41, 65, 226-228
- detektierbare Signale 65
- Fragebogen für Patienten zur Diagnose des Schlafapnoesyndroms 226-228
- Neugeborene 39
- obstruktives 37, 65
- Säuglinge 39
- zentrales 37, 65
Schlafapnoiker 13
Schlafarchitektur 44, 180, 223
- Definition 223
Schlafbeginn 224
Schlafbruxismus 224
Schlafeffizienz 224
Schlaffragmentierung 18, 93, 94, 221
- Definition 221
Schlafhygiene 38, 173, 177, 224
- Definition 224
- inadäquate 38
- konsequente 173
Schlaflaboreinheiten 80

Schlaflähmung 38, 56
Schlaflatenzzeit, multiple (MSLT) 44, 56, 222, 224
Schlaflosigkeit 7, 39
- letale familiäre 39
Schlafmangelsyndrom 38
Schlafmyoklonus bei Neugeborenen, gutartiger 39
Schlafphase, verzögerte 225
Schlafphasensyndrom 38
- verzögertes 38
- vorverlagertes 38
Schlafposition 178, 179
- Positionstraining 178, 179
Schlafqualität 109
Schlafredner 224
Schläfrigkeit (Hypersomnolenz) 224
Schlafspindel 224
Schlafsprechen 38
Schlafstadien 30, 75, 93, 224
- Definition 224
- REM-Stadium 224
- „sleeplab" computerisierte Schlafstadienanalyse 81
Schlafstoff 6
Schlafstörungen
- afrikanische Schlafkrankheit 39
- bei Alkoholkonsum 38
- Einschlafstörungen 38
- extrinsische 38
- bei Fehlen fester Schlafzeiten 38
- höhenbedingte 38
- bei Hypnotikaabhängigkeit 38
- Internationale Klassifikation 3, 37
- bei internistischen Krankheiten 39
- intrinsische 37, 221
- bei Menopause 39
- bei Menses 39
- bei Nahrungsmittelallergie 38
- bei neurologischen Erkrankungen 39
- bei organischen/psychiatrischen Erkrankungen 39
- psychophysiologische 37
- psychoreaktive 38
- im REM-Schlaf (siehe dort) 38
- bei Schichtarbeit 38
- Schlaf-Wach-Rhythmus, zirkadianer (siehe dort) 38, 224, 225
- während und nach der Schwangerschaft 39
- bei Stimulanzienabhängigkeit 38
- toxisch induzierte 38
- umgebungsbedingte 38
- unterschiedlicher Genese 39
- bei Zeitzonenwechsel („jetlag") 38
- mit Zwang zum Essen und Trinken 38

Schlaftabletten/-mittel 173, 175
Schlaftiefen 3
Schlaftrunkenheit 38, 55
Schlaf-Wach-Rhythmus, zirkadianer, Störungen 7, 38, 224, 225
- bei Abweichung vom 24-Stundenrhythmus 38
- Definition 224, 225
- unregelmäßiges Schlaf-Wach-Muster 38
Schlaf-Wach-Übergangsstörungen 38
Schlafwahrnehmungsstörungen 37
Schlafwandeln (Somnambul) 38, 224
Schlafzyklus 1, 46, 224
Schlaganfallrisiko 45
Schleimhautnebenwirkungen 190
Schmerzen 16
Schnarchen 13, 15, 22, 25, 39 – 42, 44, 46, 47, 105, 117, 136, 137, 143, 147 – 151, 154, 189, 190, 206, 224
- Alkoholkonsum 22, 47
- Definition 224
- habituelles (ordinäres) 44
- im Kindesalter 136, 137
- lautes 46
- obstruktives („upper airway resistance") 13, 15, 40, 44, 184
- primäres 39
- Schnarchgeräusch 184, 190
- Velumschnarcher 151
- Zungengrundschnarcher 151
Schwangerschaft, Schläfstörungen während und nach 39
Schwerkraft 178
Schwitzen
- nächtliches 39
- Obstruktion bei Kindern 137
- vermehrtes 56
Sedativa 173, 175
Sensitivität 95
Septumdiaviation 47, 172
Sexualhormone 18
Shy-Drager-Syndrom 147
SID („sudden-infant-death"; *siehe* SIDS)
Sidas 2000 82
SIDS („sudden-infant-death-syndrome"; plötzlicher Kindstod) 39, 125, 135, 138, 139
- anscheinend lebensbedrohliche Ereignisse 135
- Risikogruppen 138
„sleep-lap" 81, 82
Sogwirkung 16
Somnambul (Schlafwandeln) 38, 224
Somnokinefluoroskopie 149, 151, 152
Somnolenz (Hypersomnie) 225
Sonospirogramm 70

Speicher- und Aufzeichnungsverfahren 76
Speicherkapazität 79
Spindeln 1
Spirometrie 48
Sprache 147, 156
Starling
- *Frank-Starling*-Mechanismus 120
- Resistor 14, 118, 144, 155, 156, 163, 189
„static charge sensitive bed" (SCSB) 92
Sternohyoideus 27
STH (Wachstumshormon) 19
Stimulanzienabhängigkeit, Schlafstörungen 38
Stimulation, elektrische 183
Strömungsrezeptoren 185
Strömungswiderstand 23
Strychnin 182
Stufendiagnostik 89, 90
Subvigilanzsyndrom 39
Suchterkrankungen 59, 60
Summensignal, oral-nasales 91
Syndrome (siehe auch Morbus)
- *Kleine-Levin-* 58
- *Marfan-* 23, 47, 48
- *Pickwick-* 3, 42, 117, 223
- *Shy-Drager-* 147
- *Taybi-Rubinstein-* 159

T
Tachypnoe, neurogene, schlafgebundene 39
Tagesmüdigkeit/-schläfrigkeit 16, 46, 55, 148, 149, 155, 159
Taybi-Rubinstein-Syndrom 159
Tennisball 178
Tensor palatini 27
Testosteron 19
Thalamus 5
Theophyllin 106, 107, 132, 135, 179, 180
- Frühgeborenenapnoe 132
- Säuglingsapnoe 135
Therapie
- Adipositastherapie, operative 174
- Atemtherapie 169
- Behandlungsmöglichkeiten 195
- diätetische Behandlung 174
- kausale Behandlung 169, 170, 172
- konservative, Schlafapnoe 169 ff.
- medikamentöse Therapie 175, 176, 178
- O_2-Therapie 110
- operative Therapie obstruktiver schlafbezogener Atemstörungen 205 ff.
- optimale 190
- Therapieempfehlungen 179
- Therapieplanung 177
- Therapieversagen, primäres 190
- Ventilation/Ventilationstherapie 26, 183

Sachverzeichnis

- Verhaltenstherapie 174
Thermistor 91
ϑ-Aktivität, Definition 225
ϑ-Frequenzen 16
Thorax- oder Abdominalexkursionen ("effort") 65
Thoraximpedanz, elektrische 69
Thoraxröntgenbild 48
Tiefschlaf 194, 225
- Definition 225
Tintenschreiber 76
Titration, manuelle 189
Tod
- plötzlicher Kindstod ("sudden-infant-death-syndrome"; *siehe* SIDS) 39, 125, 135, 138, 139
- Syndrom des ungeklärten nächtlichen Todes bei Asiaten 39
Tonsillektomie 153–155, 159, 161
Tonsillenhypertrophie 47, 172
Tonusverlust 16
toxisch induzierte Schlafstörungen 38
„tracé alternant" 129
Tracheotomie 154, 159, 161, 162, 184, 205
Transferfaktor für CO 49
Transplantate, osteokartilaginäre 208
Tremor 181
Triggerung 183
Tubus, nasopharyngealer 153
Tumeszenz, nächtliche penile (NPT) 222
Tumoren 47, 172
Turbinen-Flow-Sensoren 70

U

UARS („upper airway resistance syndrome") 13, 15, 44, 94, 184, 187
Übelkeit, morgendliche 46
Überdruckbeatmung, intermittierende positive 110, 222
Übergewicht 45, 175
Ulkus, peptisches 39
Ultrarotabsorptionsschreiber (URAS) 72
umgebungsbedingte Schlafstörung 38
Umgebungsdruck, kritischer (Pcrit) 26, 27
„Undine-Fluch"-Syndrom 140, 225
- Definition 225
Unfallanamnese 169
Unfallrisiko 45
unruhiger Schlaf 46
Untersuchungsgeräte, ambulante 96
UPPP (Uvulopalatopharyngoplastik) 50, 151, 155–162, 207, 212

- Kriterien zur Erfolgsvoraussage 160
- Langzeiterfolge 159
URAS (Ultrarotabsorptionsschreiber) 72
Uvula 16, 50, 156, 157, 159

V

Vasokonstriktion, hypoxische 117
Velopharynx 16
- Insuffizienz, velopharyngeale 156, 159, 207, 212
Velum 151, 156, 157, 159, 161, 162
Velumschnarcher 151
Ventilation/Ventilationstherapie 26, 183
Ventilationsstörung 103
- Verteilungsstörung 108
Venturi-Effekt 22
Verhaltenstherapie 174
Vermeidungsverhalten 61
Verschlucken im Schlaf 39
Vertexzacken 1
Verwirrung, nächtliche 222
Videobeobachtungen und -aufzeichnungen 66, 74, 76
- fiberoptische 66
Video-Overlay-Karten 76
vorzeitiges morgendliches Erwachen 225

W

Wachstumshormon (STH) 19
Wachzustand 30, 197
Wadenkrämpfe, nächtliche 38
Waldeyer-Rachenring 148, 155
Warmluftbefeuchtung 23, 197
Weckreaktionen/Aufwachstörungen (*siehe* „Arousal") 13, 16, 18, 22, 38, 44, 66, 93, 175, 190–193, 205, 225

Z

Zeitgeber 225
Zeitreihenanalyse 80
Zeitzonenwechsel-(„jetlag")-bedingte Schlafstörungen 38
zerebrale Ischämie, nächtliche 125
Zungengrund 24, 151, 161, 183
- Eingriffe im Zungenbereich 161
Zungengrundschnarcher 151
Zwang zum Essen und Trinken, Schlafstörungen 38
Zwei-Prozess-Modell 7
Zwerchfell 16, 22
- Kontraktion 22, 29, 175
- Zwerchfellschrittmacher 28, 29

Springer und Umwelt

Als internationaler wissenschaftlicher Verlag sind wir uns unserer besonderen Verpflichtung der Umwelt gegenüber bewußt und beziehen umweltorientierte Grundsätze in Unternehmensentscheidungen mit ein. Von unseren Geschäftspartnern (Druckereien, Papierfabriken, Verpackungsherstellern usw.) verlangen wir, daß sie sowohl beim Herstellungsprozess selbst als auch beim Einsatz der zur Verwendung kommenden Materialien ökologische Gesichtspunkte berücksichtigen.
Das für dieses Buch verwendete Papier ist aus chlorfrei bzw. chlorarm hergestelltem Zellstoff gefertigt und im pH-Wert neutral.

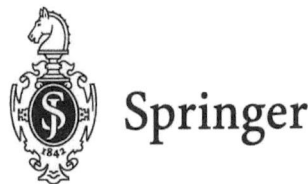

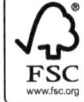

MIX
Papier aus verantwortungsvollen Quellen
Paper from responsible sources
FSC® C105338

If you have any concerns about our products,
you can contact us on
ProductSafety@springernature.com

In case Publisher is established outside the EU,
the EU authorized representative is:
**Springer Nature Customer Service Center GmbH
Europaplatz 3, 69115 Heidelberg, Germany**

Printed by Libri Plureos GmbH
in Hamburg, Germany